노화와 귀질환

AGING AND OTOLOGIC DISEASES

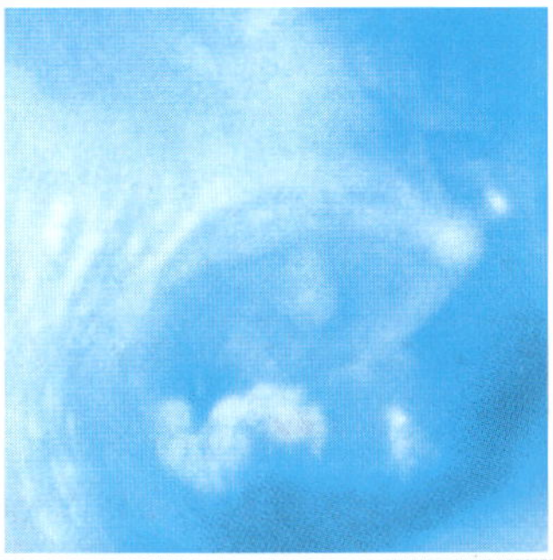

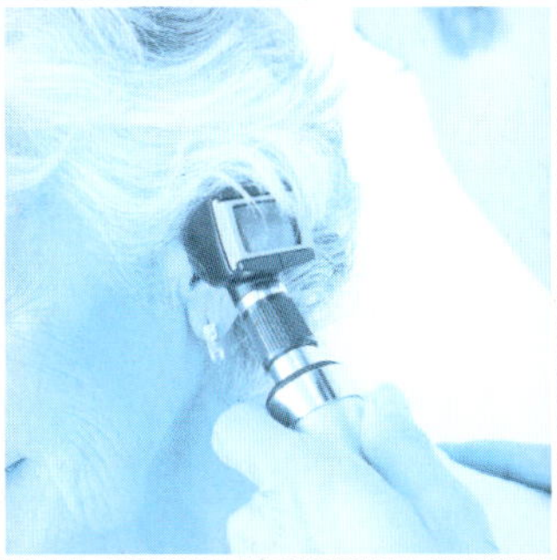

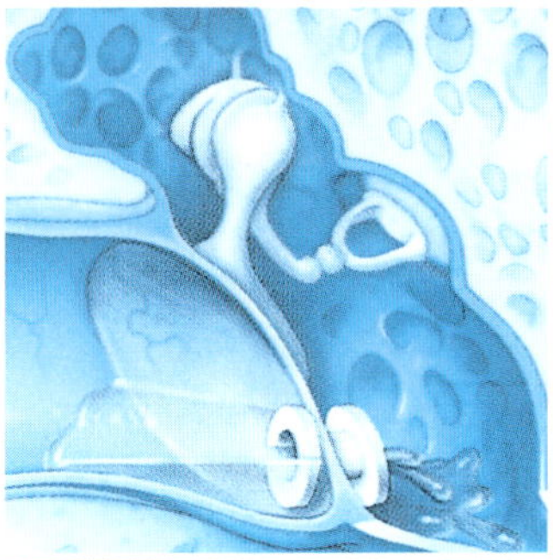

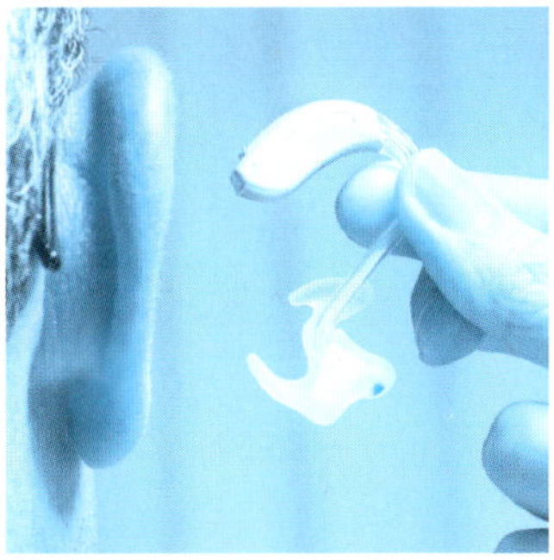

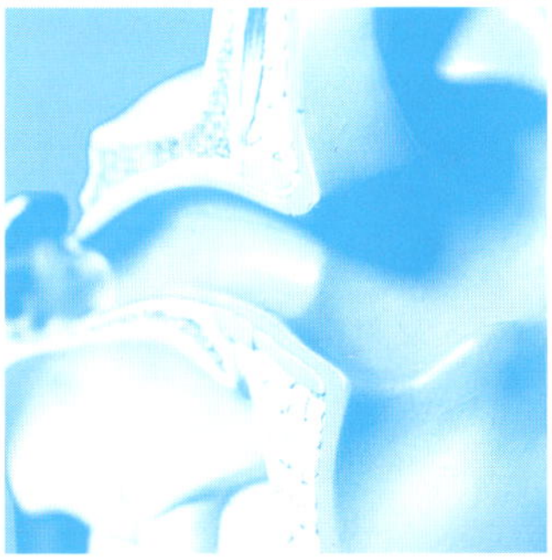

대한이과학회
Korean Otological Society
1990KOS

대한이과학회는 인류 귀건강을 위해 헌신한다.

간행위원회, 집필진

간행위원회

위원장 김 규 성 인하대학교 | 박 홍 주 울산대학교

간사 변 재 용 경희대학교 | 김 창 희 건국대학교

위원 김 태 수 강원대학교

문 석 균 중앙대학교

문 일 준 성균관대학교

박 헌 이 아주대학교

서 재 현 가톨릭대학교

송 재 준 고려대학교

심 대 보 서남대학교

홍 성 광 한림대학교

집필진

구자원 서울대학교 의과대학 이비인후과
김규성 인하대학교 의과대학 이비인후과
김성진 전남대학교 의과대학 피부과
김지현 인하대학교 의과대학 정신건강의학과
김창희 건국대학교 의과대학 이비인후과
나윤찬 서울대학교 의과대학 이비인후과
박시내 가톨릭대학교 의과대학 이비인후과
박영규 분당제생병원 가정의학과
백무진 인제대학교 의과대학 이비인후과
변재용 경희대학교 의과대학 이비인후과
서영준 연세대학교 의과대학 이비인후과
서재현 가톨릭대학교 의과대학 이비인후과
송재준 고려대학교 구로병원 이비인후과
심대보 서남대학교 의과대학 이비인후과
안규정 경희대학교 의과대학 내분비내과
양현숙 건국대학교 의과대학 심장혈관내과
여상원 가톨릭대학교 의과대학 이비인후과
오승하 서울대학교 의과대학 이비인후과
임혜진 아주대학교 의과대학 이비인후과
정연훈 아주대학교 의과대학 이비인후과
최재영 연세대학교 의과대학 이비인후과
최현석 서울대학교 의과대학 이비인후과
홍성광 한림대학교 의과대학 이비인후과
홍성수 연세이비인후과 의원

발간사

대한이과학회는 "인류의 귀 건강을 위해 헌신한다"라는 미션을 가지고 다양한 학술 교류를 통해 최상의 의료를 공유하고자 노력하여 왔습니다. 급격히 노령화가 진행되고 있는 우리나라의 상황에서 노화와 연관된 귀질환에 대한 다양한 정보를 제공하고자 여상원 전임 회장님께서 기획하시고, 여러 저자께서 최신 지견을 집필하여 주셔서 대한이과학회에서는 "노화와 귀질환" 책자를 발간하게 되었습니다.

"노화와 귀질환"은 노화에 따른 와우와 전정 및 신경계의 노화에 따른 병태 생리를 이해하기 쉽게 정리를 하였으며, 노화성 난청, 외이도염, 노화성 이명 등의 치료법과 노인에서의 보청기 및 인공와우 이식을 통한 치료에 대한 최신 지식을 전달하고자 노력했고, 노인에서의 어지럼 및 낙상을 예방하기 위한 전정재활을 포함한 치료법에 대해 알기 쉽게 전달하고자 하였습니다. 또한, 이비인후과 질환뿐 아니라 고혈압이나 당뇨, 정신과적 질환 등 노인 환자를 진료하는 데 있어 흔하게 동반되는 전신 질환의 이해를 돕기 위해 다양한 분야의 전문가를 집필진으로 모셨습니다. 이외에도 "노인 환자에서 이비인후과 의사가 알아야 할 약물요법 기본과 유의점"이나 "수술을 결정할 때의 주의 사항" 등 다양한 관점에서 환자 치료에 있어 노인 환자의 특수성에 대한 설명이 소개되어 있습니다. 따라서, 이 책을 통해 독자들은 귀질환을 잘 치료하는 것과 함께 노인 환자의 전반적인 상태를 함께 고려할 수 있는 시야를 얻을 수 있으리라 생각됩니다.

이 책의 발간을 위해 좋은 원고를 보내 주신 집필진과 옥고를 모아 수정과 편집을 해주신 편집위원장과 편집위원님들께 감사의 말씀을 드립니다. 이번 책자를 통해 전국민의 귀 건강을 위해 헌신하시는 여러 선생님께 도움이 될 수 있기를 희망합니다.

2016년 1월 6일

대한이과학회 회장 오승하

추천사

대한이과학회에서 "노화와 귀질환"을 발간하게 됨을 축하드립니다. 향후 2018년이 되면 우리나라의 인구 분포에서 노인 인구가 14% 이상을 차지하게 되는 고령화 사회가 될 것으로 예측되는 현 상황에서 노인 환자에서 귀질환에 대한 진단과 치료에 대한 임상서는 국민의 귀건강을 담당하는 이비인후과 의사에게 많은 도움이 되리라고 확신합니다.

대한이과학회와 대한이비인후과학회는 국민건강을 위하여 난청 줄이기 사업을 통해 학동기 어린이와 청소년을 대상으로 청력의 정기적 점검을 통해 난청을 조기 발견하고 예방하고자 하는 노력을 진행하고 있습니다. 이번 책자를 통해 노인 환자에서 난청과 이명, 어지럼증 등에 대한 다양한 원인과 치료 방침에 대한 지식을 체계적으로 정리하여 국민 건강 증진에 도움이 될 것으로 생각됩니다. 현재의 의학지식은 너무 빠르게 발전하고 있어, 이 책을 통해 이비인후과 전문의 및 귀질환에 관심있는 많은 의료인이 평생교육의 관점에서 최상의 의학지식을 습득할 수 있는 기회를 얻을 수 있으리라 생각됩니다.

이 책을 통해 많은 의료인들이 노인 환자에서의 귀질환의 진단과 치료에 대한 유용한 의학 지식을 얻게 될 것으로 기대하며, 향후에도 대한이과학회에서 지속적으로 귀질환에 대한 최상의 의학지식을 제공하여 국민의 귀 건강을 증진하고, 국민으로부터 신뢰받는 전문가를 양성하여 주기를 부탁드립니다.

2016년 1월 6일

대한이비인후과학회 이사장 노환중

차례

01 노령화와 노인의료 총론

가톨릭대학교 의과대학 이비인후과 **여상원**

1 서론

보건복지법에 의하면 노인은 만 65세 이상인 사람을 지칭하며, 국제노년학회(International Association of Gerontology)의 정의에 의하면 환경의 변화에 적절히 적응할 수 있는 조직기능이 감퇴되고 있는 사람, 생체의 자체 통합능력이 감퇴되고 있는 사람, 인체의 기관이나 조직기능에 쇠퇴 현상이 일어나고 있는 사람, 생체의 적응이 제대로 되지 않는 사람으로 규정한다.[1] 사회과학적 측면에서 노인의 일반적인 정의를 살펴보면 생리적 및 생물학적인 면에서 퇴화기에 있는 사람, 심리적인 면에서 정신 기능과 성격이 변화되고 있는 사람, 사회적인 면에서 지위와 역할이 상실된 사람으로 설명한다.[1] 이렇듯 노인이란 신체적, 사회적, 정신적 측면에서 능력이나 적응성이 퇴화되어 사회 기능 수행에 장애를 초래하는 사람이다. 그리고 노인병(노인질환)은 특별히 만 65세 이상의 노인에게서 나타나는 질환을 정의로 삼고 있다.

2013년 통계청 발표 기준 65세 이상 고령인구는 613만 7702명으로 전체인구의 12.2%를 차지하고 있다.[2] 노인인구가 전 인구의 14% 이상을 차지하게 되면 고령사회로 분류하는데, 현재 고령화 사회인 우리나라는 현재의 추이로 볼 때 2018년 경에 고령사회로 진입할 것으로 보이며, 2026년에는 노인인구가 정 인구의 20% 이상인 초고령사회가 될 것으로 예측하고 있다.[3]

2 노화성 질환과 이비인후과

노인에게는 노화과정과 더불어 여러 가지 건강문제들이 나타나게 되는데, 노화로 인한 노인들의 건강특성으로는 평균 5~6가지 질병이 중복적, 동시다발적으로 진행하는 경우가 많고 거동불능, 불안정, 요실금, 지적 능력 감퇴, 감염에 취약, 시력과 청

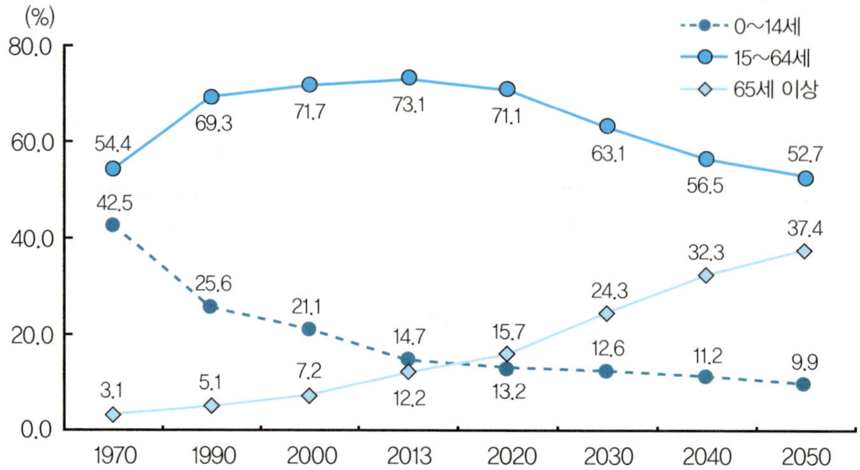

그림 1.1 ▸ 대한민국 장래 인구 추계[자료 출처: 2013 고령자 통계(통계청), 2011 장래인구 추계(통계청)]

력의 감퇴, 과민신경성 장운동 및 소화장애, 고독, 고립감 및 우울증, 불면증, 면역기능 저하, 성기능 장애, 영양실조, 항상성 손상, 신체기능의 평형상태 유지 곤란 등과 같은 신체적, 심리적인 변화를 가져온다.[4]

우리나라 65세 이상 노인의 약 91%가 한 가지 이상의 만성질환은 보유하고 있으며, 가장 많이 입원한 질환으로는 뇌경색증, 백내장, 알츠하이머병으로 인한 치매, 무릎 관절증, 폐렴, 협심증, 척추병증, 고혈압, 당뇨병, 골절 등의 순이고, 외래에서 치료받는 경우는 고혈압, 무릎 관절증, 배통, 당뇨병, 치근염, 치은염, 위십이지장염, 급성기관지염, 감기 등의 순으로 보고되고 있다.[5]

과거에는 암, 순환기 질환과 같은 노인의 전신 질환이 생명을 직접 위협한다는 점에서 중요시 되었으나 최근에는 노령화가 진행되면서 함께 증가할 것으로 고려되는 청력장애, 시력장애, 골다공증 등의 감각계 및 골격계 질환에 대한 관심이 높아지고 있다. 특히 특수감각기관인 청각, 후각, 미각과 저작, 연하에 중요한 역할을 하는 촉각, 소위 오감 중 시각을 제외한 4가지 감각기관을 포함하고 있는 이비인후과 분야의 노화성 질환은 이들 감각기관의 장애로 인하여 삶과 밀접한 관련성이 있다. 왜냐하면 의사소통 장애로 인하여 생활의 자신감을 잃게 하고 삶의 질을 떨어뜨리는 중요한 요인으로 작용하기 때문이다.[6]

이와 같은 노화성 이비인후과 질환의 발생 부위별 특성을 보면 다음과 같다.[6]

본 책에서는 여러 가지 노화성 이비인후과 질환 중에서도 이과적 질환과 관련하여 따로 기술하고자 한다.

표 1.1 노화성 이비인후과 질환의 발생 부위별 특성

부위	증상	연령	치료
청각기관	감각신경성 난청, 이명	50대 후반	보청기, 이명 차폐법
전정기관	어지럼, 경사감, 진동감, 부상감, 부유감	60대 후반	전정 재활치료
후각기관	후각 감퇴, 이상후각	70대 초반	가온 생리 식염수 비강 세척(42°C)
미각기관	미각 감소, 미각 소실	50대 후반	비강 인공타액, 수분섭취
구강, 인두, 촉각기관	저작 장애, 연하곤란, 오연, 위산 역류, 호흡장애	50대 후반	치아관리, 연하운동
후두	고음장애, 쉰 목소리, 발성장애, 언어장애	50대 후반	음성 언어치료, 가온 수분섭취
타액선	구강 건조, 구취	40대 후반	수분섭취, 구강위생관리
상기도 점막	비강가피, 인후두 건조증, 인두 이물감, 만성 기침	50대 초반	가온 생리 식염수 함수 또는 세척, 수분섭취

3 노년기에 흔히 나타나는 이과적 질환

노령화와 관련하여 주로 나타나는 이과적 증상은 난청, 이명 및 어지럼이다. 이러한 증상들은 삶의 질과 밀접한 관련이 있는 증상들이며, 이러한 증상들을 일으킬 수 있는 원인을 잘 관리하고 예방해야 건강한 노년기의 삶을 영위할 수 있을 것이다.

첫째로, 노인에서 흔한 어지럼의 원인질환은 양성발작성두위현훈, 전정신경염, 전정계 또는 기저계의 일시적 뇌허혈이나 뇌경색, 메니에르병 등이 있다. 또한 노인들의 경우에는 다발성 감각신경장애에 의한 불균형 감각을 느끼는 경우도 있다. 통상의 연구에 따르면 1년 동안 약 20%의 노인이 의사를 방문하거나 약을 복용하거나 일상생활 수행능력에 지장을 느낄만한 어지럼을 경험한다고 한다. 노화성 어지럼증의 경우 전정기관의 노화에 의해 전정기관을 통해 들어오는 정보를 부정확하게 하고, 들어온 정보를 분석하는 능력도 감소시켜 나타나게 된다. 나이가 들수록 평형 유지를 위해 시각에 점점 더 의존하게 되는데 노화에 따른 시각의 변화는 평형 유지

를 더욱 어렵게 한다. 노화성 어지럼의 가장 특징은 여러가지 기전이 복합된 경우가 많으며 한 가지 기전이라 하더라도 그들의 증상을 스스로 표현하기 어려워 그 형태를 정확히 구분하기 힘들다는 데 있으며 이는 대부분의 노인이 균형장애의 문제를 가지고 있기 때문이다.[7] 또한 노인의 어지럼이 잘 치료되지 않는 이유는 보상작용을 해야 하는 기관의 기능저하로 인하여 수개월 혹은 수년간 증상이 지속되기 때문이다. 이와 같은 전정질환들에 관하여 각론에서 이들의 치료에 관하여 자세하게 기술할 예정이다.

둘째, 65세 이상의 노인의 경우 적게는 25%에서 많게는 60%까지 대화에 장애를 줄 정도의 청력장애를 갖고 있다. 청력장애 중 가장 흔한 원인은 생리적인 변화인 '노화성 난청'이다. 노화성 난청은 40대부터 시작하여 양측성으로 오고 2 kHz 이상의 고음역부터 저하되기 시작하는 특징이 있으며 감각신경성 난청의 형태를 보인다. 초기에는 일상회화 음역인 500~2,000 Hz는 장애를 받지 않으므로 일상생활에는 지장이 없으나 고주파수 영역에서 자음의 구별이 어려워지게 되고 서서히 진행하면서 특히 소음 환경에서 어음 청취력이 감소하여 대화를 이해하는 데 어려움에 처하게 된다.[8] 이러한 경우 어느 정도 예방이 가능한 부분도 있지만 한번 발생하게 된 감각신경성 난청은 대체로 의학적 수술이나 치료로는 청력의 복원이 불가능하며 청각재활이 유효한 치료법으로 알려져 있다. 원인은 아직 확실히 알려지지는 않았으나 식이, 대사, 동맥경화증, 소음, 스트레스와 유전적 소인 등이 관계가 있다고 알려져 있다. 청각기관의 퇴행과 함께 생리적 기능의 지속적인 악화의 일부이며 점진적으로 발증하게 된다. 주로 뉴런과 나선신경절의 신경섬유의 상실 그리고 혈관선조의 혈관 변화와 위축이 주요한 병리소견으로 알려져 있다.

셋째, 이명의 경우 외부의 음원 없이 자신의 귀 또는 두부에서 자각적으로 소리를 느끼는 상태를 말하는데 내이, 청신경, 뇌 등 소리를 감지하는 신경 경로와 이와 연결된 신경계통에 여러 가지 원인에 의한 비정상적 과민성으로 생기는 현상이다. 흔한 원인으로 신경의 노화에 의해 나타나는 노화성 난청에서의 이명을 들 수 있으며 노년층의 이명은 고음성 난청과 일치하며 자각적, 지속적 이명이 많다. 노령화는 이와 같은 이명이 발생되는 유인을 증가시키고 있다. 이의 기전 및 치료에 관하여도 추후 기술할 예정이다.

이러한 노년기의 이과적 질환들은 정상적인 노화현상으로 받아들일 것이 아니라 치료가 필요한 경우 적절한 치료를 통해 회복하거나 일상생활에 도움을 줄 수 있다.[9] 그러므로 노화성 이과질환에 대한 특징을 정확히 알고 여러가지 질환에 대한 적절한 치료법을 제시할 수 있어야 하겠다.

각론에서 제시될 이과적 질환의 치료는 다음과 같다.

- 삼출성 중이염
- 외이도염
- 이명
- 노화성 난청
- 노인의 전정질환

참고문헌

1. 윤선오, 김우호 저, 사회복지개론, 양서원, 2014
2. 고령자통계 보도자료, 통계청, 2013
3. 장래인구 추계, 통계청, 2013
4. 최영희, 신경림, 고성희, 공수자, 공은숙, 감명애 등. 노인과 건강, 현문사, 2007
5. Choi HR. Present and future of Korean geriatrics. J Korean Geriatr Soc 2011;15(2):71-79.
6. Choi J. Otolaryngologic disease in the Elderly: Characteristics and management. 2005;48(3):210-217
7. 어지럼증. Practice of geriatrics 2003:185-198
8. 노화성 난청. Practice of geriatrics 2003:228-236
9. The need of national policy development of quality of life disease(eye, ear problem and osteoporosis). Public health weekly report. 2009:701-715

02 노화의 이과적 병태생리 –중이점막 및 이관

고려대학교 구로병원 이비인후과 송재준

중이는 측두골내 호흡상피로 덮여 있으며 공기로 채워져 있는 공간으로 외측으로는 고막과, 내측으로는 와우의 기저회전부, 난원창, 전원창이 위치하고 있는 육면체 구조를 이루고 있다. 후상방으로는 유돌동구(aditus ad antrum)를 통하여 유양동과 연결되어 있으며 전하방으로는 이관을 통하여 비인강과 연결되어 있다.

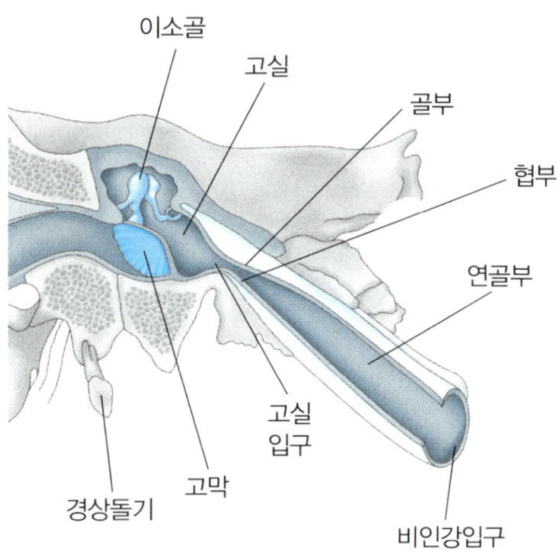

그림 2.1 ▸ 측두골 해부구조(중이 및 외이)

고막은 가로세로 약 8 × 9 mm, 두께 약 0.1 mm 크기의 얇은 막이며 외측의 피부층, 내측의 점막층, 그리고 결체조직으로 이루어져 있는 섬유층으로 이루어져 있고 피부층은 외이도의 피부와, 점막층은 중이의 점막과 연결되어 있다.

중이의 이소골인 추골, 침골, 등골은 서로 관절을 이루어 연결되어 있어 고막으로부터 소리에너지를 난원창에 전달하는 역할을 하고 있다. 고막장근과 등골근은 각각 추골과 등골에 연결되어 있어 큰 소리로부터 내이를 보호하는 역할을 하고 있으며 세 개의 이소골들은 인대와 점막을 통해 중이강에 연결되어 안정성을 유지하고 있다. 소리가 중이를 통하여 정상적으로 내이로 전달되기 위해서는 고막과 이소골이 정상적으로 위치하고 연결되어 있어야 하며 중이강에 충분한 환기가 이루어져야 한다.

중이의 이소골과 근육 및 인대를 비롯한 연조직은 노화의 진행에 따라 다양한 변화를 겪게 되는데 이는 신체 다른 부위의 연조직에서 노화에 수반되어 일어나는 변화와 크게 다르지 않다. 노화에 수반하는 연조직의 변화에는 조직량의 감소, 경화 및 탄력성의 소실 등이 있는데 중이에서 근육 및 인대를 비롯한 연조직에서 이러한 변화는 30세 이후부터 서서히 진행하며 나이가 듦에 따라 빈도와 정도가 증가한다.

노화에 의한 중이의 연조직과 이관의 변화가 청력에 영향을 미치는가에 대해서는 본격적인 연구가 진행되지 않아 아직 논란의 여지가 있는데 대부분 이러한 변화는 청력에 직접적으로 큰 영향을 미치지는 않는 것으로 보고된 바 있다.[1,2] 그러나 노인에서 호발하는 골 및 연조직을 침범하는 다양한 전신적 질환이 중이와 이관에 영향을 미쳐 소리전달에 부정적인 영향을 미칠 수 있으므로 노인환자의 진료에 있어 이 점을 항상 고려하여야 한다.

나이가 들면서 고막은 탄성이 감소하여 경화되는 경향을 보이고 혈액공급과 피부 각질세포의 수가 감소하게 되는데 이는 노화에 의한 피부의 변화의 일부로 생각된다. 고막의 투명도는 전반적으로 감소하며 두께는 전반적으로는 얇아지지만 만성적인 염증을 수반하는 경우 두께가 증가할 수도 있으며 이경검사상 고막경화증의 소견을 흔히 동반한다.

이소골 관절은 관절면의 연골이 탄성 조직 캡슐에 둘러싸여 있는 형태로 이루어져 있는데 노화의 진행에 따라 관절면의 연골이 얇아지고 석회화가 진행되는 것으로 보고되고 있으며 이러한 변화는 70세 이후에 더욱 심해지는 것으로 알려져 있다.[3] 전신적인 관절질환은 이소골 관절에도 영향을 미칠 수 있는데 골관절염이 있는 93%의 노인환자에서 고막운동성검사(tympanometry)상 이상소견을 보였으며 청력저하의 가족력이나 소음에의 노출, 만성 중이염 병력 등이 없으면서 골관절염이 있는 경우 관절염이 없는 대조군에 비해 중이질환의 유병률이 더 높았다.[4]

노화가 진행함에 따라 중이 근육 섬유와 이소골 인대의 위축과 퇴화 등을 비롯한 다양한 변화를 유발하는데 이관 주변의 근육과 섬유조직에도 유사한 변화가 동반될 수 있다. 특히 이관의 연골은 노화에 따라 부피가 감소하며 근육의 위축으로 이관의 개방을 저해하여 중이환기를 감소시킬 수 있다. 비록 이러한 변화가 청력에 직접적인 영향을 미치지는 않지만 노인에서 발생하는 삼출성 중이염의 간접적인 유발인자가 될 수도 있다.

참고문헌

1. Gaihede M, Koefoed-Nielsen B. Mechanics of the middle ear system: age-related changes in viscoelastic properties. Audiology & neuro-otology. Mar-Apr 2000;5(2):53-58.
2. Gratton MA, Bateman K, Cannuscio JF, Saunders JC. Outer- and middle-ear contributions to presbycusis in the Brown Norway rat. Audiology & neuro-otology. 2008;13(1):37-52.
3. Etholm B, Belal A, Jr. Senile changes in the middle ear joints. Ann Otol Rhinol Laryngol. Jan-Feb 1974;83(1):49-54.
4. Rawool VW, Harrington BT. Middle ear admittance and hearing abnormalities in individuals with osteoarthritis. Audiology & neuro-otology. 2007;12(2):127-136.

03 노화성 귀질환의 진단과 치료-중추

건국대학교 의과대학 이비인후과 **김창희**

1 서론

일반적으로 노화에 따라 신경기능이나 정신기능은 저하된다고 알려져 있다. 뇌신경기능의 저하는 시상하부-뇌하수체계에 영향을 미쳐 호르몬 분비의 저하를 야기하기도 하고, 정신기능의 저하는 삶의 의욕을 떨어뜨리기도 한다. 뇌의 무게는 20대에 최대에 도달하여 60대 초반까지 유지하다가 80대에 이르게 되면 그 무게가 10% 정도 감소하게 된다. 신경세포 수는 100세가 넘어도 줄어들지 않는다는 보고가 있으나, 대뇌피질의 신경세포체의 크기, 시냅스의 밀도, 교세포(glia)의 수는 감소하는 것으로 알려져 있다. 시냅스 밀도의 감소와 동시에 수상돌기(dendrite)의 수가 감소하고, 신경 네트워크 본연의 복잡성 또한 떨어지게 된다. 이런 전반적인 뇌신경계의 변화는 인지기능의 장애를 초래하게 된다. 연령이 증가함에 따라 신경세포 내에는 지질이나 단백질의 대사산물인 lipofuscin이라는 물질의 침착이 일어난다. 대표적 노화성 뇌신경 질환인 알츠하이머병의 발병에는 베타 아밀로이드 단백과 타우 단백의 축적, 그리고 대식세포(macrophage)계의 일종인 미세아교세포(microglia)가 관여하는 염증반응과 깊은 연관이 있다고 알려져 있다. 해마(hippocampus)의 아세틸콜린, 흑질-선조체(substantia nigra-striatum)의 도파민, 그리고 시상(thalamus)의 GABA 등 신경전달물질의 분비량이 감소하고, 이와 함께 이들의 수용체의 수도 감소하게 된다. 이 중 아세틸콜린의 합성은 신경성장인자(nerve growth factor)에 의해 조절 받는데, 이는 40대 이후에 현저히 감소하게 된다. 동맥경화의 진행에 따라 뇌혈류량이 감소하고, 혈액뇌장벽(blood-brain barrier)의 기능이 저하되어 약물 부작용의 가능성이 높아진다. 평형감각, 청각 등 이과영역의 여러가지 기능에는 뇌신경기능이 깊이 관여하므로, 노화에 따른 뇌신경기능의 변화를 이해하는 것이 중요하다 할 것이다.

노화성 난청은 말초청감각기와 중추청각계의 기능 저하로 초래되는 것으로, 시끄러운 환경에서 더 잘 듣지 못하는 특징을 나타낸다.[1] 소리자극에 대한 시간적 신호처리(temporal processing)의 장애로 인해 주변환경의 소음을 제대로 처리하지 못하기 때문이다. 정확한 시간적 신호처리를 위해서는 중추청각계의 억제성 회로(inhibitory circuit)의 역할이 중요하므로 본 장에서는 노화에 따른 중추청각계의 억제성 회로의 변화에 대해 주로 기술하고 이와 관련된 구조적인 변화에 대해 간단히 기술하겠다.

2 본론

1) 노화에 따른 중추청각계의 변화

중추성 청력감소는 중추청각계의 생물학적인 노화 현상(central effects of biological aging)과 말초성 청력감소에 기인한 청각신호의 감소로 인한 이차적인 변화(central effects of peripheral pathology)의 영향으로 설명할 수 있다. 그림 3.1은 구심성 청각중추로를 보여주고 있는데, 각각의 모든 단계에서 소리 신호의 부호화가 일어난다. 와우신경핵(cochlear nucleus)은 배측와우신경핵(dorsal cochlear nucleus)과 복측와우신경핵(ventral cochlear nucleus)으로 구성되는데, 이때 최초로 좌우측의 정보가 교환되며, 와우신경핵으로부터 약 70%의 신경섬유는 뇌간을 교차해서 반대쪽 상올리브핵으로 가고 나머지는 동측으로 간다. 이 중 복측와우핵은 소리의 세기(intensity)와 시간적 정보(timing)를 상올리브핵(superior olivary complex)으로 전달한다. 상올리브핵은 양쪽 귀로 입력된 신호가 모이는 상행성 청각계의 첫 번째 중심지로서, 내측 능형체(medial nucleus of trapezoid body)를 거쳐 도달하는 억제성 신호와 와우신경핵으로부터의 흥분성 신호를 비교하여 소리의 위치구별(sound localization)에 필요한 정보를 부호화(encoding)한다. 하구(inferior colliculus)는 핵 복합체로 매우 다양한 세포형태와 여러 개의 특화 구역이 있으며, 주파수, 강도, 음량에 대한 감별과 양이청 등을 포함한 거의 모든 청각 활동과 관련이 있다. 하구로부터 시상(thalamus)의 동측 및 반대측의 내측슬상체(medial geniculate body)로 정보가 전달되며 내측슬상체에 도달한 신호는 일차청각피질(primary auditory cortex)에 전달되어 최종적으로 청각 인식을 하게 된다.

노화와 관련된 중추청각계의 변화는 해부조직학적 변화에도 일부 영향을 받지만, 주로 신경전달물질에 의한 시냅스 반응의 기능적인 변화에 의해 나타나는 것으로 알려져 있다. 노화로부터 기인한 말초성 청력감소는 중추청각계로의 청각자극의 감소를 야기하고 이는, 항상성 가소성(homeostatic plasticity)의 관점에서 볼 때, 중추청각경로에 분포한 억제성 시냅스 반응의 변화를 일으킨다. 시냅스전 변화(presynaptic change)로는 억제성 신경전달물질의 합성과 분비의 감소를 확인할 수 있는데, 배측와우핵과 상올리브핵에서는 glycine의 합성과 분비가 감소하고, 일차청

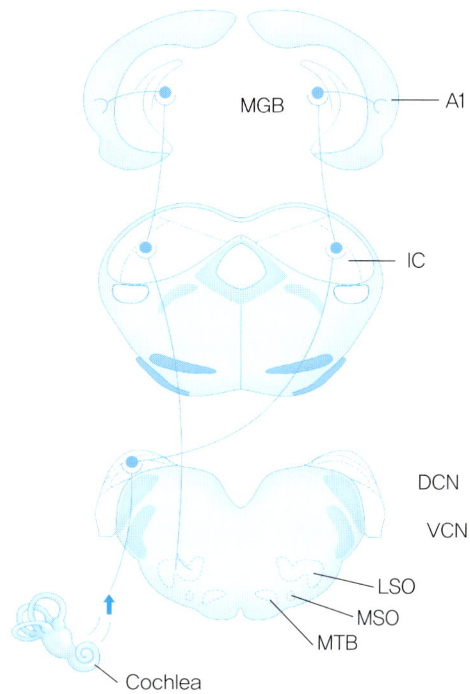

그림 3.1 ▸ 쥐에서의 구심성 청각중추로 모식도. MGB, medial geniculate body(내측슬상체); A1, primary auditory cortex(일차청각피질); IC, Inferior colliculus(하구); DCN, dorsal cochlear nucleus(내측와우신경핵); VCN, ventral cochlear nucleus(복측와우신경핵); LSO, lateral superior olive(외측상올리브핵); MSO, medial superior olive(내측상올리브핵); MTB, medial trapezoid body(내측능형체)

각중추(primary auditory cortex)에서는 GABA의 합성과 분비가 감소하며, 하구에서는 glycine과 GABA 모두 감소하게 된다. 위와 같은 시냅스전 변화는 시냅스후 수용체 반응의 약리학적 변화를 유도하게 되고 결과적으로 중추청각계의 기능적 억제현상의 하향조절(down regulation) 현상을 일으키게 된다. 이런 일련의 변화들로 인해 배측와우핵의 투사신경(projection neuron)의 기능인 소리에 대한 시간적 신호처리 기능의 저하를 가져오게 되고, 상올리브핵과 하구의 기능저하로 음원의 위치를 정확히 찾는 데 어려움이 발생할 수 있는 등 소리에 대한 청각중추 반응의 신뢰도(response reliability)를 떨어뜨리게 된다. 표 3.1에 노화에 따른 중추청각계 억제성 신경회로의 변화를 요약하였다.

2) 와우신경핵의 변화

노화에 따른 와우신경핵의 변화는 말초청각기의 기능 저하로 인해 소리 자극의 유입이 감소하여 보상적으로 발생하는 억제현상의 하향조절로 설명할 수 있다. 배측

표 3.1 노화에 따른 중추청각계 억제성 신경회로의 변화

구조	기능	반응
와우신경핵 (Cochlear nucleus)	시냅스전 (Presynaptic)	glycine 농도 감소
	시냅스후 (Postsynaptic)	glycine 수용체 구성 subunit의 변화 strychnine 결합 감소
	생리학적 변화	temporal responses 변화
하구 (Inferior colliculus)	시냅스전 (Presynaptic)	GAD 농도 및 활성 감소 GABA 농도 및 분비 감소
	시냅스후 (Postsynaptic)	$GABA_A$ 수용체 구성 subunit과 정량수용체 결합의 변화
	생리학적 변화	자발 활성의 증가
청각피질 (Auditory cortex)	시냅스전 (Presynaptic)	GAD 농도 감소
	시냅스후 (Postsynaptic)	$GABA_A$ 수용체 구성 subunit의 변화
	생리학적 변화	반응지도(response maps)의 변화 반응지도(response maps) 재현성의 감소

GAD, glutamic acid decarboxylase; GABA, gamma-aminobutyric acid

및 복측 와우신경핵 내에 억제성 신경전달물질인 glycine의 농도가 감소되어 있음이 보고되었고,[2] 이와 동시에 glycine 수용체를 구성하는 subunit의 발현에도 변화가 생겨 $\alpha 1$ subunit의 발현은 감소하고 $\alpha 2$ subunit의 발현은 증가하게 된다. 와우신경핵 내의 많은 신경세포들은 같은 신경핵 내의 cartwheel 세포 등으로부터 신경전달물질 glycine에 의해 매개되는 내재적 억제를 받고 있는데, 이런 억제성 신호의 감소는 투사신경의 생리학적 성질을 변화시키게 된다. 배측 와우신경핵의 대표적인 투사신경인 fusiform 세포는 그 축색돌기(axon)를 반대측 하구로 보내는데, 노화가 진행함에 따라 최대발화속도(maximum discharge rate)가 증가하고, 시간신호사건(temporal-coded events)의 동조(synchrony)가 감소하는 것으로 알려져 있으며,[3] 이로 인해 주변 소음환경에서 핵심적인 소리를 추출해 내는 능력이 저하될 뿐 아니라 일상적 대화의 소리영역신호처리(envelop coding) 기능이 떨어지게 된다.

3) 상올리브핵, 하구, 청각피질의 변화

상올리브핵은 공간에서 소리의 위치를 파악하는 기능에 특성화되어 있다. 상올리브핵은 동측의 복측 와우신경핵으로부터는 직접 흥분성 신호를 받고, 반대측 와우신

경핵으로부터 오는 흥분성 신호는 내측 능형체에서 연접을 한번 거치면서 glycine에 의해 매개되는 억제성 신호로 바뀌어 유입이 된다. 몇몇 동물실험에서 내측 능형체에서 기시하는 glycine 신경세포가 노화에 따라 소실된다고 보고하였으나,[4] 이에 상응하는 생리학적인 기능의 변화는 미미한 것으로 알려졌다.[5] Zettle 등은 상올리브핵에서 와우로 보내는 원심성(efferent) 신경섬유에서 노화에 따른 칼륨통로(K+ channel)와 칼슘통로(Ca^{2+} channel)의 발현이 노화에 따라 변화한다고 보고하였으나 이것의 기능적 의미는 아직 잘 밝혀져 있지 않았다.

하구는 와우신경핵, 상올리브핵 등에서 정보를 받으며, 소리의 주파수, 강도, 음량에 대한 감별과 소리음원의 위치 파악 등 거의 모든 청각 활동과 관련이 있다. 이런 다양한 기능을 수행함에 있어 억제성 신호의 역할이 중요한 것으로 알려져 있다.[6] 하구에서는 억제성 신호회로의 신경전달물질로 glycine과 GABA를 모두 이용한다. 하구로 유입되는 흥분성 신호는 배측 와우신경핵과 상올리브핵에서 기원하고, GABA에 의해 매개되는 억제성 신호는 외측모대의 배측 핵(dorsal nuclei of lateral lemniscus)에서 유입되며, glycine에 의해 매개되는 억제성 신호는 외측모대의 복측 핵(ventral nuclei of lateral lemniscus)과 상올리브핵에서 유입된다. 뿐만 아니라 내재적 억제신경세포들에 의해 GABAergic 억제를 받고 있으며, 청각피질로부터 하행성 흥분신호를 받고 있다. 와우를 파괴시거나 청각적 외상(acoustic trauma)을 받은 동물의 하구에서 GABA, glycine 매개 억제기능이 하향조절되고, 신경세포들의 흥분성이 증가됨이 보고되었는데,[7,8] 말초성 노화성 난청에 의한 저하된 소리자극의 유입으로 노화와 관련된 하구의 변화도 비슷한 양상으로 일어남을 예상할 수 있다. 노화의 진행에 따라 시냅스전 GABA 신경전달(presynaptic GABA neurotransmission)에 변화가 나타난다. 하구 조직 내의 GABA 농도가 감소하고, GABA 합성에 중요한 효소인 glutamic acid decarboxylase (GAD)의 활성이 감소하며, GABA와 GABA 수용체의 결합도가 감소한다.[9,10] 또한 GABA 시냅스의 위치가 재배열되는데 노화가 진행할수록 신경세포체(soma)와 근위부 수상돌기에 많은 시냅스가 형성된다.[11] 시냅스전 영역(presynaptic area)의 변화와 동시에 시냅스후 영역(postsynaptic area)의 변화도 일어나게 되는데, GABA 수용체를 구성하는 subunit의 발현에 그 변화가 오게 되어 $\alpha 1$ subunit의 발현은 감소하고 $\alpha 3$ subunit의 발현은 증가하게 되며, $\gamma 1$ subunit의 발현도 증가하게 된다.[12] 이 중 $\gamma 1$ subunit의 발현 증가는 GABA 수용체에 대한 GABA 친화도를 증가시키게 되어, 줄어든 시냅스전 GABA 분비에 대해 부분적인 보상작용을 하는 것으로 사료된다.[13] 종합적으로, 노화에 의해 하구의 억제성 신호회로의 기능 저하가 일어나고, 이는 양측 귀 및 시간적 신호처리(binaural and temporal coding)의 부전으로 나타나게 된다.

청각피질은 일반적으로 소리자극의 인지와 해석에 중요한 역할을 하는 것으로 알려져 있다. 시상의 내측슬상체에서 주된 신호의 유입을 받으며 이는 청각피질의 layer IV에 투사된다. 반대측 청각피질에서 오는 신호는 layer II로, 청각 이외의 신호는 layer IV로 투사된다. 청각피질에서의 노화관련 변화에 대한 연구는 그리 많은 결과가 있지는 않다. 노화 동물을 이용한 전기생리학적 연구에서 시간적 신호처리 속도(temporal processing speed)가 감소되어 있다는 보고가 있어, 이러한 변화에 의해 소리자극의 정확한 처리에 문제가 있을 것으로 추정되고 있다.[14] 또한 하구에서 관찰되는 것처럼 GABA에 의한 억제성 신호의 하향조절이 관찰되는데, GAD 효소의 발현이 노화에 따라 감소하여 GABA의 합성이 줄어들게 된다.[15]

4) 노화에 따른 인지기능 및 중추 청각신호처리 기능의 변화

앞에서도 언급했듯이 노화에 따른 언어 이해력의 저하는 특히 소음환경에서 더욱 악화되며, 이는 일차적으로 말초감각계의 청력저하의 원인으로 초래되는 것이지만 노화에 따른 전반적인 인지지능의 저하와 중추청각계의 청각신호처리 기능의 저하도 중요한 원인을 제공한다. 노화와 관련된 인지기능 연구에서 공통적으로 나타나는 결과는 나이를 먹을수록 지각(perceptual) 및 정신적(mental) 처리과정의 속도가 떨어진다는 것이다. 즉, 인지기능에 있어 반응 시간의 적시성(timeliness)이 젊은 사람들보다 느려지게 된다. 전반적인 인지기능의 저하에 대한 최근 신경영상학적, 신경생물학적 기전이 속속 밝혀지고 있으나, 아직 많은 연구자들은 노화 관련 청각-언어기능 저하는 전반적인 뇌의 인지기능 악화보다는 말초성 청력저하에 의한 원인이 더 크다는 데 입을 모으고 있다.[16] 실제로 인지기능의 처리 효율성(processing efficiency)과 작업 기억 용량(working memory capacity)이 노화와 함께 점차 감소하지만, 언어이해(language comprehension) 및 언어적 소재(linguistic material)의 저장 정보는 나이가 들어도 비교적 잘 유지되는 기능으로 알려져 있다.

청각정보의 시간적 처리에 대한 평가방법으로 소리간격감지(gap detection), 지속시간 구별(duration discrimination), 연속 방해(sequential interference), 시간적 정보처리(temporal coding), 시간압축(time compression) 등의 청각심리적 검사가 소개되었다. 이 중 소리간격감지 검사는 가장 널리 쓰이는 검사로 말초성 청력감소가 있을 경우 소리간격감지의 역치가 증가되는 것으로 알려져 있다. 소리간격감지 역치의 증가는 정상청력검사도(normal audiometry)를 보이는 노인에게서도 관찰되는 바, 말초성 노화성 난청과는 별도로 노화와 함께 소리정보처리의 시간적 정확성(temporal acuity)이 떨어진다고 할 수 있겠다. 음성소리자극의 사이사이의 무음간격(silent interval)을 구분해 내는 능력은 정상적인 언어청각활동에 매우 중요한데, 노화과정에서의 이런 기능의 악화는 소리신호의 시간적 신호처리(auditory temporal processing)의 측면에서의 기능적 저하를 시사한다고 할 수 있다.

노화와 관련된 중추청각계의 변화는 양 귀에 서로 다른 메시지를 들려주는 양분 청취(dichotic listening) 연구 결과를 통해서도 알 수 있다. 일반적으로 서로 다른 음절이나 단어를 양쪽 귀에 들려주는 경우, 대부분의 사람은 우측에서 들린 소리를 더 정확하게 인식한다(right-ear advantage). 반대로, 음절이나 단어처럼 언어가 아닌 소리를 들려줄 경우는 좌측에서 들린 소리를 더 정확하게 인식하는 경향이 있다(left-ear advantage). 이는 소리 정보의 처리에 있어 반구편향(hemispheric bias) 때문인 것으로 이해되고 있는데,[17] 노화에 따라 언어 소리 자극에 대한 우이 이점(right-ear advantage; 또는 left-ear disadvantage)현상이 더 심해진다는 보고가 많이 있다.

3 노화에 따른 중추전정계의 변화

일반적으로 중추전정계에는 전정신경핵, 전정소뇌, 전정대뇌피질(parieto-insular vestibular cortex) 등이 포함되는 것으로 알려져 있다. 이들은 말초전정계, 시각 그리고 체성감각 정보뿐만 아니라, 그 외 뇌간 및 시상 등 중추신경계로부터의 정보를 통합하여 우리 몸의 적절한 균형을 유지할 수 있도록 하고 있다.

수술적으로 일측의 내이를 손상시킨 후 변병측 전정신경핵의 이차전정신경세포들에서 나타나는 변화에 따라 크게 두 가지 군으로 나눌 수 있다. 대부분이 속하는 군은 자발적인 내재적 흥분성이 줄어드는 군이고, 다른 군은 흥분성이 증가하는 군이다. 자발적 신경 흥분성이 증가하는 군은 전정보상이 진행됨에 따라 그 흥분성이 점점 감소하는 양상을 보이는 것으로 보아 급성기의 전정보상에 매우 중요한 역할을 하는 것으로 생각되어진다. 신경 흥분성이 증가하는 세포군은 동측의 전정소뇌(flocculus, nodulus, uvula)에 수상돌기들을 투사한다. 전정보상 급성기에 전정소뇌를 파괴시키면, 일측내이손상 직후에 확인되었던 것과 동일한 증상들(건측을 향하는 자발안진, 병측으로의 고개 갸우뚱 반응)이 재차 나타나게 된다(탈보상). 또한 소뇌를 제거한 쥐에서 내이를 파괴시킬 경우 건측의 내측전정신경핵 세포의 흥분성이 증가되는 양상을 보인다.[18] 이것은 전정신경핵에 대한 전정소뇌로부터의 억제 신호가 없어지기 때문으로 이해되고 있다. 건측의 내측전정신경핵세포의 흥분성의 현저한 증가는 전정보상 급성기에 좌우의 전정신경핵 활동성의 차이를 더욱 심화시켜 결과적으로 평형장해를 악화시키게 된다.

이상의 결과들을 볼 때, 전정소뇌는 전정보상 급성기에 좌우 전정신경핵의 불균형을 교정하기 위해 이들 사이의 상호억제 신경회로의 형성에 매우 중요한 역할을 할 것으로 추정된다. 전정소뇌의 적절한 역할 수행에 가장 중요한 세포로 알려져 있는 퍼킨지(Purkinje)세포는 소뇌피질의 유일한 투사세포(output neuron)로서 노화에 따라 그 형태적, 기능적 변화가 관찰된다.[19] 이런 형태적, 기능적 변화는 자세조절 장애, 운동기능 저하, 인지기능 악화 등의 노화관련 소뇌부전의 형태로 발현되며, 궁극적으로 본태성진전(essential tremor), 알츠하이머병, Lewy body disease 등으로 진행하기도 한다. 퍼킨지세포는 우리 뇌에서 가장 노화관련 변성을 심하게 보이는 신경세포로 알려져 있다. 보고자마다 차이가 있으나, 일반적으로 퍼킨지세포의 수는 노화와 함께 지속적으로 감소한다고 보고되고 있는데, 대략 10년에 2.5%씩 그 수가 줄어드는 것으로 알려져 있다. 신경세포체의 크기 역시 노화와 함께 줄어드는 것으로 알려져 있는데, 젊은 퍼킨지세포에 비해 33% 가량 세포체의 위축이 발생한다고 보고되고 있으며 이는 세포핵 내 물질들의 변성 및 소실 때문인 것으로 알려져 있다. 뿐만 아니라 수상돌기 분지(dendritic arborization)의 현저한 감소도 발견되는데, 이로 인해 소뇌로 들어오는 정보 유입의 효율적인 해석 및 통합이 저하되고 결과적으로 소뇌기능의 저하로 발현되게 된다. 퍼킨지세포 내의 세포소기관(organelle)에도 노화관련 변성이 일어나게 되는데, 미토콘드리아의 수와 크기가 감소하고, 소포체(endoplasmic reticulum)가 팽창된다. 이런 세포소기관의 변성은 세포의 에너지 대사와 세포 내 항상성유지에 결함을 초래하여 소뇌기능 부전을 야기한다. 퍼진지세포의 수가 줄어드는 것과 비례해서 퍼킨지세포의 수상돌기와 평행섬유(parallel fiber) 사이의 시냅스의 수는 노화과정에서 점점 줄어들게 되며, 이와 동시에 시냅스 말단의 형태적, 기능적 변성이 일어나게 된다. 소뇌피질에서의 중요한 신경전달물질인 norepinephrine은 지역 개재 뉴런(local interneuron)에 의한 퍼킨지세포의 GABAergic 반응을 증강시킨다고 알려져 있는데, 노화의 진행과 함께 norepinephrine에 대한 시냅스후 반응이 줄어든다고 알려져 있다. 이온채널의 발현도 노화에 따라 큰 변화가 일어나게 되는데, 전압 의존성 나트륨통로(voltage-dependent Na^+ channel)의 하나인 Nav1.1과 전압 의존성 칼륨통로(voltage-dependent K^+ channel)인 Kv1.1, Kv1.2의 발현이 증가되고, 전압 의존성 칼슘통로(voltage-dependent Ca^{2+} channel)인 Cav2.1의 전기생리학적 성질에 변화가 오게 된다. 이런 이온통로의 발현 및 전기생리학적 특징의 변화에 의해 활동전위역치의 변화 등 퍼킨지세포의 고유한 특성이 노화와 함께 변화가 오게 된다.

4 결론

노화에 따라 뇌에 일반적으로 나타나는 조직 병리학적 변화가 중추청각계 및 중추전정계에도 나타난다. 노화와 관련된 언어청각기능의 저하는 이러한 조직 병리학적 변화의 영향보다 말초성 노인성 난청에 의한 소리자극신호의 감퇴로 인한 신경세포 및 억제신경회로의 생리 및 약리학적 변화에 주로 기인한다고 알려져 있다. 중추전정계 중에서 전정보상에 중요한 역할을 하는 전정소뇌는 노화에 따른 기능의 저하가 퍼킨지세포의 조직학적, 전기생리학적 변화에 의해서 일부 기인하는 것으로 이해되고 있다.

참고문헌

1. Strouse A, Ashmead DH, Ohde RN, Grantham DW. Temporal processing in the aging auditory system. J Acoust Soc Am 1998; 104:2385-2399.
2. Caspary DM, Ling L, Turner JG, Hughes LF. Inhibitory neurotransmission, plasticity and aging in the mammalian central auditory system. J Exp Biol 2008; 211:1781-1791.
3. Caspary DM, Schatteman TA, Hughes LF. Age-related changes in the inhibitory response properties of dorsal cochlear nucleus output neurons: role of inhibitory inputs. J Neurosci 2005; 25:10952-10959.
4. Casey MA, Feldman ML. Age-related loss of synaptic terminals in the rat medial nucleus of the trapezoid body. Neuroscience 1988; 24:189-194.
5. Finlayson PG, Caspary DM. Response properties in young and old Fischer-344 rat lateral superior olive neurons: a quantitative approach. Neurobiol Aging 1993; 14:127-139.
6. Pollak GD, Burger RM, Park TJ, Klug A, Bauer EE. Roles of inhibition for transforming binaural properties in the brainstem auditory system. Hear Res 2002; 168:60-78.
7. Salvi RJ, Saunders SS, Gratton MA, Arehole S, Powers N. Enhanced evoked response amplitudes in the inferior colliculus of the chinchilla following acoustic trauma. Hear Res 1990; 50:245-257.
8. Suneja SK, Benson CG, Potashner SJ. Glycine receptors in adult guinea pig brain stem auditory nuclei: regulation after unilateral cochlear ablation. Exp Neurol 1998; 154:473-488.
9. Banay-Schwartz M, Lajtha A, Palkovits M. Changes with aging in the levels of amino acids in rat CNS structural elements. II. Taurine and small neutral amino acids. Neurochem Res 1989; 14:563-570.
10. Banay-Schwartz M, Lajtha A, Palkovits M. Changes with aging in the levels of amino acids in rat CNS structural elements. I. Glutamate and related amino acids. Neurochem Res 1989; 14:555-562.
11. Helfert RH, Sommer TJ, Meeks J, Hofstetter P, Hughes LF. Age-related synaptic changes in the central nucleus of the inferior colliculus of Fischer-344 rats. J Comp Neurol 1999; 406:285-298.
12. Gutierrez A, Khan ZU, Morris SJ, De Blas AL. Age-related decrease of GABAA receptor subunits and glutamic acid decarboxylase in the rat inferior colliculus. J Neurosci 1994; 14:7469-7477.

13. Milbrandt JC, Hunter C, Caspary DM. Alterations of GABAA receptor subunit mRNA levels in the aging Fischer 344 rat inferior colliculus. J Comp Neurol 1997; 379:455-465.
14. Mendelson JR, Ricketts C. Age-related temporal processing speed deterioration in auditory cortex. Hear Res 2001; 158:84-94.
15. Ling LL, Hughes LF, Caspary DM. Age-related loss of the GABA synthetic enzyme glutamic acid decarboxylase in rat primary auditory cortex. Neuroscience 2005; 132:1103-1113.
16. Humes LE, Dubno JR, Gordon-Salant Set al. Central presbycusis: a review and evaluation of the evidence. J Am Acad Audiol 2012; 23:635-666.
17. Martin JS, Jerger JF. Some effects of aging on central auditory processing. J Rehabil Res Dev 2005; 42:25-44.
18. McCabe BF, Ryu JH. Experiments on vestibular compensation. Laryngoscope 1969; 79:1728-1736.
19. Zhang C, Zhu Q, Hua T. Aging of cerebellar Purkinje cells. Cell Tissue Res 2010; 341:341-347.

04 피부노화

경희대학교 의과대학 이비인후과 **변재용**

1 정의

노화는 모든 생물체에 필연적으로 발생하는 자연 현상이며, 유기체의 퇴행적 변화 과정 중의 생리적 구조 문제와 기능 저하의 일련의 표현이다. 피부 역시 노화 과정을 겪게 되는데, 크게 두 종류로 나눌 수 있다.[1] 그 한 가지는 내인성 노화(intrinsic aging)로서 세월이 흐름에 따라 피할 수 없는 노화 현상을 말하며, 두 번째는 광노화(photoaging)로서 오랫동안 햇빛에 노출된 얼굴, 손등, 목 뒤 등의 피부에서 관찰되는 노화 현상을 말한다.

2 임상적 조직학적 소견

내인성 노화는 잔주름, 피부건조증, 탄력감소 등을 예로 들 수 있고, 광노화는 내인성 노화에 비하여 굵고 깊은 주름이 발생하며, 잔주름도 많이 발생한다. 햇빛에 노출된 피부에 불규칙한 색소침착이 발생하며 일광흑자(solar lentigo) 등의 색소질환이 증가한다. 피부가 매우 거칠고, 건조해지며, 탄력성이 감소하여 심한 경우 피부가 처지게 된다(그림 4.1).

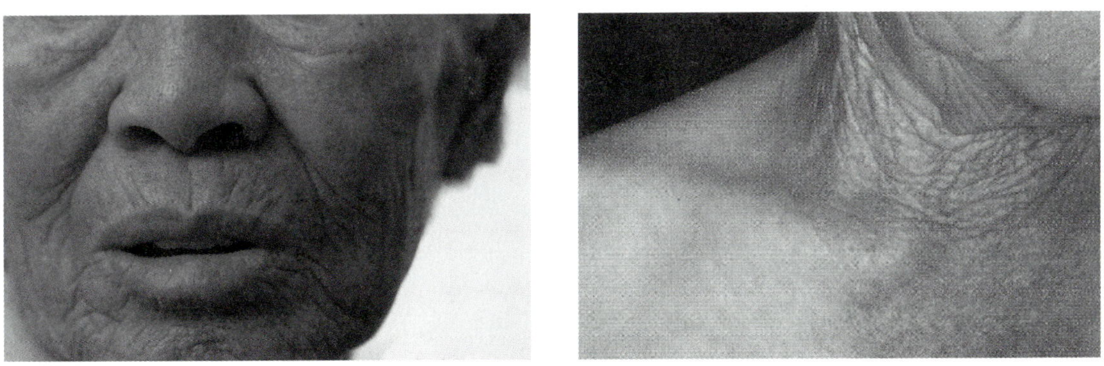

그림 4.1 ▸ 노화에 따른 육안적 피부변화

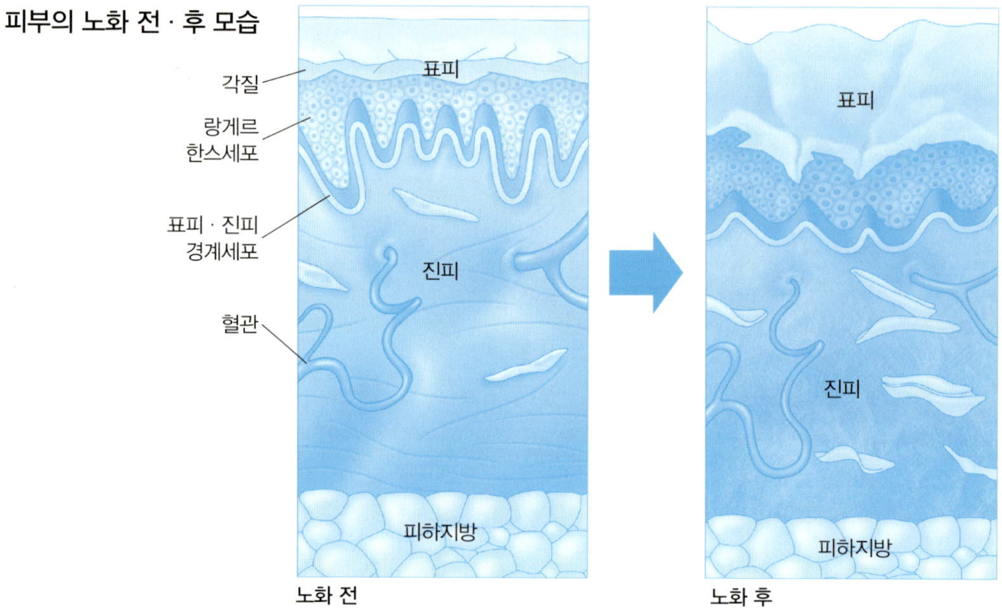

그림 4.2 ▸ 노화에 따른 피부의 조직학적 변화

내인성 노화의 경우에는 표피의 두께가 감소하며, 표피진피 경계부가 편평해져서, 진피와 표피가 서로 접촉하는 넓이가 줄어들게 된다(그림 4.2). 그 결과로서 노인에서는 경미한 상처를 받은 후에 쉽게 피부가 벗겨지거나 물집이 발생하게 된다.[2, 3] 또한 표피 내에 존재하는 멜라닌세포(melanocyte)와 랑게르한스세포(Langerhans cell)의 수와 기능이 감소한다. 멜라닌세포는 10년마다 그 수가 10~20%씩 감소하며, 그 결과 자외선에 대한 색소침착 반응이 감소한다.[4] 랑게르한스세포는 젊은 사람의 피부에 비하여 노인에서 그 수가 20~50% 감소되어 있으며, 그 결과 노인에서 피부의 면역기능이 감소되게 된다.[5]

광노화에서 표피의 두께는 내인성 노화에 비하여 초기에는 약간 두꺼워지는 경향을 보이지만, 결국에는 두께가 내인성 노화보다 더 얇아지게 된다.[2] 각질형성세포의 배열이 불규칙해지며, 간혹 각질형성세포의 모양이 비정상적으로 변화한다. 내인성 노화와 마찬가지로 표피 진피 경계부가 편평해진다(그림 4.2).

3 피부노화의 메커니즘

노화에 대한 유력한 메커니즘은 free radical 생성에 따른 신체의 산화 또는 '산화적 스트레스'라고 알려져 있다.[6] Free radical은 세포 호흡 과정 중에 미토콘드리아에서 생성되며, 산소를 ROS (reactive oxygen species)인 superoxide ($O2^-$) 혹은

hydrogen peroxide (H_2O_2)로 전환하는 효소를 가지고 있다. 이러한 ROS는 다른 세포 화합물과 신속하게 결합하여 미토콘드리아나 단백질과 같은 곳에 손상을 입혀 노화를 촉진시키는 것으로 알려져 있다.

노화의 요인 중에서 telomere의 역할에 대해 많이 거론되는데 Telomere는 진핵 세포 염색체 말단에 위치한 구조물로, 세포 단계에서의 세포 노화에 중요한 역할을 한다.[7] 세포가 생리적으로 노화될수록 telomere는 짧아지는 특성을 가지고 있어, 세포 수명의 시계와 같은 역할을 한다. Telomerase라는 효소는 telomere의 길이를 연장하는 기능을 가진 효소인데, 보통 세포에서 발현이 되지 않지만, 암 세포의 85~90%에서는 발현되고 있다. 표피세포는 telomerase를 발현하는 몇 안 되는 재생 조직 중 하나이다. 자외선(ultraviolet ray)은 DNA를 손상시켜서 telomere를 짧게 하는 것을 가속화 한다.[8, 9]

4 피부노화 관리

노화된 피부의 관리를 위해서는 수분 보충과 피부손상 및 건조방지에 주의를 하여야 한다. 정상적인 피부는 약 산성으로서 pH5.5 정도를 유지하고 있으며[10] '산 외투막'인 지성 표면층으로 되어 있다. 이는 지질을 합성하는 효소를 활성화하고, 지질 형성을 도우며 표피가 기계적 또는 화학적 손상으로 상해를 입었을 때 표피를 복원한다. 그 외에 땀 샘으로부터 분비된 유산과 아미노산, 모공으로부터 분비된 지방산, 그리고 피부로부터 생성된 아미노산과 카르복시산 등이 포함된다. 피부가 건조한 사람에게는 수분을 보충해주는 피부 연화제로서 치료가 가능하며, 로션, 크림, 연고 등이 있다. 로션은 지질 함량이 적어서 가볍고 쉽게 흡수되나 노인에게 있어서 완벽하게 수분 보충을 하기에는 부족한 면이 있다. 크림은 지질 함량이 더 많고, 연고는 지질 함량이 가장 많다. 젊은 사람들에게는 피부의 여러 층이 지방과 콜라겐으로 에워 쌓여 있으나, 노인의 피부는 점착성이 적어서 피부가 쉽게 손상되기 때문에 장기간의 치료가 요구되고, 적절하고 신속한 치료로 악화되는 피부 문제를 막을 수 있다.

참고문헌

1. Gilchrest BA. Skin aging and photoaging: An overview. J am Acad Dermatol 1989;21:610-3
2. Fenske NA, Lober CW. Structural and functional changes of normal aging skin, J Am Acad Dermatol 1986;15:571-85
3. 한광호, 조광현, 노동영, 은회철, 윤재일. 노화에 따른 피부조직의 변화, 대한피부과학학회지 1998;36:971-80
4. Gilcherest BA, Blog FB, Szabo G. Effects of aging and chronic sun exposure on melanocytes in human skin. J Invest Dermatol 1979;73:141-3

5. Sunderkotter C, Kalden H, Luger TA, Aging and the skin immune system. Arch Dermatol 1997;133:1256-62
6. Emerit & B. chance Free radicals and aging of the skin, Free radicals and aging EXS Volume 62, 1992, pp 328-341
7. Calvin B. Harley, A. Bruce futcher & carol W. Greider, Telomeres shorten during aging of human fibroblasts. Nature. 1990 May 31;345(6274):458-60
8. Patrick J. Rochette, Douglas E. Brash, Human telomeres are hypersensitive to UV-induced DNA damage and refractory to repair. 2010 April 29, DOI:10.1371
9. Kosmadaki MG, Gilchrest BA, The role of telomeres in skin aging/photoaging. Micron 2004, 35: 155-159
10. Schmid-Wendtner MH, Korting HC, The pH of the skin surface and its impact on the barrier function. Skin. 2006 Pharmacol. Physiology 19: 296–302.

05 노화에 따른 와우의 변화

가톨릭대학교 의과대학 이비인후과 **서재현**, 서남대학교 의과대학 이비인후과 **심대보**

1 병리학적 및 생리학적 소견들

연령의 증가로 인해서 발생하는 퇴행성 변화는 모든 신체기관의 노화 현상을 초래하게 되며, 특히 청각기관의 노화에 의한 변화의 결과로 발생하는 노화성 난청은 노년기에 가장 많이 발생하는 만성질환 중 하나로 알려져 있다. 청각기관의 노화는 외이도, 고막 및 중이의 변화가 일정부분 관여하지만, 와우와 나선신경절의 노화에 의한 변화가 가장 중요하다고 알려져 있다.

1960년대 Schukunecht가 측두골의 병리학적 소견과 난청의 양상을 바탕으로 보고한 이래로 노화성 난청은 와우 병리와 청력 간의 관계에 따라 일반적으로 3개의 주요 형태로 구분된다.[1]

1) 감각성(sensory): 감각유모세포들의 결손

유모세포와 지지세포의 소실로 인해 코르티기관의 위축이 관찰되며, 주로 와우의 기저부에서 퇴행성 변화가 관찰된다. 성인 포유류에서 신경세포와 유모세포는 재생이 안되므로 세포의 기능을 유지하는 것이 매우 중요하다. 나이가 들어감에 따라 미토콘드리아 DNA의 손상이 축적되고, 미토콘드리아로부터 유발된 자유라디칼(free radical)에 의해서 유모세포가 손상되는 것으로 알려져 있다. 또한 유모세포의 부동섬모(stereocilia)를 정상으로 유지하는 데 필요한 cadherin 23과 plasma membrane calcium ATPase isoform 2의 유전자에 변성이 생기는 것이 유모세포 손상에 의한 노화성 난청을 일으킨다는 보고도 있다.

2) 신경성(neuronal): 나선 신경절 신경세포들의 결손

이전의 많은 사람 및 동물 모형 연구들에서는 노화와 나선신경절 신경세포들(neurons)의 감소 사이에 유의한 상관관계가 있다고 확인했었다.[2-5]

나선신경절 신경세포의 감소로 인한 신경성 노화성 난청의 원인 인자에 대한 여러가지 연구결과가 보고된 바 있다. 인슐린/인슐린유사 성장인자-1[insulin/insulin-like growth factor-1(IGF-1)] 경로와 지방친화성/스테로이드 호르몬 경로(lipophilic/steroid hormone pathway)가 나선신경절 세포를 감소시킨다는 보고가 있다. IGF-1 경로를 조절할 수 있는 것이 칼로리 제한(caloric restriction)인데, 칼로리를 제한하면 IGF-1의 체내 농도를 변화시켜서 신경세포의 손상을 막게 되므로, 칼로리 제한이 노화성 난청을 지연시킬 수 있다는 보고도 있다. 청각기관 내의 다른 조직의 상태와 나선신경절의 상태와의 상관관계도 관련이 있는데, 청각유모세포가 소실되면 이차적으로 나선신경절 세포의 손상이 발생할 수 있다는 것이다.

노화에 의한 나선신경절 세포의 손상에 관여하는 세포나 분자 수준의 연구결과도 많이 보고되고 있다. 대부분이 유전자 이식 생쥐(transgenic mouse)에서의 결과라는 한계점이 있지만, copper/zinc superoxide dismutase, β2 subunit of nicotinic acetylcholine receptor, NFκB, Fbx2(ubiquitin ligase F-box protein) 등과 같은 효소나 단백질이 관여한다는 보고가 있다.

또한, 세포소멸(apoptosis)이 나선신경절 세포의 손상에 중요한 역할을 하는데, Bcl-2의 과발현이나 Bax의 저발현이 세포소멸을 유발하여 나선신경절세포의 손상에 관여하는 것으로 알려져 있다.

3) 대사성(metabolic): 혈관조의 위축

노화에 따른 혈관조(stria vascularis)의 위축 또는 퇴화는 동물과 인간 모두에서 노화성 난청의 흔한 형태 중 하나이다.[6,7] 인간 측두골 연구결과에서는 혈관조의 퇴화가 노화성 난청의 가장 두드러진 소견이라고 제시한 바 있다.[1] 최근의 인간 측두골의 형태학적 분석에서도 이러한 가설을 뒷받침해 주고 있다.[5]

혈관조 및 나선인대(spiral ligament) 세포들의 기능 상실은 내이의 이온 항상성(ion homeostasis)을 파괴시키는 결과를 가져오고, 이로 인해 와우내 전위(EP, endocochlear potential)의 감소를 일으키는 것으로 생각된다.[8]

이러한 가설을 뒷받침하는 증거는 아래와 같다.

- 고령의 저빌(gerbil)은 혈관조 모세혈관들의 결손을 보임[8]
- 혈관조의 변연세포(marginal cell) 및 중간세포들(intermediate cell)의 퇴화[6,9]
- Na^+K^+ATPase의 결손[10] (cf. Na^+K^+ATPase: 세포 안으로 K+을 끌어들이고, 세포 밖으로 Na^+을 내보냄으로써 혈관조의 기능과 와우내 전위(EP)를 조절함)

와우 내 전위의 손상은 결과적으로 와우 증폭기의 기능에 장애를 주고 청력 역치를 증가시키는 결과를 초래한다.[11,12] 부분적으로, 청력 역치의 증가와 부족한 주파수 분해능의 동일한 기능적 결과들은 일반적으로 노화성 난청의 원인이나 와우의 기계적 경로와는 관계없이 일어난다.

결과적으로, 노화성 난청을 가진 노인들에게 중요한 문제는 종종 못 듣는 것보다는 단어를 이해하지 못하는 것이다. 이는 "나는 잘 들리지만, 무슨 소리인지 모르겠어요."와 같은 불평들을 하게 한다.

노화에 따라, 혈관조의 위축은 전 와우 영역(기저부에서 첨부까지)에서 모두 나타난다. 하지만, 많은 연구들에서 혈관조의 위축과 난청의 청력도 사이에는 유의한 연관성이 보이지 않아,[4, 6, 13] Nelson과 Hinojosa는 그들의 자세한 형태학적 분석을 바탕으로 혈관조는 편평형태(flat pattern)의 청력도를 가진 노인의 와우에 특징적인 소견이 아니라고 주장했다.[14]

※ 노화성 난청의 추정되는 발생기전(Putative mechanism of ARHL)

인간 및 동물 연구들에 따르면, 산화 스트레스(oxidative stress) 및 미토콘드리아 DNA (mtDNA)의 돌연변이나 결손(mutations/deletions)이 노화성 난청 발생에 중요한 역할을 한다고 잘 알려져 있다. 이와 관련하여 동물 실험들에서 다음과 같은 중요한 증거들이 축적되어 왔다.

- 산화 스트레스의 축적된 효과는 와우 내에서 mtDNA와 같은 고분자들(macromolecules)에 손상을 가져올 수 있다.
- mtDNA 돌연변이/결손들의 축적 및 시간이 지나면서 미토콘드리아 기능의 쇠퇴가 점진적으로 와우 세포들의 (Bak 의존성) 세포자멸사를 유도할 수 있다.

인간 역학 연구들은 노화성 난청의 위험 요소들을 4개의 카테고리로 분류하고 있다.

1) 와우의 노화,
2) 환경(예를 들어 소음노출)
3) 유전적 소인
4) 건강 중복이환(co-morbidities; 예를 들어, 흡연 및 죽상동맥경화증)

많은 유전자 연구들을 통해 여러 추정되는 (항산화물질 방어 체계 및 죽상동맥경화증과 관련된 것들을 포함하여) 관련 유전자들을 발견해 왔다.[15, 16] 하지만, 이러한 연구들도 다양한 다형 현상(polymorphisms)의 넓은 배열(broad array)을 검사하는 것보다는 잠재적 유전자들이나 표지자들(예를 들어, 난청의 단일유전자 형태와 관련된 것들) 어떤 아집단들을 연구하는 데 그치고 있다.

소음에의 노출은 와우 내에 활성산화종들(ROS, reactive oxygen species)의 과도한 생성을 야기하는 것으로 알려져 있고, 축적된 산화 스트레스는 죽상동맥경화증 때문에 와우의 혈액 공급의 항상성의 장애를 유발하는 상대적인 저산소 상태에 의

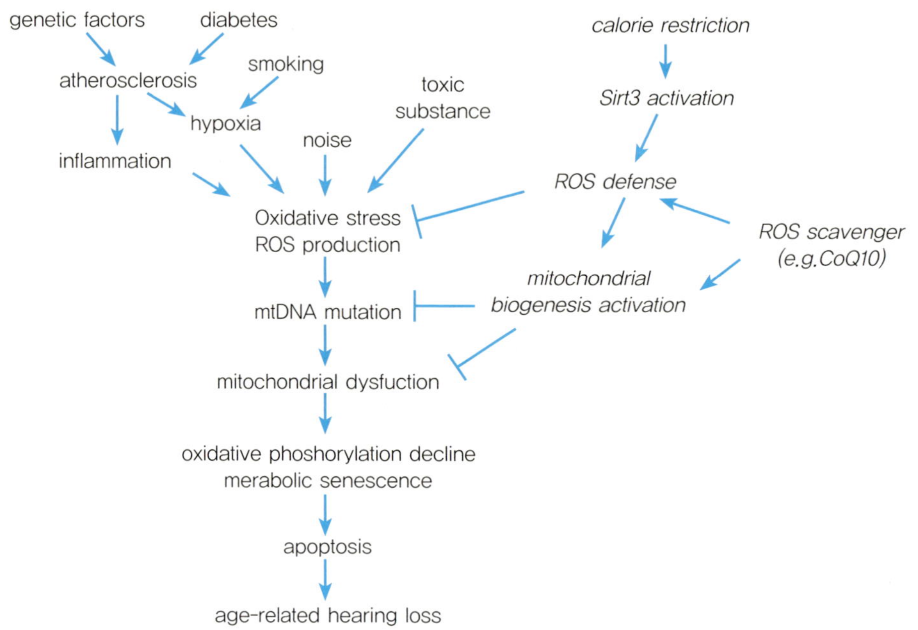

그림 5.1 노화성 난청에 대한 개념적 모형

해 향상될 수 있다. 그리고 이러한 상황은 유전적 및 동반이환 요소들에 의해 가속화될 수 있다.

항산화물질 방어 체계는 또한 인종을 포함하는 유전적 배경들에 의해 영향을 받을 수 있다. 노화성 난청에 대한 개념적 모형은 위의 그림에 잘 나타나 있다(그림 5.1). 이는 노인들 사이에서도 노화성 난청의 발생 및 정도의 다양성을 설명해 준다. 노화성 난청은 동물 실험에서 칼로리 제한과 항산화물질들의 섭취에 의해 느려질 수 있는 것으로 연구되어 왔다.[17, 18]

참고문헌

1. Schuknecht HF, Gacek MR. Cochlear pathology in presbycusis. The Annals of otology, rhinology, and laryngology 1993; 102:1-16.
2. Shiga A, Nakagawa T, Nakayama Met al. Aging effects on vestibulo-ocular responses in C57BL/6 mice: comparison with alteration in auditory function. Audiology & neuro-otology 2005; 10:97-104.
3. Keithley EM, Ryan AF, Woolf NK. Spiral ganglion cell density in young and old gerbils. Hearing research 1989; 38:125-133.
4. Suga F, Lindsay JR. Histopathological observations of presbycusis. The Annals of otology, rhinology, and laryngology 1976; 85:169-184.
5. Kusunoki T, Cureoglu S, Schachern PA, Baba K, Kariya S, Paparella MM. Age-related histopathologic changes in the human cochlea: a temporal bone study. Otolaryngology--head and neck surgery : official journal of American Academy of Otolaryngology-Head and Neck Surgery 2004; 131:897-903.

6. Gates GA, Mills JH. Presbycusis. Lancet 2005; 366:1111-1120.
7. Ohlemiller KK. Mechanisms and genes in human strial presbycusis from animal models. Brain research 2009; 1277:70-83.
8. Schmiedt RA. Effects of aging on potassium homeostasis and the endocochlear potential in the gerbil cochlea. Hearing research 1996; 102:125-132.
9. Spicer SS, Schulte BA. Pathologic changes of presbycusis begin in secondary processes and spread to primary processes of strial marginal cells. Hearing research 2005; 205:225-240.
10. Schulte BA, Schmiedt RA. Lateral wall Na,K-ATPase and endocochlear potentials decline with age in quiet-reared gerbils. Hearing research 1992; 61:35-46.
11. Schmiedt RA, Lang H, Okamura HO, Schulte BA. Effects of furosemide applied chronically to the round window: a model of metabolic presbyacusis. The Journal of neuroscience : the official journal of the Society for Neuroscience 2002; 22:9643-9650.
12. Schuknecht HF, Watanuki K, Takahashi Tet al. Atrophy of the stria vascularis, a common cause for hearing loss. The Laryngoscope 1974; 84:1777-1821.
13. Engstrom B, Hillerdal M, Laurell G, Bagger-Sjoback D. Selected pathological findings in the human cochlea. Acta oto-laryngologica Supplementum 1987; 436:110-116.
14. Nelson EG, Hinojosa R. Presbycusis: a human temporal bone study of individuals with flat audiometric patterns of hearing loss using a new method to quantify stria vascularis volume. The Laryngoscope 2003; 113:1672-1686.
15. Huyghe JR, Van Laer L, Hendrickx JJet al. Genome-wide SNP-based linkage scan identifies a locus on 8q24 for an age-related hearing impairment trait. American journal of human genetics 2008; 83:401-407.
16. Friedman RA, Van Laer L, Huentelman MJet al. GRM7 variants confer susceptibility to age-related hearing impairment. Human molecular genetics 2009; 18:785-796.
17. Someya S, Tanokura M, Weindruch R, Prolla TA, Yamasoba T. Effects of caloric restriction on age-related hearing loss in rodents and rhesus monkeys. Current aging science 2010; 3:20-25.
18. Yamasoba T, Lin FR, Someya S, Kashio A, Sakamoto T, Kondo K. Current concepts in age-related hearing loss: epidemiology and mechanistic pathways. Hearing research 2013; 303:30-38.

06 노화의 이과적 병태생리–전정

한림대학교 의과대학 이비인후과 홍성광

노화에 따른 유모세포의 손실이 청각기능의 저하를 유발하는 것처럼 전정기관도 노화에 따라 감각상피세포나 유모세포의 손실이 발생하게 되고 이와 관련된 임상적 증상이 나타나게 된다. 65세 이상에서 28~34%, 70세 이상에서는 남자들의 47%, 여자들의 61%가 어지럼을 경험하게 되는 것으로 알려져 있는데[1] 이는 노화에 따른 전정기관의 생리학적인 변화가 노화성 어지럼과 밀접한 관련이 있을 것으로 생각된다. 따라서 전정기관의 생리학적인 변화를 고찰하는 것은 다음 장에서 구체적으로 논의될 노화성 어지럼의 진단과 치료에 대한 이해를 더욱 쉽게 할 수 있으리라 생각된다. 다만, 노화에 따른 청각능력의 저하는 와우기능의 감소와 직접적인 관련이 있지만 균형 유지에는 전정계 이외에도 시각과 체성감각이 관여하기 때문에 노인에서의 어지럼을 노화에 의한 전정기능의 소실로 단순히 해석하는 것은 성급한 판단이다.

1 전정계의 구조적 변화

노화는 필연적으로 인체의 감각상피세포의 수를 감소시킨다. 전정기관 내에 존재하는 감각상피세포와 신경섬유 그리고 이석 등도 노화에 따라 각 기관별로 차이는 있지만 기능과 구조에 변성이 일어난다. 말초전정기관(peripheral vestibular organ) 내에서는 난형낭반(utricular maculae)이 팽대부릉(cristae ampullares)과 구형낭반(saccular maculae)에 비해 노화의 영향을 적게 받으며 전정계(vestibular system)에서는 이석, 전정상피, 전정신경, 안뜰신경절(Scarpa's ganglion), 그리고 소뇌에서 노화에 따른 변성이 두드러진다.

1) 말초전정기관

노화가 진행되면 전정기관내의 이석(otoconia)의 양은 감소되며 형태가 변하게 된다. 측두골 사후 분석에서 난형낭(utricle)에서 이석의 양은 젊은 성인에 비하여 58%, 구형낭(saccule)에서는 70% 정도 감소되어 있는 것이 증명되었다.[2,3] 특히 구형낭에서의 이석의 수가 난형낭에 비하여 노화에 따라 급격히 감소되는 것이 관찰되었는데 이는 구형낭이 와우(cochlea) 근처에 위치하여 노화에 대한 감수성이 난형낭보다 크기 때문일 것으로 생각된다. 실제로 여러 측두골 사후 분석 결과도 노화에 따라 특징적으로 와우–구형낭의 변성(cochleosaccular degeneration)이 관찰됨을 보고하였다.[4]

구형낭에서의 이석의 탈락은 임상적으로 양성돌발성두위현훈(Benign Paroxysmal Positional Vertigo, BPPV)을 유발한다. 60세 이상에서는 젊은 성인에 비하여 구형낭에서 이석의 탈락이 빈번하게 관찰되며 구형낭신경(saccular nerve)의 변성도 흔하게 관찰되는데 이는 노인에서 이석증이 호발하는 이유로 생각된다.[2] 또한, 노화는 이석의 모양을 변화시키고 이석 체부 부분에서의 연속성을 소실시키는데 이러한 변성은 구형낭의 중심보다는 바깥영역에서 현저하다.[5]

전정감각세포와 수용체의 수도 노화가 진행됨에 따라 감소한다. 동물 실험에서는 제1형 세포의 노화에 따른 감수성이 제2형 세포에 비하여 증가되어 있다는 것이 증명되었고, 인체에서도 비슷한 양상을 보이나 팽대부릉에 위치한 제1형 유모세포일수록 노화에 따라 현저한 감소를 보이며 제2형 유모세포는 모든 곳에서 동일한 감소를 보였다.[6] 특히 70세 이상에서는 유모세포의 수가 40% 가까이 감소되는 것으로 보고된 바 있으며 구형낭에서의 유모세포의 수가 더 현저히 감소되는 것으로 알려져 있다.[5] 1차 구심성 신경섬유(primary afferent fibers)는 40대 이후부터 감소하기 시작하고 특히 1형 유모세포에 연접되어 있는 신경섬유의 감소가 두드러진다.[7-9]

2) 전정신경

노화에 따라 전정신경섬유의 수가 감소되는 것으로 알려져 있다. 11구의 사후 측두골 분석에서 75세 이상에서 35세 미만에 비해 신경섬유의 수가 37% 정도 감소됨을 보고 하였다. 특히 팽대부 신경(ampullary nerve) 분지 같은 수초(myeline)가 두꺼운 신경섬유에서 감소가 두드러졌다.[10] 이런 결과는 노화에 따라 신경전도의 속도가 감소되는 현상을 간접적으로 증명해 준다. 또한 60세 이상에서는 안뜰신경절의 세포의 수가 감소되며 이에 따라 신경섬유의 변성을 가져온다.

3) 중추 전정신경계

말초전정기관에서 일어나는 노화에 따른 변성은 인체의 중추전정신경계에서도 나타난다. 한 보고에 따르면 노인에서 소뇌충부(vermis)와 퍼킨지(Purkinje)세포의 수가 노화에 따라 소실되고 개인차이는 있지만 60세 이상에서 가속화되는 것으로 보고된 바 있다.[11] 그러나 현재까지 뇌간(brainstem)에서의 신경핵들이 노화에 따라 감소되는지 여부는 명확히 증명되지 않았다. 또한 중추전정신경계의 핵심인 편엽-소절엽(flocculonodular lobe)의 신경섬유들이 노화에 따른 감소되는지 여부도 여전히 확실하지 않다. 최근 보고에서는 중추정전신경복합체 내의 신경섬유의 수, 밀도, 4개의 전정핵의 크기가 연령에 따라 분석되었는데 신경섬유의 수는 10년마다 3% 정도 감소되고 밀도는 연령에 따라 신경섬유의 감소보다는 작은 비율로 감소한다고 보고 하였다. 특히 이러한 감소는 상전정신경핵(superior vestibular neucleus)에서 가장 현저하며 내측전정신경핵(medial vestibular neucleus)에서는 가장 적다.[12] 동물 실험에서는 연령에 따라 퍼킨지세포를 자극하기 위한 최소 자극 강도가 증가하며 전기자극 후 나타나는 신경반응의 파형이 감소되고 긴 불응기를 가지는 것으로 보고되었다.[13]

4) 혈류의 변화

노화가 진행되면 일반적으로 혈관벽이 좁아지고 모세혈관의 수가 감소된다. 이러한 변화는 전정기관을 지지하는 혈관에서도 나타난다. 와우가 혈관 변성에 의한 혈류의 감소에 더 민감하게 반응하는 것으로 알려져 있지만 전정기관도 혈류저하에 따른 미세변화가 감지되며 특히 반고리관 내의 외림프공간에서 이러한 변화가 두드러진다.[14]

2 감각기능의 변화

신체의 적절한 균형은 자신이나 외부의 움직임에 대한 자극이 전정, 시각, 체성 감각에 의해 인지되고 이들 신호가 중추에서 적절히 통합되어야 가능하고 청각이나 촉각도 중요한 부분을 차지한다.[15] 따라서 전정기능의 변화 이외에도 이러한 감각기능의 변화가 노인에서의 어지럼을 유발할 수 있다.

우선 앞서 언급한대로 전정기관의 노화에 따른 생리학적인 변성은 필연적으로 전정기능의 저하를 초래한다. 이론의 여지는 있지만 한 보고에서는 칼로리반응이 노화에 따라 저하된다고 보고하였고 균형장애를 호소하는 노인환자뿐만 아니라 정상 노인환자에서도 회전운동검사에서의 시간상수와 이득이 감소됨을 보고하였다.[16] 또한 노화에 따라 시각이 저하되고 근력이 약화되면서 어지럼에 대한 감수성이 증가하며 어지럼 발생 이후 중추신경계의 인지력 저하와 전반적인 운동능력의 저하는 어지럼에 대한 회복을 더디게 하는 중요한 요인으로 제시되었다.[17] 전정척수반사(vestibule-spinal reflex)도 40세 이후부터는 감소되어 어지럼에 대한 감수성이 증가하게 된다.[18]

참고문헌

1. Luxon LM. Disturbances of balance in the elderly. Br J Hosp Med 1991;45:22-26.
2. Johnsson LG. Degenerative changes and anomalies of the vestibular system in man. Laryngoscope 1971;81:1682-1694.
3. Igarashi M, Saito R, Mizukoshi K, Alford BR. Otoconia in young and elderly persons: a temporal bone study. ActaOtolaryngolSuppl 1993;504:26-29.
4. Johnsson LG, Hawkins JE, Jr. Sensory and neural degeneration with aging, as seen in microdissections of the human inner ear. Ann OtolRhinolLaryngol 1972;81:179-193.
5. Walther LE, Westhofen M. Presbyvertigo-aging of otoconia and vestibular sensory cells. J Vestib Res 2007;17:89-92.
6. Rauch SD, Velazquez-Villasenor L, Dimitri PS, Merchant SN. Decreasing hair cell counts in aging humans. Ann N Y AcadSci 2001;942:220-227.
7. Sagara N, Moriyama H, Miyauchi Y, Tani H, Goto N. Morphometric nerve fiber analysis and aging process of the human inferior alveolar nerve. Okajimas Folia AnatJpn 2001;78:55-59.
8. Nagai Y, Goto N, Goto J, Kaneko Y, Suzaki H. Morphometric nerve fiber analysis and aging process of the human vestibular nerve. Okajimas Folia AnatJpn 1999;76:95-100.
9. Fujii M, Goto N, Kikuchi K. Nerve fiber analysis and the aging process of the vestibulocochlear nerve. Ann OtolRhinolLaryngol 1990;99:863-870.
10. Bergstrom B. Morphology of the vestibular nerve. 3. Analysis of the calibers of the myelinated vestibular nerve fibers in man at various ages. ActaOtolaryngol 1973;76:331-338.
11. Raz N, Torres IJ, Spencer WD, White K, Acker JD. Age-related regional differences in cerebellar vermis observed in vivo. Arch Neurol 1992;49:412-416.
12. Lopez I, Honrubia V, Baloh RW. Aging and the human vestibular nucleus. J Vestib Res 1997;7:77-85.
13. Rogers J, Zornetzer SF, Bloom FE, Mervis RE. Senescent microstructural changes in rat cerebellum. Brain Res 1984;292:23-32.
14. Johnsson LG. Vascular pathology in the human inner ear. AdvOtorhinolaryngol 1973;20:197-220.
15. Furman JM, Raz Y, Whitney SL. Geriatric vestibulopathy assessment and management. CurrOpinOtolaryngol Head Neck Surg;18:386-391.
16. Mulch G, Petermann W. Influence of age on results of vestibular function tests. Review of literature and presentation of caloric test results. Ann OtolRhinolLaryngolSuppl 1979;88:1-17.
17. Isaacson JE, Rubin AM. Otolaryngologic management of dizziness in the older patient. ClinGeriatr Med 1999;15:179-191, viii.
18. Jenkins HA, Furman JM, Gulya AJ, Honrubia V, Linthicum FH, Mirka A. Dysequilibrium of aging. Otolaryngol Head Neck Surg 1989;100:272-282.

07 노인환자에서 이비인후과 의사가 알아야 할 약물요법 기본과 유의점

건국대학교 의과대학 심장혈관내과 **양현숙**

1 서론

노인환자는 만성질환을 가지고 있는 경우가 많아 약물치료를 필요로 하는 빈도가 높은데, 중복질환에 의한 병용복용도 많아서 약물 간 상호작용이 빈번히 일어날 수 있으며, 약물자체의 대사에 관여하는 간 및 신장기능 저하 또는 질환을 가지고 있는 경우에는 과장된 약물 부작용이 발생될 가능성이 높다. 이에 노인환자에서의 약물 부작용은 간과해서는 안될 문제로 대두되었다. 노인에서의 약동학, 약력학적 변화 및 약물 감수성 변화에 대한 이해를 바탕으로 이비인후과 약물을 처방할 때 병행약물을 파악하고 처방을 구상하여 약물상호작용에 입각한 약물의 선택, 투여 방법, 투여량 등에 대한 검토를 충분히 하는 것은, 효과와 안전이라는 두 가지 목표를 모두 달성하는 데 필수적이라 하겠다.

2 본론

1) 노화에 따른 약동학(pharmacokinetics) 및 약력학(pharmacodynamics)의 변화

인체가 약에 미치는 영향을 약동학이라 한다면, 약이 인체에 미치는 영향을 약력학이라 한다. 인체 내에서 약동학적으로 영향은 크게 흡수, 분포, 대사 및 배설의 네 단계로 볼 수 있으며, 각각의 단계는 노화의 영향을 받을 수 있다. 약물 흡수에 관여하는 소화기관의 노화에는 위장관의 혈액순환 감소, 소장점막 위축에 따른 흡수면적의 감소, 위장관 운동기능감소가 있는데, 이런 변화는 보통의 경우 약물 흡수 기능 자체에 아주 큰 영향을 미치지는 않는다.[1] 그러나, 노인에서 위장 또는 위장 연동운동에 영향을 미치는 질환이 동반된 경우에는 약물 흡수를 더 저하시킬 수 있다. 흡수된 약물은 혈액 순환을 통해 전신으로 운반되어 각종 장기 조직으로 전환되고 심박출량 및 국소조직의 혈류량이 약물 분포에 영향을 준다. 고령은 심혈관 질환의 위험인자의 하나로서, 노화에 따라 순환기 장애를 동반할 가능성이 증가되므로 상대적으로 약물의 혈중 농도는 높아지기 쉽다.[2] 또한 노인은 신체내 수분감소에 반응하여 갈증을 느끼는 기능도 저하하여 상대적으로 탈수가 되기 쉬우며, 이는 혈액량의 감소와 뇌혈액순환 저하 및 당대사 장애로 연결될 수 있다. 총 체내 수분량의 감소가 발생하기 때문에 수용성 약물의 경우, 젊은 사람과 동일 양을 투여해도 혈중 농도가 급속히 상승하는 경향을 보인다. 반면 노화는 체지방 양의 상대적 증가로 이어져 지용성 약물의 체내 축적이 일어나기 쉬워지며, 특히 고령 여성에서 그러한 성향은 두드러진다. 이처럼 지용성 약물의 체내 축적의 결과 동일양의 약물을 복용하여도 혈중농도가 잘 오르지 않고 결국 과잉 투약을 초래하고, 일정 시간이 경과 후 예기치 못한 부작용의 발현으로 이어질 수 있다. 약물 대사의 경우 노화에 의하여 간에서 간실질 세포 수와 혈류량이 감소한다.[3] 따라서 고령자에서는 간에서 대사저하가 일어나는 반면 초기 증상호소가 적어 발견이 어렵다. 이 경우 의료진이 직접 면담하여 모니터링을 실시해, 자각증상을 표현토록 이끌어내는 것이 부작용 조기발견 및 해결에 도움을 준다. 약물 배설의 경우 신장을 통하여 이루어지나 신장 혈류량은 나이가 들수록 감소하고 사구체여과속도 및 세관분비도 저하된다.[4] 이처럼 배설기능 저하로 약물 축적이 발생하면 약물 부작용이 나타나기 쉽다. 신장에서 약물의 배설은 크레아티닌 클리어런스(creatinine clearance) 값에서 추정할 수 있는데, 이도 노화에 의해 서서히 저하되는 것으로 알려져 있으며, 그에 따라 신장배설 약물의 배설율도 감소하게 된다. 이러한, 크레아티닌 클리어런스를 평가할 때 주의할 점은, 노화의 신체적 변화로, 근육량이 적어지고 상대적으로 체지방이 많아지므로 상대적으로 과대평가할 수 있다는 점이다. 또 다른 노인의 특성은 생리기능의 개인차가 커지는 점이다. 개인차는 어느 연령에나 발생하지만 청장년층에서는 상대적으로 일관되던 것이 나이가 들면서 생리적 기능의 개인차가 커지게 된다. 약물이 일으키는 인체 반응 즉 약력학적 관점에서도 노화에 따른 영향을 볼 수 있다. 대표적인 약제로 노화에 따라, 벤조다이아제핀계 약물의 진정, 정신운동 저하효과가 더 크게 나타나며, 항콜린성 약제에 대한 감수성이 증가되고, 다른 진정제 약물(narcotic agents)의 효과가 연장됨을 볼 수 있다. 심장환자에서 처방되는 약제들 중에서, 노인에서 베타차단제는 심박수를 현저히 저하시키며, 디곡신(digoxin)에 대한 감수성도 증가됨도 흔히 관찰된다.[3]

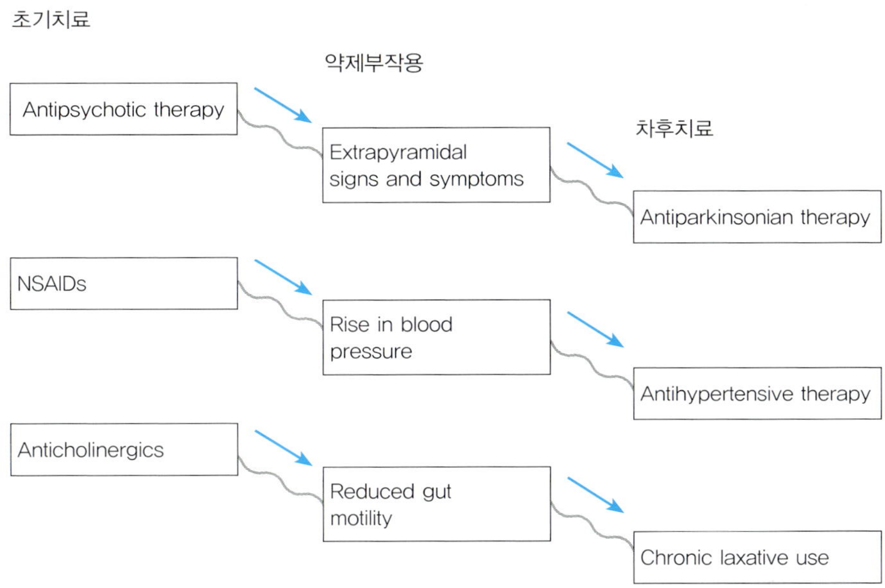

그림 7.1 약물처방 케스케이드(prescribing cascades)

2) 노인이 복용하고 있는 약물의 종류와 다약제 복용

노인의 복용하고 있는 약물의 종류를 보면, 병원처방약, 한약, 처방 없이 구입할 수 있는 약들로 다양한데, 60세 이상에서 81%가 적어도 한 종류의 약물을 복용하는 것으로 보고되었고, 다양한 만성질환을 동반하고 있는 경우가 많아서, 75세 이상 노인에서 36%가 5가지 이상의 약을 복용하는 것으로 나타났고, 젊은이에 비해 다약제 복용(polypharmacy)의 가능성이 3배 이상 높다고 한다.[5] 다약제 복용이란 간단히 말하면 한 환자가 여러 개의 약물을 복용하는 것인데, 일반적인 개념으로는 5개 이상의 약제일 때를 일컫는다.[6] 다약제 복용의 위험성이 노인에서 대두되고 있는 이유는 아래와 같이 네 가지 정도로 요약할 수 있다. 첫째, 노인은 신체대사 및 약물 제거율(drug clearance)의 변화로 약물부작용의 가능성이 높은데, 약물 개수가 많아질수록 이러한 위험은 복합적으로 증가된다. 둘째, 다약제 복용은 약물 간 상호작용(drug-drug interactions)[7]을 증가시켜 예상치 못한 부작용을 초래한다. 셋째, 노인에서 시력 및 인지기능 저하로 인한 약물 오복용의 위험이 있는데, 이는 약알 수가 많아질수록 높아진다. 넷째, 약제 부작용으로 인한 증상을 새로운 병으로 오인하고, 이에 대한 약을 처방하게 하는 일종의 '처방 케스케이드(prescribing cascades)'를 만들 위험성이 높아진다(그림 7.1).[8]

표 7.1 약 부작용 위험도 체크 항목

1	의사로부터 5개 이상의 약을 처방 받아서 먹고 있다.
2	비타민이나 건강식품을 의사의 처방 없이 먹고 있다.
3	한약을 복용 중이다.
4	처방된 약을 지을 때 한 곳이 아니라 여러 약국을 이용한다.
5	약을 처방 받는 의사가 두 명 이상이다.
6	약을 하루에 두 번 이상 먹는다.
7	약을 구분하기 힘들 정도로 시력에 문제가 있다.
8	혼자 산다.
9	약 먹는 것을 종종 잊어 버린다.

(2013 노인의학위원회)

개별적인 노인에서의 부작용 위험도를 체크하기 위해 2013년 노인의학위원회에서 감수한 설문에 따르면(표 7.1), 아홉 개 질문 중 한 개라도 예로 대답한 노인에서는 다약제 복용으로 인한 부작용의 위험도가 있다고 보고, 담당 주치의와 약 복용에 대한 상담을 자주 받도록 권고하고 있다.

3) 노인에서 특히 약물 부작용이 문제가 되는 이유

노화의 신체 생리적 변화로, 앞서 언급한 약동학, 약력학적 변화가 일어나는데, 무엇보다 대사와 배설의 장애는 약물의 독성을 나타나게 할 위험이 됨은 주지된 바이며, 다약제 병용은 약제간 상호작용을 통해 약물 부작용의 위험을 증대시킨다. 노화에 따른 신체 정신적 변화인, 인지 기능 저하 및 시력 저하는 약물 복약을 준수하는 데 장애 요소가 되는데, 만성질환을 가진 경우, 다약제 병용에 의한 약물 가짓수의 증가에 따라 복약 준수 정도가 더욱 더 저하되고, 그 결과 복약의 실수로 인한 부작용 발현의 위험이 높아진다.

또 다른 관점에서, 노인에서 약물 부작용이 문제가 되는 것은, 약물 부작용은 증상 호소가 비전형적으로 조기 진단 및 치료가 늦어질 수 있다는 점이다. 노인에서 통증이 별로 없는 심근경색이나 발열, 기침이 별로 없는 폐렴이 더 흔히 나타나는 것과 마찬가지로 부작용의 경우에도 증상의 발현이 미미하거나 비특이적일 수 있으며, 특히 어지럼, 이명 등의 이과적 증상은 대부분의 노인환자가 비특이적으로 가장 흔히 호소하는 증상이므로 의사에 의하여 간과되기 쉽고 그만큼 부작용 발견도 늦어진다는 점을 염두에 두어야 한다.

4) 노인에서 부적절한 약물 복용

노인에서 부적절한 약물 복용을 평가하고자 하는 여러 지침들 중에서, 1991년 Beers criteria에서 업데이트된 2012년 가이드라인이 널리 쓰이고 있다.[9] Beers criteria는 53개의 약물을 3개의 카테고리로 분류하는데, 즉 모든 노인에서 반드시 피해야 할 약물군(예: barbiturates, chlorpropamide), 특정 질환의 노인에서 선별적으로 피해야 할 약물군(예: 심부전환자에서 thiazolidinediones; 낙상환자에 selective serotonin reuptake inhibitors), 주의를 요하는 약물군(예: 일차예방을 위한 aspirin)으로 나누었다. 이 중, 이비인후과 의사가 노인환자를 처방할 때 주의하여야 할 질환에 따른 위험 약물과 부작용을 표 7.2에 정리하였다.

대부분의 노인에서 약물의 부적절한 과다 처방(over-prescription)이 문제가 되지만, 반면 부족한 처방(under-prescription)의 문제도 존재한다.[10] 노인에서 부족한 처방의 이유를 살펴보면, 대부분의 약물연구가 노인인구는 제외하고 이루어졌기 때문에 노인에서의 효과가 확정적이지 않다는 점도 있지만, 약물처방이 내려졌지만 경제적인 이유로 노인이 약을 규칙적으로 복용하지 않게 되는 경우도 적지 않다(2004 미국 Medicare, 30%).[11]

5) 노인환자에서 적절한 약물처방 원칙: 7 단계 접근법[8]

단계 1: 복용하고 있는 약제 검토

노인환자 초진 시, 환자가 복용하고 있는 모든 약제(처방약, 한약, 처방 없이 구입한 약)의 종류와 용량을 파악하는 것은 물론이며, 일정 기간을 두고서 복용하는 약을 다시 점검하는 것이 필요하다. 이는 선행약물의 상호작용, 약제 순응도 평가에 도움이 된다.

단계 2: 불필요한 약제의 중단[12]

노인환자 진료 시, 특히 본인이 시작한 약이 아닌 경우에는 약제를 있는 그대로 유지하는 경우가 많다. 노인환자의 대사저하 및 동반질환, 약물 상호작용, 다약제 부작용 등을 고려하여 불필요한 약제는 중단하려는 노력이 필요하다.

단계 3: 약 복용 후 발생된 새로운 증상에 대해 약물 부작용의 가능성을 우선 고려[8]

노인의 경우 약물부작용은 비특이적 증상으로 발현될 수 있음을 고려하여, 처방 케스케이드를 만들지 않도록 유의하여야 한다.

단계 4: 비약물적 요법 고려[13]

생활습관의 교정 또는 다른 비약물적 대체 요법은 꾸준히 병용되어야 하며, 약물을 완전히 대체하지 않더라도 적어도 약물의 용량을 감량할 수 있는 효과가 있다.

표 7.2 노인환자들에서 잠재적으로 부적절한 약물복용에 대한 Beers Criteria(미국 노인학회, 2012)

Organ System or Therapeutic Category or Drug	Rationale	Recommendation	Quality of Evidence	Strength of Recommendation
Anticholinergics(excludes TCAs)				
First-generation antihistamines (as single agent or as part of combination products) Brompheniramine Carbinoxamine Clemastine Cyproheptadine Dexbrompheniramine Dexchlorpheniramine Diphenhydramine(oral) Doxylamine Hydroxyzine Promethazine Triprolidine	Highly antichilinergic; clearance reduced with advanced age, and tolerance develops when used as hypnotic; greater risk of confusion, dry mouth, constipation, and other anticholinergic effects and toxicity, Use of diphenhydramine in special situations such as acute treatment of severe allergic reaction may be appropriate	Avoid	Hydroxyzine and promethazine: high, All others: moderate	Strong
Anti-infective				
Nitrofurantoin	Potential for pulmonary toxicity; Safer alternatives available; lack of efficacy in patients with CrCl < 60 mL/min due to inadequate drug concentration in the urine	Avoid for long-term Suppressin; avoid in patients with CrCl < 60 mL/min	Moderate	Strong
Central nervous system				
Tertiary TCAs, alone or in Combination: Amitriptyline Chlordiazepoxide-amitriptyline Clomipramine Doxepin > 6 mg/d Imipramine Perphenazine-amitriptyline Trimipramine	Highly anticholinergic, sedating, and cause orthostatic hypotension; safety profile of low-dose doxepin (≤ 6 mg/d) is comparable with that of placebo	Avoid	High	Strong

(계속)

Organ System or Therapeutic Category or Drug	Rationale	Recommendation	Quality of Evidence	Strength of Recommendation
Benzodiazepines Short and intermediate acting: Alprazolam Eatazolam Lorazepam Oxazepam Temazepam Long acting: Clorazepate Chlordiazepoxide Chlordiazepoxide-amitriptyline Clidimium-chlordiazepoxide Clonazepam Diazepam Flurazepam Quazepam	Older adults have increased sensitivity to benzodiazepines and slower metabolism of long-acting agents. In general, all benzodiazepines increase risk of cognitive impairment, delirium, falls, fractures, and motor vehicle accidents in older adults. May be appropriate for seizure disorders, rapid eye movement sleep disorders, benzodiazepine withdrawal, ethanol withdrawal, severe generalized anxiety disorder, periprocedural anesthesia, end-of-life care	Avoid benzodiazepines (any type) for treatment of insomnia, agitation, or delirium	High	Strong
Nonbenzodiazepine hypnotics Eszopiclone Zolpidem Zaleplon	Benzodiazepine-receptor agonists That have adverse events similar to Those of benzodiazepines in older adults(e.g., delirium, falls, fractures); minimal improvement in sleep latency and duration	Avoid chronic use (> 90 days)	Moderate	Strong
Gastrointestinal				
Metoclopramide	Can cause extrapyramidal effects ncluding tardive dyskinesia; risk may be even greater in frail older adults	Avoid, unless for gastroparesis	Moderate	Strong

(계속)

Organ System or Therapeutic Category or Drug	Rationale	Recommendation	Quality of Evidence	Strength of Recommendation
Mineral oil, oral	Potential for aspiration and adverse effects; safer alternatives available	Avoid	Moderate	Strong
Pain				
Meperidine	Not an effective oral analgesic in dosages commonly used; may cause neurotoxicity; safer alternatives available	Avoid	High	Strong
Non-COX-selective NSAIDs, oral Aspirin > 325 mg/d Diclofenac Diflunisal Etodolac Fenoprofen Lbuprofen Ketoprofen Meclofenamate Meloxicam Nabumetone Naproxen Oxaprozin Piroxicam Sulindac Tolmetin	Increases risk of GI bleeding and peptic ulcer disease in high-risk groups, including those aged > 75 or taking oral or parenteral corticosteroids, anticoagulants, or antiplatelet agents. Use of proton pump inhibitor or misoprostol reduces but does not eliminate risk. Upper GI ulcers, gross bleeding, or perforation caused by NSAIDs occur in approximately 1% of patients treated for 3~6 months and in approximately 2~4% of patients treated for 1 year. These trends continue with longer duration of use	Avoid chronic use unless other alternatives are not effective and patient can take gastro protective agent (proton pump inhibitor or misoprostol)	Moderate	Strong

(계속)

Organ System or Therapeutic Category or Drug	Rationale	Recommendation	Quality of Evidence	Strength of Recommendation
Indomethacin Ketorolac, includes parenteral	Increases risk of GI bleeding and peptic ulcer disease in high-risk groups. (See above Non-COX selective NSAIDs.) Of all the NSAIDs. Indomethacin has most adverse effects	Avoid	Indomethacin; moderate Ketorolac: high	Strong
Pentazocine	Opioid analgesic that cause CNS adverse effects, including confusion and hallucinations, more commonly than other narcotic drugs; is also a mixed agonist and antagonist; safer alternatives available	Avoid	High	Strong
Skeletal muscle relaxants				
Carisoprodol Chlorzoxzone Cyclobenzaprine Metaxalone Methocarbamol Orphenadrine	Most muscle relaxants are poorly tolerated by older adults because of anticholinergic adverse effects, sedation, risk of fracture: effectiveness at dosages tolerated by older adults is questionable	Avoid	Moderate	Strong

CNS, central nervous system; COX, cyclooxygenase; CrCl, creatinine clearance; GI, gastrointestinal; NSAID, nonsteroidal anti-inflammatory drug; TCA, tricyclic antidepressant. (The American Geriatic Society 2012 Beers Critera Update Expert panel. J Am Geriatr Soc 2012; 60:616)

단계 5: 부작용이 적은 약제로 대체[14]

예를 들면, NSAID는 노인에서 위장관 출혈, 급성신부전 등의 부작용을 만들 수 있는데, 관절통의 경감에 NSAID 대신 acetaminophen이 효과가 있다면 이를 선택할 수 있다.

단계 6: 용량 감량[15]

약물 부작용이 체내 용량 과다, 약제 용량과 관련된 경우가 많은데, 임상적 효과를 나타내는 최소용량이 처방될 수 있도록 한다.

단계 7: 꼭 필요한 약물 재검토

임상적으로 증명된 유용한 결과가 부족한 약물은 아닌지 재검토하고, 꼭 필요한 약물을 시작할 때, 선택된 약물의 부작용뿐만 아니라, 약제 복용을 통해 기대되는 유용한 효과는 무엇인지 설명하는 것이 필요하다.

6) 노인환자에서 복약 순응도를 높이기 위한 노력

노인의 약물처방에서 또 하나 주의할 점은 복약에 대한 것이다.[16] 아무리 세심하게 처방을 하여도 복약지도를 따르지 않으면 소용이 없다. 복약시간을 준수하지 못하는 것은 일정한 혈중농도 유지에 실패하는 것이다. 과도할 경우 부작용으로 발현되고, 과소한 경우 약효를 기대하기 어렵다. 이비인후과 의사뿐 아니라 일반적으로 의사는 진단과 처방에 대한 부분까지가 자신의 역할로 생각하고 복약은 환자와 가족의 책임으로 생각하는 경우가 많다. 그러나 복약지도를 따르지 못하는 원인을 살펴보면 의사의 역할과 배려가 많이 차지하고 있음을 알 수 있다. 복약 순응도가 떨어지는 가장 큰 원인은 우선 처방 약품 수가 많은 경우이다.[17] 노인은 여러 질병을 앓고 있기 때문에 처방된 약이 많다. 실제로 외래 통원치료 환자의 약의 가짓수는 많게는 열 가지가 넘으며 당뇨, 고혈압 등 만성질환을 중복해서 앓는 경우에는 그 정도에 도달한다. 두 번째는 각각의 약물이 서로 다른 용법으로 설정되어 있는 경우이다. 하루 1~3회 복용하는 약이 혼재되어 있고 뿐만 아니라 각각 매 식후, 식전, 취침 전 등과 같이 다양한 조합으로 설정되어 실제 노인환자가 아니라도 복용하기 불가능한 경우도 있다. 특히 장기간 처방받는 노인은 기억력마저 저하되어 있는 경우 복약순응이 떨어지고 이는 약물상호작용을 유발하거나 부작용 증가로 이어진다. 의사는 노인환자의 처방 시 선행복용 약물의 상호작용 파악뿐 아니라 용법과 용량에 대한 배려가 필요하고, 가족과 사회는 노인의 복약순응을 높이기 위한 지원과 지도가 필요하다.

3 결론

노인환자의 약물 치료에 있어서, 우선은 불필요한 약은 끊고, 비약물적 치료법을 병행하면서, 도움이 되는 약제만 사용할 것을 원칙으로 한다. 생리대사적 저하로 인한 약동학적 변화뿐만 아니라, 인지 기능 저하로 인한 약물 복용의 어려움, 무엇보다 다약제 복용에 의한 약물 상호작용과 순응도의 저하를 개선하여, 약물 부작용은 최소화하면서 최대의 효과를 얻도록 하는 것이 중요하겠다. 특히, 이비인후과 진료 영역에서 많이 사용되는 경구 스테로이드는 약물 자체의 부작용이 다양하므로 노인환자에서 약물 처방 전에 이에 대해서 반드시 숙지하고, 환자 및 보호자에게 약물 사용의 동의를 얻는 과정이 필요하다고 할 수 있겠다. 무엇보다 노인에서는 약물 복용 이후 새로 나타난 어떤 비특이적 증상도 간과해서는 안될 것이다. 전 세계에서 가장 빠른 속도로 고령화 사회를 맞이하는 국내 의료 환경에서, 보다 적극적이고 세심한 의사의 자세가 필요하리라 사료된다.

참고문헌

1. Saltzman JR, Russell RM. The aging gut. Nutritional issues. Gastroenterology clinics of North America 1998; 27:309-324.
2. Olivetti G, Melissari M, Capasso JM, Anversa P. Cardiomyopathy of the aging human heart. Myocyte loss and reactive cellular hypertrophy. Circulation research 1991; 68:1560-1568.
3. McLean AJ, Le Couteur DG. Aging biology and geriatric clinical pharmacology. Pharmacological reviews 2004; 56:163-184.
4. Lindeman RD. Overview: renal physiology and pathophysiology of aging. American journal of kidney diseases : the official journal of the National Kidney Foundation 1990; 16:275-282.
5. Qato DM, Alexander GC, Conti RM, Johnson M, Schumm P, Lindau ST. Use of prescription and over-the-counter medications and dietary supplements among older adults in the United States. Jama 2008; 300:2867-2878.
6. Ferner RE, Aronson JK. Communicating information about drug safety. Bmj 2006; 333:143-145.
7. Mallet L, Spinewine A, Huang A. The challenge of managing drug interactions in elderly people. Lancet 2007; 370:185-191.
8. Rochon PA, Gurwitz JH. Drug therapy. Lancet 1995; 346:32-36.
9. American Geriatrics Society Beers Criteria Update Expert P. American Geriatrics Society updated Beers Criteria for potentially inappropriate medication use in older adults. Journal of the American Geriatrics Society 2012; 60:616-631.
10. Steinman MA, Landefeld CS, Rosenthal GE, Berthenthal D, Sen S, Kaboli PJ. Polypharmacy and prescribing quality in older people. Journal of the American Geriatrics Society 2006; 54:1516-1523.
11. Soumerai SB, Pierre-Jacques M, Zhang Fet al. Cost-related medication nonadherence among elderly and disabled medicare beneficiaries: a national survey 1 year before the medicare drug benefit. Archives of internal medicine 2006; 166:1829-1835.
12. Scott IA, Gray LC, Martin JH, Mitchell CA. Minimizing inappropriate medications in older populations: a 10-step conceptual framework. The American journal of medicine 2012; 125:529-537 e524.
13. Appel LJ, Espeland MA, Easter L, Wilson AC, Folmar S, Lacy CR. Effects of reduced sodium intake on hypertension control in older individuals: results from the Trial of Nonpharmacologic Interventions in the Elderly (TONE). Archives of internal medicine 2001; 161:685-693.
14. Bradley JD, Brandt KD, Katz BP, Kalasinski LA, Ryan SI. Comparison of an antiinflammatory dose of ibuprofen, an analgesic dose of ibuprofen, and

acetaminophen in the treatment of patients with osteoarthritis of the knee. The New England journal of medicine 1991; 325:87-91.

15. Turner MR, Camacho X, Fischer HDet al. Levothyroxine dose and risk of fractures in older adults: nested case-control study. Bmj 2011; 342:d2238.

16. Gupta M, Agarwal M. Understanding medication errors in the elderly. The New Zealand medical journal 2013; 126:62-70.

17. Sergi G, De Rui M, Sarti S, Manzato E. Polypharmacy in the elderly: can comprehensive geriatric assessment reduce inappropriate medication use? Drugs & aging 2011; 28:509-518.

08 고혈압과 약물처방의 주의점

분당제생병원 가정의학과 **박영규**

1 서론

고혈압은 주요 사망원인인 뇌심혈관계 질환 및 기타 주요 질환인 울혈성 심부전, 만성신장질환, 말초동맥질환(peripheral arterial disease), 망막병변(retinopathy) 등의 주요 위험요인이다. 고혈압성 질환으로 인한 사망률은 2010년 사망원인통계연보에서 사망자의 1.9%로 제10위이지만 사망원인 2위인 뇌혈관질환(10.4%)이나 3위인 심장질환(9.2%)의 주요요인이 고혈압이라는 점을 감안하면 고혈압은 매우 중요한 질병임을 알 수 있다.

우리나라 성인의 고혈압 유병률(수축기혈압 140 mmHg 이상이거나 이완기혈압 90 mmHg 이상 또는 혈압강하제를 복용하는 분율)은 2001년 28.6%, 2005년 28.0%, 2010년 26.9%로 매우 높은 수준을 유지하고 있다(그림 8.1).

우리나라 고혈압 환자들의 고혈압 인지율, 치료율 및 조절률은 아래와 같으며, 미국인과 비교하면 아직도 낮은 수준이라는 점을 알 수 있다. 특히 고혈압 조절률은 남자 38.2%, 여자 49.4%로 남자가 여자보다 낮았고, 특히 남자 30대, 40대의 인지율, 치료율, 조절률이 다른 연령대에 비해 낮았다(그림 8.2, 표 8.1).

2 본론

1) 고혈압 진료 지침 개관

일차의료에서 고혈압을 적절하게 진료하기 위해서 필요한 지침을 아래의 10가지로 정리하였다.

- 일차의료에서 고혈압은 매우 흔한 건강문제이므로, 일차의료의사는 이에 대한 선별검사, 진단, 치료 및 상담에 대한 능력을 갖춰야 한다.
- 18세 이상 모든 성인은 1~2년마다 혈압을 측정해야 한다.
- 모든 성인은 건강문제로 의료기관을 방문해야 할 때도 반드시 혈압을 측정해야 한다.

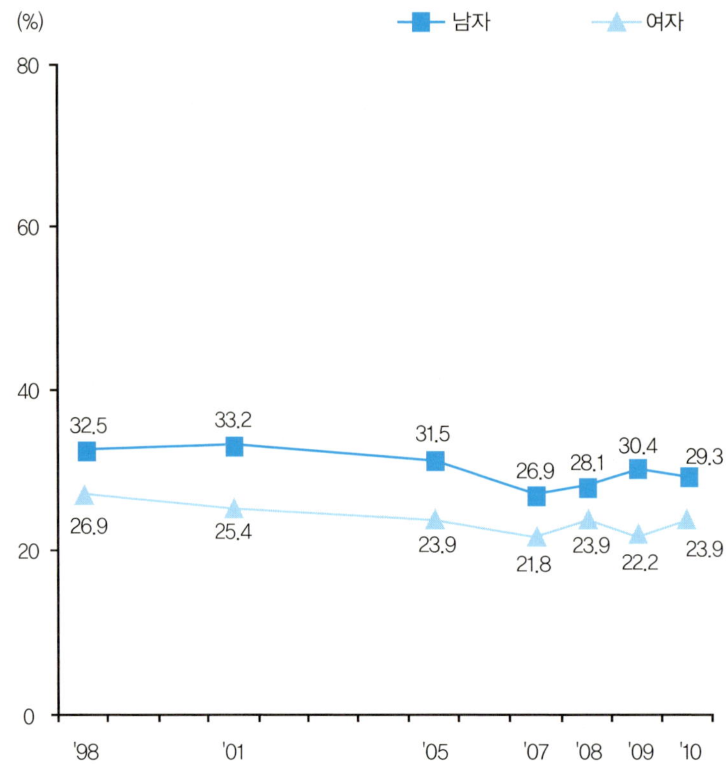

※ 고혈압 유병률: 수축기혈압이 140 mmHg 이상이거나 이완기혈압이 90 mmHg 이상 또는 고혈압약물을 복용한 분율, 만 30세 이상
※ 2005년 추계인구로 연령표준화

그림 8.1 ▸ 우리나라 고혈압 유병률 추이(2010 국민건강통계)

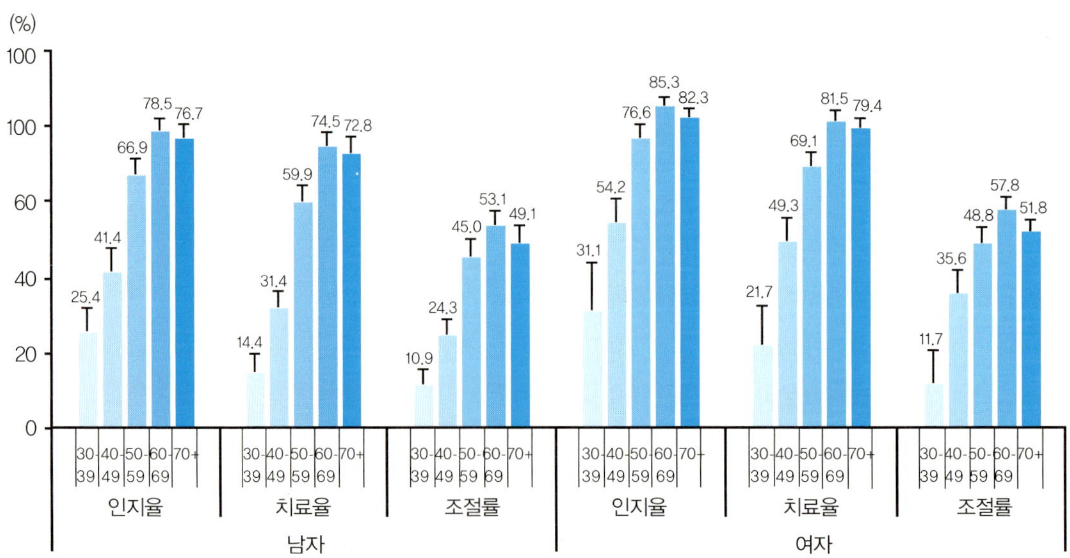

그림 8.2 ▸ 우리나라 고혈압 성별, 연령별 유병률(2010 국민건강통계)

표 8.1 ▸ 한국 및 미국의 고혈압 인지율, 치료율 및 조절률

한국인(2010 국민건강통계)
· 인지율: 24.6%('98) → 33.6%('01) → 57.1%('05) → 67.9%('08-10)
· 치료율: 21.9%('98) → 31.9%('01) → 49.5%('05) → 61.9%('08-10)
· 조절률: 5.1%('98) → 12.1%('01) → 27.2%('05) → 43.6%('08-10)
미국인(NHANES)
· 인지율: 51%('76-'80) → 67%('03-'04) → 78%('05-'06) → 81%('07-'08)
· 치료율: 31%('76-'80) → 54%('03-'04) → 68%('05-'06) → 69%('07-'08)
· 조절률: 10%('76-'80) → 33%('03-'04) → 44%('05-'06) → 51%('07-'08)

* 인지율 : 고혈압 유병자 중 의사로부터 고혈압 진단을 받은 분율
* 치료율 : 고혈압 유병자 중 현재 혈압강하제를 한 달에 매일 또는 20일 이상 복용하고 있는 사람의 분율
* 조절률 : 고혈압 유병자 중 수축기 140 mmHg 미만 및 이완기 90 mmHg 미만인 분율

- 일차의료의사는 고혈압을 진단한 후, 병력, 진찰, 검사실 검사를 통해서 다음 사항을 평가해야 한다.
  - 위험 요인 및 교정이 필요한 생활 습관
  - 동반 질환
  - 표적장기질환 손상 여부
  - 2차 고혈압 유무
- 고혈압에 대한 관리는 전고혈압단계(120~139/80~89 mmHg)부터 시작되어야 한다.
- 고혈압 치료에서 비약물요법은 매우 중요하다. 표적장기질환이 없는 1단계 고혈압(140~159/90~99 mmHg)의 경우는 고혈압 진단과 동시에 약물요법을 시작하기보다는 수 주간 비약물요법으로 혈압을 정상화할 수 있는 시도를 한다.
- 목표 기간 이내에 목표혈압에 도달하지 못하면 항고압제에 의한 약물요법을 시작한다. 이때 항고혈압제의 선택은 표적장기질환의 유무 및 종류, 동반 질환에 따라 선택하며, 각 약물의 적응증과 금기증이 고혈압 환자의 상태에 맞는지를 점검한다.
- 2단계 고혈압(≥160/100 mmHg)에서는 항고혈압제 복합제 투여를 초기부터 적극 고려한다.
- 일차의료의사는 필요한 경우 환자를 심장내과로 의뢰한다.
- 일차의료의사는 고혈압 환자의 복약 순응도 수준을 평가하고 이를 높이기 위한 상담을 제공해야 한다.

2) 고혈압의 진단

진료실에서 혈압을 정확하게 측정하는 것도 중요하지만 백의고혈압(white coat hypertension), 혹은 가면고혈압(masked hypertension)이 있으므로 주의를 요한다. 진료실에서 측정한 혈압만으로 결론을 내리기 힘들 때는 가정혈압측정(self-monitoring of BP at home), 혹은 24시간 활동 혈압 측정(ABPM, 24h-ambulatory BP monitoring)을 활용해야 한다.

진료실에서 혈압을 측정할 때는 혈압 측정의 원리를 잘 적용하여 양쪽 팔에서 혈압을 측정해야 한다. 1단계 고혈압은 140/90 mmHg 이상, 2단계 고혈압은 160/100 mmHg 이상으로 정의한다.

가정용 혈압계는 커프-오실로메터법에 근거한 상완커프 자동혈압계를 이용하는데 가정혈압측정만으로도 고혈압을 진단할 수 있다. 손목형과 손가락형 혈압기는 아직 표준 기기로 인정받지 못하고 있다. 보통 아침, 저녁 일 2회, 주 4일 이상 혈압을 측정하도록 하고 첫날 혈압을 제외한 나머지 혈압의 평균치를 기준으로 삼는다. 이 때 고혈압의 기준은 135/85 mmHg 이상이며, 150/95 mmHg이면 2단계 고혈압으로 분류한다. 강압 목표 가정혈압은 135/85 mmHg 이하이고, 당뇨병, 신장질환, 심근경색증의 병력이 있는 경우에는 125/75 mmHg 이하로 한다.

24시간 활동 혈압 측정의 고혈압 진단 기준은 24시간 평균혈압이 125/80 mmHg 이상, 주간 평균혈압 135/85 이상, 야간 평균혈압 120/75 mmHg 이상 중에서 한 가지 이상에 해당하면 고혈압으로 진단한다.

3) 고혈압의 평가

고혈압으로 진단되면 과거 혈압의 수준과 기간, 2차 고혈압 증상 혹은 병력, 수면 중 무호흡/낮시간 졸음 정도, 스테로이드 등 약물 복용 여부를 파악해야 한다. 아울러 흡연, 음주, 운동 부족과 같은 위험요인과 주, 야간 호흡곤란, 흉통, 부종과 같은 표적장기질환 손상의 증상을 갖고 있는지를 평가해야 한다. 또한 2차 고혈압을 시사하는 징후인 외관상 쿠싱증후군의 소견, 대동맥축착(coarctation of aorta) 때 보이는 상지와 하지의 발달 장애, 신혈관질환을 확인하기 위해 배꼽 부의 바로 우측 혹은 바로 직상부에서 쉿소리 잡음(bruit) 청진, 복부 촉진을 통해 다낭(polycystic)신장 유무를 판단해야 한다. 안저검사는 2단계 고혈압 혹은 조절되지 않는 고혈압에서 실시한다. 키, 체중, BMI, 복부 둘레 측정도 필요하다.

고혈압 환자를 초기 평가할 때 필요한 검사실 검사는 일반혈액검사(CBC), 혈청 칼륨(potassium), 요산, 갑상선자극호르몬(TSH), 칼슘(calcium), 지질검사(total cholesterol, high-density and low-density lipoprotein cholesterol, triglycerides),

표 8.2 혈압정상화를 위한 생활요법

– 금연
– 체중 조절
– 금주 혹은 절주
– 신체활동량 증가
– 식염 섭취 감소
– 과일, 야채 섭취 증가, 포화지방산 및 전체 지방 섭취량 감소

크레아티닌, 또는 추정 사구체투과율(estimated GFR), 공복시 혈당, 요 분석(단백뇨, 혈뇨, 현미경적 검사), 심전도 등이다.

4) 고혈압 관리

고혈압에 대한 관리는 전고혈압단계부터 시작되어야 한다. 수 개월 내 혈압(<120/80 mmHg)에 도달하지 못하는 경우, 당뇨병, 임상적 심혈관계질환 혹은 신장질환이 있는 경우는 주저하지 말고 약물요법을 시작해야 한다.

고혈압 치료에서 비약물요법은 매우 중요하다. 표적장기질환이 없는 1단계 고혈압의 경우는 고혈압 진단과 동시에 약물요법을 시작하기보다는 수 주간 표 8.2와 같은 생활요법으로 혈압을 정상화할 수 있는 시도를 한다.

각 개인과 가정의 주치의 역할을 하는 일차의료의사는 환자와 가족의 신뢰를 바탕으로 환자의 습관을 바꾸는 데 있어서 강점을 갖고 있다. 혈압을 높일 수 있는 흡연, 비만, 과음, 운동 부족, 짜게 먹는 습관이 있다면 이를 개선시키고, 과일, 야채 섭취를 적절하게 증가시켜야 한다. 포화지방산 및 전체 지방 섭취량은 감소시켜서 항고혈압제를 투여하기 전에 혈압을 정상화하는 노력을 수 주간 계속해야 한다. 소금 섭취량을 줄이기 위해서 일상생활에서 적용 가능한 아래와 같은 지침들을 일차의료의사가 고혈압 환자에게 매 진료 때마다 확인해 보고 계속 주지시키는 것이 필요하다.

– 국물은 짜지 않게 만들고, 국물 자체를 적게 먹는다.
– 라면, 햄, 소시지 등은 가급적 피한다.
– 음식을 먹을 때 추가로 소금, 간장을 넣지 않는다.
– 젓갈, 장아찌 같은 짠 음식은 적게 먹는다.
– 패스트푸드 등 외식을 줄인다.
– 김치는 덜 짜게 만들어 먹는다.

목표 기간 이내에 목표혈압에 도달하지 못하면 항고압제에 의한 약물요법을 시작하는 것을 주저해서는 안 된다. 이때 항고혈압제의 선택은 표적장기질환의 유무 및 종류, 동반 질환과 항고혈압 약물의 적응증과 금기증이 고혈압 환자의 상태에 맞는지를 판단해서 결정해야 한다. 약물의 종류는 환자 상태와 위험요인, 각 약물의 효과와 부작용, 비용 등을 고려해서 일차의료의사가 결정해야 한다. 아울러 추후 혈압 조절 상태, 환자의 순응도 등에 따라 약물을 교체하거나 추가하는 것도 필요하다.

항고혈압제는 환자 나이, 기타 질병, 위험요인, 약물의 효과와 부작용, 비용 등을 고려해서 일차의료의사가 결정해야 한다. 즉 선호되는 혹은 강한 권고(preferred or compelling indication)를 참고하고, 2011 NICE 가이드라인에서 55세 미만은 RAS 차단제(renin-angiotensin-aldosterone system blocker;angiotensin-converting enzyme inhibitors and angiotension II receptor blockers), 55세 이상 연령에는 칼슘채널차단제를 우선 사용하는 것을 권하고 있다는 것도 참고할 만하다. 다만, 젊은 연령에서 RAS 차단제의 금기 혹은 부작용이 있을 때 임신을 준비 중인 여성 교감신경계가 활발한 증거가 있을 때에는 베타차단제를 선택한다.

55세 이상에서 부종 등 칼슘채널차단제 부작용이 있거나 울혈성 신부전증이 있어서 칼슘채널차단제가 적합하지 않은 경우 이뇨제를 투여한다. 이때 이뇨제는 전통적인 티아자이드(thiazide) 계열보다는 장기적인 부작용이 적은 티아자이드 계열 이뇨제(thiazide like diuretics)인 인다파마이드(indapamide)를 투여하는 것이 좋다.

일차의료의사는 초기부터 복합제의 투여를 적극 고려해야 한다. 왜냐하면 단일제로 목표 혈압에 도달하는 고혈압 환자가 적고, 2개 이상의 항고혈압제를 투여하는 것이 혈압강하 효과가 크기 때문이다. 특히 고위험군에서는 항고혈압제 약물 투여 초기부터 복합제 투여를 적극 고려하며, 복약순응도를 높이는 데는 복합제 단일제형(fixed combination)가 좋다. 복합요법으로는 RAS 차단제와 칼슘채널차단제의 조합이 이상적이지만 고혈압 환자의 상태에 따라 RAS 차단제와 이뇨제의 조합, 칼슘채널차단제와 베타차단제의 조합 모두 가능하다. 특히 젊은 고혈압 환자에서 베타차단제 한 가지로 혈압이 조절되지 않는 경우에는 당뇨병 발생 확률을 줄이기 위해서 이뇨제를 추가하기보다는 칼슘채널차단제를 추가할 것을 권한다. 항고혈압제 복합요법 시 그림 8.3을 참고하여 실선의 조합을 택하는 것이 바람직하다. 점선은 가능한 경우이며 파란색은 복합제로 사용해서는 안되는 경우를 표시한다.

일차의료의사는 다음과 표 8.3의 경우에는 고혈압 전문가에게 의뢰를 고려한다.

일차의료의사는 고혈압 환자의 복약 순응도 수준을 평가하고 이를 높이기 위한 상담을 제공해야 한다. 왜냐하면 고혈압 환자 중 혈압을 적절하게 조절하고 있는 환자는 50%에 미치지 못하고 있기 때문이다. 복약 순응도를 높이기 위하여 지식이 부

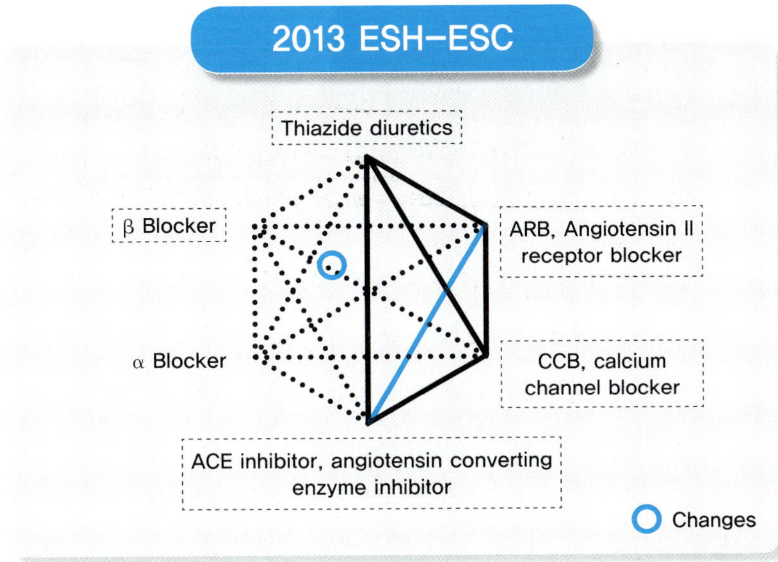

그림 8.3 항고혈압제의 적절한 복합 원칙

족한 환자에게는 적절한 정보를 제공해주고 꼭 필요한 지식을 알고 있는지 체크하는 것이 필요하다. 지식은 있지만 고혈압을 잘 조절할 동기가 부족한 환자에게는 동기부여 상담을 통해 동기를 부여하게 되면 고혈압 환자의 복약 순응도는 개선될 것이다.

5) 고혈압과 관련된 이슈들

고혈압 환자를 진료할 때 정기적으로 평가 혹은 검사해야 하는 것은 무엇인가?

각 가이드라인에서 선별검사는 있지만 추후 얼마 간격으로 어떤 검사를 하라는 것은 명확하게 나와있지 않다. 다만 표적장기손상을 알기 위해서 환자 상태에 따라 초기 검사(CBC, potassium, 요산, TSH, calcium, Total cholesterol, high-density and low-density lipoprotein cholesterol, triglycerides, 크레아티닌, 또는 estimated GFR, 공복 시 혈당, 요 분석, 심전도)를 1~2년마다 반복하는 것이 일반적인 의견이다. 고혈압 환자 진료 시 고혈압을 처음 진단했을 때 혹은 추적 관리를 하는 중 환자

표 8.3 고혈압 전문가에게 의뢰를 고려할 때

– 2차성 고혈압이 의심될 때
– 고혈압의 합병증이 의심되어 추가적인 정밀검사가 필요할 때
– 항고혈압제로 혈압이 조절이 안 되어 4가지 이상의 약제를 써야 할 때

의 위험도나 증상에 따라 표적장기질환의 손상도를 보거나 2차 고혈압을 진단하기 위해 선택적으로 안저검사, 운동부하검사, 복부 초음파 등을 고려해야 한다. 이런 검사는 비교적 비용 효과적인 검사이다. 검사가 가능하고 환자가 지불 가능하다면 고려할만하다. 또한 뇌MRI, 경동맥 내중막두께(IMT) 검사도 유럽가이드라인에서는 권고하고 있어 참고할만하다.

항고혈압제를 투여하기 시작하는 시기를 어떻게 정할 것인가?

심한 고혈압(180/110 mg 이상)이거나 표적장기질환이 있는 경우는 진단 후 바로 약물요법을 시작해야 한다. 하지만 항고혈압제 없이 혈압을 조절할 수 있는 경우나 심지어 항고혈압제가 필요없는 경우까지 평생 약을 복용하도록 할 가능성을 배제해야 한다. 40세 미만의 고혈압 환자는 2차성 고혈압 유무를 면밀히 따져야 하며, 비약물요법으로 혈압이 정상화될 가능성이 상대적으로 높다는 점을 고려해야 한다. 혈압이 160/100 mmHg 미만이고 표적장기질환이 없는 경우는 약물요법 없이 혈압조절이 가능한 경우도 많다. 따라서 환자의 지식과 실천 수준에 따라 6개월 정도까지 기다릴 수 있다. 하지만 목표혈압에 도달하지 못하면 심뇌혈관질환의 위험요인이 많을수록 일찍 약물요법을 시작하는 것이 필요하다.

첫 번째 약물 선택의 기준이 있는가?

영국의 NICE 가이드라인은 매우 단순하고 명확하다. 55세 미만은 ACEI 혹은 ARB, 55세 이상은 CCB로 시작하고 약을 추가하고자 할 때는 두 가지 약(A+C), 그 다음 단계로 세 가지 약이 필요하면 이때 이뇨제를 추가한다(그림 8.4).

하지만 위의 가이드라인은 큰 원칙일 뿐이며 선호되는 적응증(preferred or compelling indication)에 해당되는 경우에는 이를 먼저 고려한다(표 8.4).

또한 고혈압 약제를 사용하는 데 있어서 금기증이 있으므로 이를 잘 알아야 한다(표 8.5).

항고혈압제를 중단하고 싶어하는 환자에게는 어떻게 할 것인가?

원칙은 항고혈압제를 사용하여 혈압이 조절되는 환자에게 혈압이 정상을 유지한다고 해서 중단하지 않는 것이지만 연구에 따라 혈압약을 중단한 후 혈압이 정상으로 유지되는 비율이 10~60%이다. 혈압이 최소한의 용량으로 140/90 mmHg 미만으로 조절되고 표적장기질환이 없는 경우 항고혈압제를 중단하기를 강력히 요구하는 환자에게 약의 중단을 고려할 수 있다. 체중조절, 저염식, 술 제한 등 비약물요법을 잘하는 젊은 환자에서 성공률이 높다는 점도 고려할만하다.

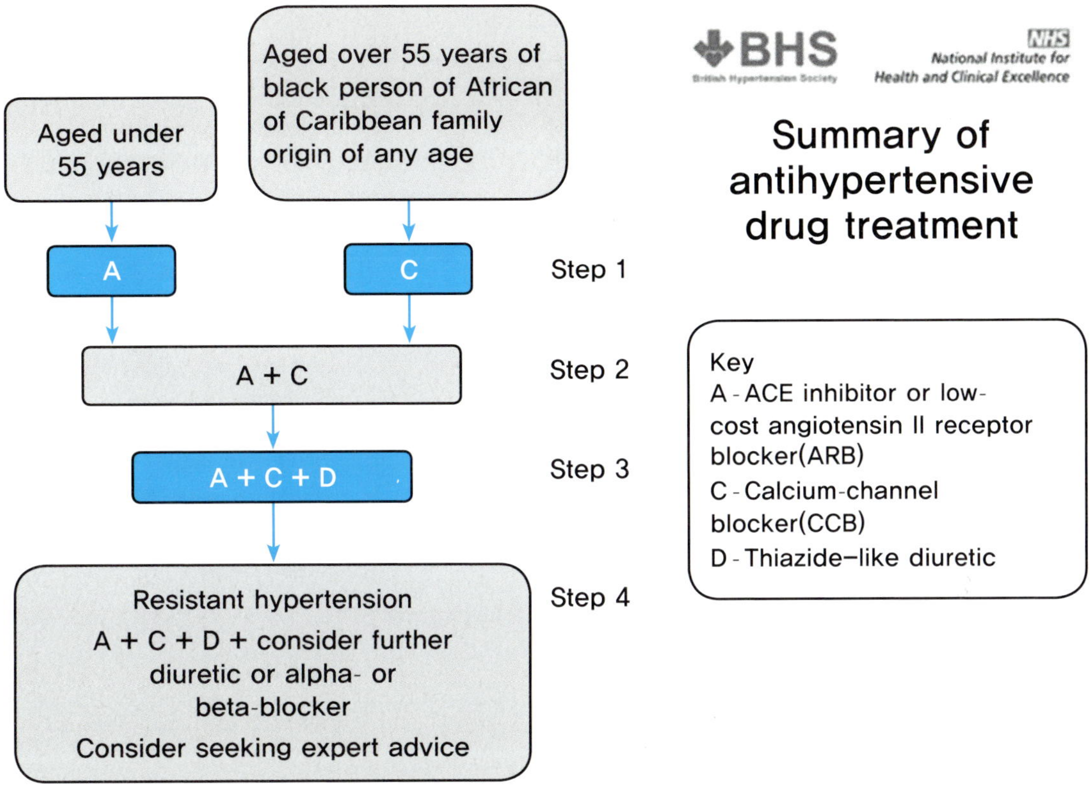

그림 8.4 ▸ 항고혈압제 선택의 NICE 가이드라인

표 8.4 ▸ 고혈압 약제 선택의 적응증(JSH 2009)

조건	선호되는 약물
LVH	CCB, ACEI/ARB
Heart failure	ACEI/ARB, Diuretics, BB
Tachycardia	CCB(Non-dihydropyridine), BB
Angina pectoris	CCB, BB
MI	ACEI/ARB, BB
Proteinuria	ACEI/ARB
Renal insufficiency	ACEI/ARB, Diuretics(loop)
Previous stroke	CCB, ACEI/ARB, Diuretics
DM/Metabolic syndrome	ACEI/ARB
Peripheral arterial disease	CCB
Elderly(>80)	CCB(Dihydropyridine), ACEI/ARB, Diuretics
ISH	Diuretics, CCB

표 8.5 ▸ 고혈압 약제 선택의 금기증(JSH 2009)

Drug	Compelling	Possible
Diuretics(thiazides)	Gout	Metabolic syndrome Glucose intolerance Pregnancy Hypercalcemia Hypokalemia
Beta-blockers	Asthma A-V block(grade 2 or 3)	Metabolic syndrome Glucose intolerance Athletes and physically active patients Chronic obstructive pulmonary disease(except for vasodilator beta-blockers)
Calcium antagonists(dihydropyridines)		Tachyarrhythmia Heart failure
Calcium antagonists (verapamil, diltiazem)	A-V block(grade 2 or 4, trifascicular block) Heart failure	
ACE inhibitors	Pregnancy Angloneurotic oedema Hyperkalaemia Bilateral renal artery stenosis	Women with child bearing potential
Angiotensin receptor blockers	Pregnancy Hyperkalaemia Bilateral renal artery stenosis	Women with child bearing potential
Mineralocorticoid receptor antagonists	Acute or severe renal failure(eGFR < 30mL/min) Hyperkalaemia	

참고 문헌

1. U.S. DEPARTMENT OF HEALTH AND HUMAN SERVICES, National Institutes of Health, National Heart, Lung, and Blood Institute, National High Blood Pressure Education Program. The Seventh Report of the Joint National Committee on Prevention, Detection, Evaluation, and Treatment of High Blood Pressure. NIH Publication No. 04-5230 August 2004
2. 통계청. 2010년 사망원인통계연보. 대전광역시:통계청;2011.9
3. 보건복지부. 2010 국민건강통계. 서울:보건복지부;2011.12
4. The Task Force for the Management of Arterial Hypertension of the European Society of Hypertension(ESH) and of the European Society of Cardiology(ESC). 2013 Guidelines for the Management of Arterial Hypertension. Journal of Hypertension 2013, 31:1281–1357
5. The Japanese Society of Hypertension. The Guideline of Hypertenson 2009. Hypertension Research (2009) 32
6. NICE(National Institute for Health and Clinical Excellence) The Clinical Management of Primary Hypertension in Adults - Clinical Guideline. National Clinical Guideline Centre at The Royal College of Physicians. London 2011
7. 한국가정혈압학회. 가정혈압측정지침 개정판. 2009.8 서울
8. 2013년 대한고혈압학회 고혈압 진료지침(안). 대한고혈압학회. 2013.

09

당뇨병과 약물 처방의 주의점

경희대학교 의과대학 내분비내과 안규정

1 서론

당뇨병은 만성적인 혈당 상승으로 인해 우리 체내의 장기 손상을 초래하는 만성질환이다. 우리나라의 당뇨 환자 수는 해마다 증가하고 있다. 2005년 국민영양조사에 의하면 당뇨병 유병률은 8.2%로 약 300만 명이 당뇨병에 이환되어 있다고 한다. 더욱이 당뇨병에 의한 사망률도 급속히 증가하고 있으며 2004년 사망통계에 의하면 인구 10만 명당 24.3명이 당뇨병으로 사망하고 있어 사망원인의 5위를 차지하고 있다고 알려져 있다. 최근 노인 인구의 증가에 비추어보면 이는 더 급속도로 증가하고 있을 것이다. 따라서 생명 예후를 개선하기 위해서나 합병증으로 저하된 삶의 질을 향상시키기 위해서라도 당뇨병 관리 대책은 중요하다. 한편 당뇨병 치료에 대한 연구도 크게 발전되고 있으며, 그러한 성과가 단시간 내에 널리 보충되어 치료에 응용되고 있다. 그러나 이렇게 발전되고 있는 현대의학에서도 당뇨병을 완치할 수 없다. 현재 많은 연구가 진행되고 있지만, 당뇨병의 원인이 매우 다양하여 모든 원인이 규명되지 않았기 때문이다. 그러므로 '무엇을 목표로, 어떻게 치료하는 것이 좋은가'에 대해 현재 합의된 개념의 이해가 중요하다.

혈당을 적극적으로 조절하여 관리하는 경우에 이런 미세혈관 합병증의 발생을 줄일 수 있다는 것이 많은 임상연구를 통해서 확인되었다. 생활습관 조절만으로 이러한 수순의 혈당조절이 가능하지 않은 경우에 약물치료가 필요하게 된다. 또한 고혈당에 노출되는 기간과 당뇨병의 합병증과의 발생은 상관관계가 있으므로 고혈당에 노출되는 기간을 최소화하기 위해서는 조기에 약물을 투여하는 적극적인 치료가 요구된다. 본 글에서는 일반적인 혈당의 조절원칙과 혈당조절 방법 아울러 이비인후과에서 많이 사용되는 스테로이드제 사용 시 혈당조절의 중요성에 대해 기술하고자 한다.

2 본론

먼저 초기에는 철저한 생활습관 조절(운동 및 식사요법) 및 경구혈당강하제 단독요법으로 시작하는 것이 일반적이나, 단독요법만으로 목표 혈당치에 도달하기 어려울 것으로 판단되는 경우에는 서로 다른 기전의 약제를 병합하는 병합요법이 초기에 필요할 수 있다. 혈당조절의 정도를 평가하는 방법으로는 당화혈색소를 기준으로 한다. 당화혈색소는 적혈구에 있는 헤모글로빈이 혈중 포도당에 의해 당화되는 정도를 반영하는 것으로 포도당 농도와 노출되는 시간에 비례하기 때문에 약 3개월간의 평균 혈당 정도를 평가하는 검사이다. 대한 당뇨병학회에서 권장하는 혈당관리 목표치는 당화혈색소 < 6.5%이다. 보통 생활조절만으로 개선시킬 수 있는 혈당변화는 당화혈색소로 1~1.5% 정도라고 하며, 당화혈색소가 7.5~8.0% 정도라면 생활조절과 함께 경구약제를 함께 치료를 시작하는 것을 권한다. 이때 치료에 사용되는 경구약제로는 메트포르민을 권고하는 지침이 많다.

경구혈당강하제는 그 작용기전에 따라 크게 다섯 가지로 나눈다. 첫째는 베타세포로부터 인슐린 분비를 직접 자극하는 설폰요소제(비설폰요소제 포함), 둘째는 간에서 포도당 합성을 억제하는 비구아나이드계, 셋째는 장에서 포도당 흡수를 억제하는 알파글루코시다제 억제제(α-glucosidase inhibitor), 넷째로 말초의 인슐린 저항성을 개선시키는 티아졸리딘디온(thiazolidinedione)계, 다섯째로 인크레틴 효과를 증강시키는 글루카곤양 펩티드-1(GLP-1 agonist), DPP-4 억제제 등이 있다. 이들은 각각 다른 작용기전으로 혈당강하 효과를 보이고 약제마다 장점이 서로 다르므로 환자의 특성에 따라 약제를 선택하는 것이 중요하다.

또한 이들 약제는 그 작용기전이 서로 다를 뿐만 아니라 부작용, 금기증, 약제의 가격 또한 차이를 보인다. 약제 선택 시 고려해야 할 임상적 요소로는 나이, 당화혈색소치, 공복 고혈당 정도, 식후 고혈당 정도, 비만 여부, 대사증후군 여부, 인슐린 분비능, 간기능 및 신장기능 이상 여부 등이다.

1) 경구 약제

인슐린 분비촉진제

췌장 베타세포의 설폰요소제 수용체에 작용하여 인슐린 분비를 촉진하는 제제이다. 인슐린 부족을 해소하고 조기 인슐린 분비 결핍 상태를 회복시키는 목적으로 사용한다.

· 설폰요소제

설폰요소제가 여기에 해당하는 약제이며 일부 약제에서 조기인슐린 분비가 부분적으로 회복되는 효과를 가지고 있다. 우수한 내약성을 가지고 있어 혈당을 효과적으로 감소시키지만 매년 1~10% 정도의 약제의 2차 실패율을 가지고 있고, 중요한 부작용으로는 저혈당과 체중증가이다.

· 메글리티나이드

구조적으로 설폰요소제와는 다르고, 흡수속도가 빨라 인슐린 분비 촉진작용이 수 분내에 시작되어 조기 인슐린 분비 반응 회복에 좋은 효과를 발휘한다. 간장에서 주로 대사되어 담즙으로 배설되며, 작용시간이 짧다. 설폰요소제에 비해 식후 혈당 조절 효과가 강하고 저혈당 발현이 적은 장점이 있다. 당화혈색소 회복 정도는 설폰요소제 및 메트포르민제제와 유사하다. 따라서 생활이 불규칙하거나 식후 혈당이 높은 환자에 적합하다.

인슐린 감작제(티아졸리딘디온; 피오글리타존, 로시글리타존)

지방, 근육, 간장에서 인슐린 작용을 예민하게 도와주는 약제이다. 간장의 당신생을 줄이고, 인슐린에 의한 포도당 흡수를 증가시킨다. 작용기전은 완전히 밝혀지지 않았지만 핵 수용체 PPAR-γ (peroxisome proliferator-activated receptor-gamma)에 결합하여 말초조직에서 인슐린에 의해 포도당이 흡수되는 과정에 관여하는 여러 유전자의 발현을 조절함으로써 세포막으로 제4당수송체의 이동을 증가하게 한다. 이와 같은 효과는 일차적으로 지방조직에서 작용하며, 결국 인슐린의 작용을 증폭시키고 인슐린 저항성을 줄여주는 효과가 있다. 혈당 강하효과는 설폰요소제와 유사하며, 타 계열을 약제와 병용하였을 때 추가적인 혈당 개선효과(당화혈색소 0.3~0.9%)를 가지고 있다. 이 계열의 약제는 설폰요소제보다 혈당개선 효과가 장기적으로 유지되는 장점이 있다.

부작용으로는 부종이 5~15% 정도에 보고되며 인슐린 혹은 설폰요소제와 병용했을 때 더 심한 경향이 있다. 심한 울혈심부전증 환자에서 사용이 금지된다. 혈색소 감소, 체중증가, 골절위험 증가의 부작용이 있다.

메트포르민

메트포르민은 간장에서 당신생을 억제하는 작용이 있다. 주로 인슐린의 작용을 증가시켜 포도당 합성을 억제하고 젖산 등과 같은 전구물질의 간장유입을 줄이는 등 글루카곤과는 반대 작용을 한다. 인슐린 작용에 의한 근육조직으로 포도당 흡수를 증가시킨다. 지방산 산화를 억제하고 중성지방을 낮춘다. 혈당개선 효과는 설폰요소제와 유사하고 체중 증가를 일으키지 않거나 감소시키며, 저혈당 발현이 거의 없는 장점이 있다. 또한 장기간 사용하였을 때 심혈관 질환 위험도를 줄인다. 가장 흔한 부작용으로는 위장 장애이다. 젖산산혈증 발생위험으로 신장 질환에서 사용이 금지되고 있지만 발생빈도는 매우 드물다. 최근 자료에 의하면 사구체여과율 > 30 ml/min까지는 안전하다고 한다.

알파 글루코시다제 억제제

탄수화물 흡수에 관여하는 위장관 효소를 억제함으로써 식후 혈당 상승을 억제하는 효과가 있다. 메트포르민이나 설폰요소제보다 혈당 개선효과는 작지만 저혈당 발생 및 체중증가가 없다. 부작용으로는 소화되지 않은 탄수화물이 말단 장관까지 이동되어 방귀가 많이 발생한다. 초회 복용량은 소량으로 시작하여 점진적으로 증량하면 위장증상을 줄이는 데 도움이 된다. 당뇨병 전단계에서 당뇨병 발병률을 줄이고 심혈관계 위험을 줄이는 효과가 확인되었다.

DPP-4 억제제

위장관 호르몬 중에서 GLP-1, GIP가 인크레틴 효과가 있어 포도당 자극에 의한 인슐린 분비를 촉진시킨다. 이 호르몬은 혈중으로 분비된 후, 수 분 내에 dipeptidyl peptides four (DPP 4)에 의해 분해된다. DPP-4 억제제는 인크레틴 작용을 지속시키게 되어 식후 포도당에 의한 인슐린 분비를 촉진하며, 글루카곤 분비를 억제시키는 작용이 있다. 혈당개선 효과는 메트포르민, 설폰요소제보다는 작지만, 내약성이 좋고 단독요법에서 저혈당이 없고, 체중변화에 중립적이다. 메트포르민, 티아졸리딘디온 계열과 병합요법이 가능하다. 상기도 감염이 증가되는 것이 면역계에 부작용 가능성에 대한 주의가 필요한 상태이지만, 최근 2~3년간의 심혈관질환, 암 발생 효과에 대한 대규모 임상연구에서 안전한 것으로 확인되고 있다.

2) 약제의 선택

경구혈당 강하제는 작용기전이 다양하고, 혈당강하 효과, 혈당개선 속도, 장기간 유지 능력, 부작용 등에 있어 매우 상이한 성질을 가지고 있다. 하나 이상의 약제를 사용해야 되는 경우는 당뇨병 유병기간이 길어지면서 단독 약제만으로 혈당조절이 어려워질 때가 대부분이다. 약제를 선택할 때의 고려할 사항은 혈당강하 효과의 정도뿐만 아니라 부수적인 약제의 효과를 함께 평가해야 한다. 장기간 사용했을 때 만성합병증에 대한 효과, 안전성, 내약성, 사용의 편리성, 가격 등을 고려하여 처방하게 된다. 병용했을 때 부가적인 효과가 있는지, 또 다른 약물상호작용 등을 살펴야 한다. 작용기전이 서로 다른 약제를 병용하는 것이 병용치료의 원칙이다.

3) 경구혈당강하제의 선택 및 바람직한 병합요법

2형 당뇨병은 인슐린 저항성이 관여하지만 인슐린 분비 부족도 관여하는 복합적인 병태생리를 가지고 있다. 당뇨병 환자의 치료 목표는 당뇨병 병리상태의 악화를 막고 만성 합병증을 예방하는 데 있다. 이미 적극적인 혈당조절이 당뇨병의 만성합병증의 발생을 줄일 수 있다는 것이 임상연구를 통해 확인되어 있다. 합병증 예방을 위해서 철저한 혈당조절이 필요한데 성공적이지 못한 경우가 많은 것이 문제이다. 진단이 늦어져서 합병증 발병 후에 발견되는 경우가 있고, 치료 지침에 잘 따르지 않거나 생활습관 교정에 적극적이지 않은 경우, 약제 사용에 따른 부작용, 치료 지침의 복잡성, 식후 혈당 관리의 어려움 등이 2형 당뇨병 치료가 쉽지 않은 이유들이다.

2형 당뇨병 혈당조절에 단계적인 치료방법이 전통적으로 사용되어 왔다. 당뇨병이 진단되면 우선적으로 생활습관개선을 도모하고, 혈당조절이 적절하지 못할 때 경구혈당 강하제 중에서 적당한 것으로 약물 치료를 시작하였고, 목표 혈당치에 도달하게 될 때까지 용량을 증량하였다. 단일약제의 최대량으로도 조절이 안될 때는 기전이 다른 약제를 추가하여 병합요법을 시도함으로써 혈당조절에 대응하였다. 이 방법에서 혈당조절 상태를 평가하는 기간은 약 2~4개월 정도였다. 결국 병합요법에서도 혈당조절이 안될 때는 인슐린 치료를 시작한다. 이런 치료의 문제점은 초기에 고혈당이 오래 지속되는 경우 당독성의 해소가 늦어져 인슐린 분비, 감수성의 악화 문제를 적절히 해결하지 못하며, 고혈당 상태가 장기화될 수 있어 만성합병증 발생에 취약하다는 데 있다.

선진국의 당뇨병 진료 권고안을 보면 효과적인 초기 혈당개선을 위해 생활습관 개선 프로그램과 함께 메트포르민 사용을 권하고 있다. 혈당 개선 상태 평가는 공복 및 식후 혈당, 당화혈색소로 하고 가능하면 정상인의 수준까지 도달 유지하도록 한다. 목표에 도달하지 않는 경우에는 조기 인슐린을 포함한 기전이 다른 혈당강하제의 병합요법을 권고하고 있다. 이와 같은 방법은 고혈당을 일으키는 다양한 병태생리(예: 인슐린 저항성, 베타세포 기능이상, 간장 당신생 증가)에 대응한 치료법이 될 수 있고, 작용기전이 서로 다른 약제를 최대용량 이하에서 사용함으로써 약제의 부작용을 줄일 수 있으며, 초기에 당독성을 회복시킬 수 있다는 장점이 있다. 이와 같은 조기의 적극적인 혈당관리 지침은 대한당뇨병학회 진료지침에서도 받아들여지고 있다.

다음은 대한당뇨병 학회에서 당뇨병 약제의 병합요법 권고안이다(표 9.1).

표 9.1 ▸ 당뇨병 약물 치료 권고안(대한당뇨병학회 진료지침 권고안 2013)

I. 초기치료 원칙
1. 당뇨병성합병증을 예방하기 위해 철저하게 혈당을 조절해야 한다. [A]
2. 혈당조절 목표는 당화혈색소 6.5% 이하이다. [A]
3. 당뇨병 진단 초기부터 적극적인 생활습관개선 및 약물 치료가 필요하다. [A]
4. 약제의 작용기전과 효능, 부작용, 비용 및 환자의 특성과 선호도를 고려하여 적절한 약제를 선택한다. [B]

II 약물 병합요법
1. 단독요법으로 혈당조절 목표 도달에 실패할 경우 용량을 늘리거나 작용기전이 다른 약제로 병합요법을 시행한다. [A]
2. 혈당조절상태에 따라 단독요법 실패 이전에도 조기 병합요법을 시행한다. [B]
3. 환자에 따라 처음부터 병합요법을 시행한다. [B]
4. 병합요법 실패 시 인슐린 치료가 추천되나 환자의 특성과 상황에 따라 약제 변경, 3제 병합요법도 고려해 볼 수 있다. [C]

경구혈당강하제 단독요법의 경우 당화혈색소치에 따라 2~3개월 간격으로 약제의 용량을 증량해 나간다. 당화혈색소 목표치 6.5% 미만으로 도달한 경우에는 그 용량을 유지하거나 경우에 따라서 감량을 할 수 있다. 그러나 용량을 계속 증가시켜 최대 용량에 이르렀음에도 불구하고 당화혈색소 목표치에 이르지 못한 경우에는 신속히 다른 기전의 약제의 추가를 고려해야 한다. 또한 환자의 임상적 특성을 고려하여 최대 용량에 이르지 않은 경우에도(half-maximal dose) 다른 기전의 약제를 추가하는 조기 병합요법도 고려할 수 있다. 주로 식후 고혈당이 문제가 되는 경우 메글리티나이드, 알파글루코시다제 억제제, DPP-4 억제제 추가를 고려해 볼 수 있다.

단일 약제의 최대 용량으로 당화혈색소 6.5% 이하를 유지할 수 없다면 즉시 병합요법을 시작한다. 최근 대부분의 약제들이 최대 용량의 50% 정도에서 최대 혈당강하효과와 유사한 약효를 보이나 약제 부작용은 적기 때문에 두 약제의 저용량 조기병합요법에 대한 연구들이 많이 보고되고 있다. 2003년 캐나다 당뇨병 치료지침에서는 기저 혈당치에 따라 치료지침을 달리하였는데 당화혈색소가 9% 이상인 경우 초기에 병합치료나 인슐린을 바로 시작하는 것을 권장하였으며 대한당뇨병학회 지침도 이에 동의하였다. 최근에는 점점 초기 치료로서 병합요법의 유용성이 많이 보고되고 있으며 특히 기저 혈당치가 아주 높은 경우(당화혈색소 9.5% 이상) 처음부터 강력한 병합요법이 장기간의 혈당조절 및 합병증 감소에 효과적이라는 연구결과들이 많다.

대부분의 제2형 당뇨병 환자들은 혈당조절을 위하여 병합요법이 필요하고 이는 일시적으로 혈당을 개선시키지만 시간이 경과함에 따라 지속되는 인슐린 저항성과 베타세포 기능의 장애가 계속되어 이환기간이 15년 이상인 환자의 50%에서는 인슐린을 투여하게 된다.

4) 인슐린 치료

인슐린은 현재 사용되고 있는 당뇨병 치료약 중에서 가장 오랜 기간 사용되어 왔고, 많은 임상 경험들이 축적되어 있어 혈당조절에 어려운 상황에서도 가장 효과적으로 치료할 수 있는 약제이다. 초창기에는 동물에서 추출한 인슐린을 사용하다가 유전자 조합을 이용해 사람 인슐린과 같은 아미노산을 갖는 휴먼인슐린을 사용하였고 최근에서 인슐린 분자구조의 일부를 변형시켜 약물역동학적 성질이 다른 약제들이 생산되고 있어 인슐린의 사용이 생리적인 인슐린 분비와 더 가깝게 주사할 수 있게 되었다. 즉 식사와 무관하게 하루 종일 소량의 인슐린이 분비되면서 전신의 에너지 대사를 조절하는 기저인슐린과 식사와 함께 분비됨으로써 식후 혈당조절에 기여하는 식사 인슐린을 구분하여 주사함으로써 생리적인 인슐린 분비와 비슷하게 구현할 수 있다. 기저인슐린을 유지하기 위해서는 한번 주사로 장시간 혈중 농도에 큰 변화 없이 지속되는 글라진, 디터머 인슐린 같은 지속형 인슐린을 사용하고, 식사 인슐린은 주사 후 작용 발현 시간이 빠르며, 지속시간이 짧은 초속효성 인슐린제제인 휴마로그, 아스파트, 글루리신 인슐린을 사용한다(표 9.2 참조).

인슐린의 효과는 혈당개선뿐만 아니라 중성지방을 낮추고 고밀도 지단백 콜레

표 9.2 ▸ 인슐린의 종류와 특성

인슐린 종류(상품명)	작용시간	최고작용(시간)	작용시간(시간)
속효성인슐린 유사체			
인슐린 아스파트(NovoRapid)		1~1.5	3~5
인슐린 리스프로(Humalog)	10~15분	1~2	3.5~4.75
인슐린 글라진(Apidra)		1~1.5	3~5
속효성인슐린			
휴물린R	30분	2~3	6.5
중간형 인슐린			
휴물린N	1~3시간	5~8	18
장시간형 기저인슐린 유사체			
인슐린 디터머(Levemir)	90분	없음	16~24
인슐린 글라진(Lantus)			24
혼합형 인슐린			
휴물린 30/70	바이알 또는 펜형 인슐린 안에		
노보믹스 30, 50	고정 비율의 인슐린이 섞여 있는 형태		
휴마로그믹스 25, 50	(속효성 인슐린 또는 속효성 인슐린 유사체와 중간형 인슐린)		

스테롤을 증가시키는 효과를 함께 가지고 있다. 인슐린 치료에 어려운 점은 체중증가와 저혈당 발생의 불편함이 있다.

현재 사용되는 인슐린 주사요법의 흔한 방법 2가지는 기저인슐린 치료와 혼합형 인슐린 치료이다. 대부분의 진료지침에서 혼합형 인슐린은 하루에 2회 주사할 것을 권고하고 있지만 어떤 환자에서는 하루 1회 주사만으로도 혈당목표에 도달하게 되는 경우도 있다. 어떤 방식으로 인슐린을 시작할 것인지에 대해서는 전통적으로 처방의사의 선호도, 환자의 상황 즉 공복혈당 혹은 식후혈당 상태와 생활습관 요인에 따라 결정이 된다. 하지만 이 두 가지 방법을 직접 이중 맹검법으로 비교한 임상연구자료는 거의 없다.

5) 인슐린 진료지침

당뇨병 치료에 많은 진료지침들이 있다. 인슐린을 시작하는 방법도 가이드라인에 따라 매우 다양하다. 미국 내분비의사회 지침은 4가지 접근법을 제시하고 있다. 하루 1회 기저인슐린 요법, 혼합형 인슐린 하루 1회 혹은 2회 요법, 지속형과 속효성 인슐린을 사용하는 기저-식사 인슐린, 혹은 식전 인슐린 요법 등이다. 하지만 미국당뇨병학회와 유럽 당뇨병협회의 공동 협의문에서는 인슐린 시작 방법은 기저인슐린 1회 요법만을 권하고 있다. 많은 저자들의 우려는 너무 단순화시킨 지침으로 인해 의사의 처방 선택을 제한하고 식후 혈당 조절 실패 등을 우려하기도 한다.

일 1회 기저인슐린 요법은 주사 횟수를 줄여주고 용량조절을 단순화시킴으로써 처음 인슐린 주사를 시작하는 환자들이 쉽게 할 수 있다는 장점이 있다. 취침 전의 기저인슐린 투여는 야간의 간장 포도당 신생을 억제하여 하루 동안의 혈당수준을 낮게 유지하게 해 줄 수 있다. 하지만 2형 당뇨병이 진행되는 동안에 음식에 대한 식후 초기 인슐린 분비 장애가 더 심해지게 되어 식후 고혈당이 악화된다. 하루 1회의 기저인슐린만으로 목표 당화혈색소 수준을 벗어나게 되면 추가적인 식사 인슐린 공급이 필요하게 되어, 기저인슐린만으로 치료되는 시기를 장시간 유지하기에 어려움이 오게 되고 추가적인 인슐린 주사가 필요하게 된다. 이때 추가되는 인슐린은 식사인슐린으로 초속효성 인슐린을 식사 전에 주사하게 된다.

반대로 혼합형 인슐린으로 하루 1회 주사하는 것으로 치료를 시작하는 경우에는 식후 혈당도 일부 호전 가능성이 있으며, 1회 주사로 목표혈당 수준을 이루지 못했을 때 주사 횟수를 늘려 2회 주사요법으로 변환한다. 이때 추가되는 인슐린은 처음 사용했던 혼합형 인슐린을 한 번 더 사용하면 되기 때문에 아침 식전과 저녁 식전에 주사하게 되어 같은 인슐린을 사용한다는 장점이 있다.

우리나라 진료지침(표 9.1) [6]에 따르면 경구약으로 치료 중 혈당조절이 안 되

표 9.3 ▸ 경구혈당강하제 실패 시 고려할 수 있는 인슐린 요법의 비교

	기저인슐린	혼합형 인슐린 유사체	식전 인슐린
장점	저혈당 발생 및 체중 증가 면에서 유리	비교적 높은 당화혈색소 (>8.5%)를 보이는 경우 효과적	식후 고혈당 조절 및 당화 혈색소 감소에 효과적
단점	비교적 당화혈색소(>8.5%)가 높은 경우 기저인슐린 요법만으로 목표 당화혈색소에 도달하기 어려움	기저인슐린 요법에 비해 저혈당 발생 빈도가 높고 체중 증가가 많으며 인슐린 용량이 많음	기저인슐린 요법에 비해, 잦은 주사의 번거로움, 잦은 혈당 측정, 빈번한 저혈당 발생 가능성
기타	식후 혈당을 조절하기 위한 경구혈당강하제 병용 고려	치료 만족도 및 삶의 질 평가에는 이견이 있음	삶의 질 평가에는 이견이 있음

는 경우에는 인슐린 주사요법을 권하고 있으며, 인슐린 주사 방법은 당화혈색소 수준, 또는 고혈당 증상 및 신속한 혈당개선 필요성에 따라 적용하도록 하였다.

인슐린 사용 전 당화혈색소가 8.5% 미만인 경우 기저인슐린 요법과 경구혈당강하제의 병용요법이 환자의 편리성을 고려하여 일차적으로 선택할 수 있는 치료법이 될 수 있다. 당화혈색소가 8.5% 이상이거나 신속한 혈당 개선이 필요한 경우에는 하루 2~3회의 혼합형 인슐린 유사체 또는 식전 인슐린 요법을 사용할 수 있다.

당뇨병 환자에서 혈당조절은 합병증의 발생 예방과 진행 억제가 중요한 임상적 의의를 가진다. 경구약으로 조절이 적절하지 않다고 판단된다면 신속하게 다음 단계의 치료방법을 적용시킴으로써 고혈당 상태에 오래 머뭇거리는 일이 없도록 해야만 합병증의 진행을 막을 수 있을 것이다.

요약하면, 경구약제 사용으로도 불충분한 혈당조절이 되는 경우에 너무 늦지 않게 인슐린 투약을 시도하는 것이 바람직하겠다. 주사 요법은 인슐린의 종류에 따라 그 특성을 살피고, 환자의 혈당조절 상태, 혈당조절에 대한 환자의 관심도와 인슐린 주사법 숙달 정도, 당뇨병 자가관리 능력 정도, 환자 삶의 질적인 면 등을 고려하여 기저인슐린, 혼합형 인슐린, 식전 인슐린 요법 등을 방법을 선택하여 시행하고, 수개월 내에 목표혈당 수준에 도달하도록 인슐린 용량 조절을 시도한다.

6) 스테로이드 사용과 혈당관리

코르티코스테로이드

스테로이드는 근육과 간장에서 인슐린의 작용을 직접적으로 방해하여, 식후 간장에서 포도당의 흡수를 억제하고, 간장의 당신생 억제를 방해하여 간장 당 배출을 항진시켜 고혈당을 일으키게 된다. 또한 스테로이드는 간장의 VLDL 생산증가, 지방조직에서 지방분해를 조장하여 중성지방과 자유지방산의 혈액내 농도를 높이게 되어 이것으로 인해 인슐린 저항성은 더 가중된다. 스테로이드 사용은 혈압을 올리고 체

중증가가 일어난다.

글루코코르티코이드에 의한 고혈당 발생 빈도

새로 당뇨병이 발생하는 것에 대한 odds ratio는 1.36~2.31 정도이고 장기이식으로 인해 글루코코르티코이드를 사용해서 당뇨병 발생의 유병률은 17~32% 정도이다. 물론 류마티스 관절염 환자의 글루코코르티코이드 사용에 의한 당뇨병 발병률도 높으며, 노인에서 글루코코르티코이드 사용으로 고혈당 발생빈도는 약 12%로 알려져 있다. 고혈당 발생의 위험인자로는 글루코코르티코이드 사용 용량과 사용 기간이 중요하고 나이와 체질량지수는 약제 사용과 무관하게 2형 당뇨병 발생 위험인자이다.

글루코코르티코이드에 의한 고혈당의 병태생리

글루코코르티코이드 사용에 의해 발생하는 당대사 이상의 주요한 이유는 인슐린 감수성의 저하에 있다. 글루코코르티코이드 사용에 의한 당뇨병은 2형 당뇨병과 유사한데 인슐린 저항성 증가에 의해 고혈당이 발생하기 때문이다. 건강한 자원자에게 프레드니솔론을 일주일간 복용한 후 인슐린 클램프 방법으로 평가한 인슐린 감수성은 50% 감소되었다. 유사한 연구에서도 간장의 인슐린 저항성으로 인해 기저 포도당 생산이 증가하고 말초조직인 근육과 지방조직에서 포도당 사용이 줄어들었다.

인슐린은 세포막의 수용체와 결합하여 세포내 당수송체 4(GLUT4)의 세포막 이동을 촉진하여 포도당의 세포내 이동을 도모하고 세포내의 글리코겐 합성과 같은 포도당 사용이 증가하도록 세포내 신호전달을 촉진시킨다. 글루코코르티코이드는 인슐린 수용체 이후 신호전달 과정을 방해하게 되는데, 당수송체 4의 발현 및 이동을 억제하고, 글리코겐 합성을 억제한다. 사람에서 정상인과 신이식 환자에서 글루코코르티코이드 투약이 근육 조직검사를 통해 글리코겐 합성을 방해하고 있다는 것을 확인한 연구도 있다.

글루코코르티코이드는 간장에서 인슐린 저항성을 증가시킨다. 코티솔을 투약하면 공복혈당이 상승하고 간장의 포도당 생산을 억제하기 위해서 더 많은 양의 인슐린이 필요하게 된다. 글루코코르티코이드를 투약하면 글루카곤과 같은 대응호르몬의 반응이 항진된다. 한편 글루코코르티코이드는 췌장 베타세포의 기능 장애를 초래하기도 한다.

스테로이드 유도 고혈당의 치료

스테로이드에 노출된 혼자의 혈당 변화를 최소화하는 노력이 필요하다. 혈당 변화가 클수록 심혈관 사망률이 증가한다. 식후 고혈당은 염증반응, 내피세포 기능이상과 관련이 있으며, 심혈관계 위험도를 높인다. 2형 당뇨병 환자에서 사용하는 모든 약제를 스테로이드 유도 고혈당에서 사용할 수 있다. 설폰요소제, 메트포르민, 티아졸리딘디온, 인슐린 등이 있다. 이들 약제마다 작용기전과 장단점이 있어 환자의 상황에 적절한 약제를 선정하는 것이 필요하다.

스테로이드 사용기간과 용량에 따라 적절한 약제의 용량 사용을 선정해야 되는데 과량으로 인슐린 분비자극제를 사용하는 경우에는 스테로이드 사용을 단기간 사용 후 중단하면서 저혈당 발생 위험에 노출될 수도 있다. 경구 약제 중에서 리파글리나이드, 나테글리나이드와 같은 메글리티나이드 계열은 속효성이면서 단기간 작용하는 특성을 가지고 있어 스테로이드를 단기간 사용할 때 식후 고혈당 조절에 도움이 된다. 메트포르민은 인슐린 감수성 향상에 도움이 되는 약제이지만 스테로이드 사용과 관련한 임상자료는 많지 않다. 메트포르민은 저산소증, 산혈증에 쉽게 빠질 수 있는 간장, 신장 기능 부전 혹은 심장, 폐질환자에서는 젖산혈증의 위험성이 있어 주의를 요한다. 신장, 간장 기능이 잘 유지되면서 장기간의 스테로이드 사용이 필요한 환자에서 메트포르민의 사용은 적절한 선택이 된다. 피오글리타존과 같은 티아졸리딘디온 계열의 약제가 인슐린 저항성 개선제로 개발되어 임상에서 사용되고 있다. 장기간 스테로이드 사용하는 환자에서 인슐린 저항성 개선의 효과를 기대할 수 있으며 타 약제와 병합함으로써 혈당 조절에 사용된다.

인슐린은 글루코코르티코이드로 인한 고혈당 치료에 효과적이면서도 안전한 약제이다. 인슐린은 작용 발현시간이 빠르고 단기간 작용하는 속효성인슐린과 한 번 주사로 하루 정도 일정하게 작용하는 기저인슐린으로 구별할 수 있다. 속효성 인슐린인 리스프로, 아스파트, 글루리신은 식사 전에 주사하여 식후 혈당의 상승을 억제하는 데 효과적으로 사용할 수 있으며, 기저인슐린은 하루 일정한 시간에 주사함으로써 야간 혹은 공복혈당 조절에 유용하게 사용할 수 있다. 하루 한 번의 글루코코르티코이드를 복용하는 경우에 공복혈당은 정상에 가까운데 아침 식후, 특히 점심 식후 혈당이 상승하는 경우가 흔하다. 이런 경우 식후 인슐린 분비 장애가 있기 때문으로 평가되고 식전 속효성 인슐린을 주사함으로써 혈당조절을 용이하게 할 수 있다. 2형 당뇨병에서 혈당개선을 위해 기저인슐린과 식전 인슐린을 함께 사용하는 것과 사전 혼합인슐린을 사용하는 것이 혈당조절 효과는 유사하고, 사용되는 인슐린 용량도 비슷한 정도이다. 중간형 인슐린인 NPH는 약역동학적 성질이 프레드리솔론과 비슷하다. 프레드니솔론으로 치료를 시작하는 경우 NPH 인슐린을 함께 주사하면 투약 후 4~8시간에 혈당강하 효과가 최고에 달하고 12~16시간 정도 유지된다. 덱사메타손을 사용하는 경우에는 기저인슐린인 글라진 혹은 디터머를 사용하는 것이 적절하다. 일단 하루 한 번 주사하는 인슐린을 시작하였다면 공복 및 식후 혈당을 측정하여 혈당 변화에 따라 인슐린 용량을 조절한다. 예를 들어 공복혈당이 상승한다면 기저인슐린 용량을 증량하고, 식후 혈당이 증가하는 경우에는 식전 인슐린 용량을 조절하여 적절한 혈당 수준을 조절한다.

스테로이드를 사용하여 고혈당이 발생된 것이 확인되면 혈당조절을 위해 약물 치료를 시작하게 된다. 약물 치료는 혈당의 상승 정도에 따라 환자에 적합한 약제를 선정하게 된다. 대개는 식후 혈당이 220 mg/dL 정도까지는 단독요법의 경구 약제를 사용한다. 메트포르민, 설폰요소제, 메글리티나이드, 알파글루코시다제 억제제 등을 선정하여 치료한다. 식후 혈당이 220~300 mg/dL 정도로 상승한다면 2제 요법으로 치료를 시작한다. 그러나 때에 따라서는 1제를 먼저 사용해 보고 2~3개월 후에도 혈당이 계속 높은 경우에 1제를 추가하는 방법을 사용하기도 한다. 2제 요법의 조합은 메트포르민과 기타제제를 병합하는 경우가 대부분 적합하다. 예를 들어 메트포르민과 설폰요소제, 메트포르민과 DPP-4억제제, 메트포르민과 메글리티나이드, 메트포르민과 알파글루코시다제 억제제 등이다. 만약 식후 혈당이 > 300 mg/dL로 높다면 인슐린으로 조절하는 것이 권고된다.

혈당 조절 목표는 자가혈당 측정기를 기준으로 공복 혈당 80~120 mg/dL, 식후 혈당은 < 180 mg/dL에 맞추어 관리한다.

스테로이드를 감량하게 되면 혈당이 감소하게 되는데, 자가혈당 측정을 지속하고 혈당 조절 기준치보다 더 낮아진다면 당뇨병 약제의 용량을 줄이거나 중단해서 저혈당의 발생을 줄여야 한다. 인슐린 분비 자극제인 설폰요소제나 메글리티나이드 계열이 저혈당 발생 빈도가 높고, 다른 약제들은 상대적으로 저혈당 발현 빈도가 낮기 때문에 약제를 줄일 때 감안해서 조절한다.

참고문헌

1. 당뇨병진료지침 2013 대한당뇨병학회
2. A Consensus statement of the American Diabetes Association and the European Association for the Study of Diabetes: Medical management of hyperglycemia in type 2 diabetes: A consensus algorithm for the initiation and adjustment of therapy. Diabetes Care 32:193-203, 2009
3. Levetan C: Oral antidiabetic agents in type 2 diabetes. Curr Med Res Opin 23:945-952, 2007
4. Warren RE: The stepwise approach to the management of type 2 diabetes. Diabetes Res Clin Pract 65 Suppl. 1:S3-S8, 2004
5. Consoli A, Gomis R, Halimi S, Home PD, Mehnert H, Strojek K, Van Gaal LF: Initiating oral glucose-lowering therapy with metformin in type 2 diabetic patients: an evidence-based strategy to reduce the burden of late-developing diabetes complications. Diabetes Metab 30:509-516, 2004
6. Riddle MC: Glycemic management of type 2 diabetes: an emerging strategy with oral agents, insulins, and combinations. Endocrinol Metab Clin North Am 34(1):77-98, 2005

7. Yoon KH, Shin JA, Kwon HS, Lee SH, Min KW, Ahn YB, Yoo SJ, Ahn KJ, Park SW, Lee KW, Sung YA, Park TS, Kim MS, Kim YK, Nam MS, Kim HS, Park IB, Park JS, Woo JT, Son HY: Comparison of the Efficacy of Glimepiride, Metformin, and Rosiglitazone Monotherapy in Korean Drug-Naive Type 2 Diabetic Patients: The Practical Evidence of Antidiabetic Monotherapy Study. Diabetes Metab J 35:26-33, 2011

8. Giorgino F, Laviola L, Leonardino A: Pathophysiology of type 2 diabetes: rationale for different oral antidiabetic treatment strategies. Diabetes Res Clin Pract 68(Suppl. 1):S22-S29, 2005

10 이비인후과 의사가 알아야 할 노인의 정신과적 질환과 대처

인하대학교 의과대학 정신건강의학과 **김지현**

노화와 관련하여 일어나는 대표적인 정신 및 행동장애로 우울증과 인지기능장애를 들 수 있다. 이들 질환은 공통적으로 이명, 어지러움, 난청 등의 이과적 증상과 동반될 수 있으나, 검사 결과에서 이상 소견이 발견되지 않아 “심인성” 내지 “신경성”이라는 설명만 제공되는 경우가 많다. 이 단원에서는 노인성 우울증과 인지기능장애에 대해 알아야 할 사항을 간략히 설명하고 그 대처 방법에 대해 요약하고자 한다.

1 노인우울증과 이비인후과적 대처

1) 노인우울증의 요인과 증상

노인우울증의 위험인자에는 여성, 저학력, 신체장애나 질병이환, 건강에 대한 염려, 시력이나 청력 장애, 수면 장애, 우울증의 기왕력과 가족력, 배우자 또는 가족과 사별한 경험, 저소득 등이 있다. 영상 진단의 발전에 따라 노인 우울증과 무증상 뇌혈관 이상 간의 연관성이 보고되어 있으나, 우울증은 뇌영상이 아닌 특징적 증상과 징후의 조합을 통해 진단한다.

노인우울증은 청년층에 비하여 다양한 요인이 관여하는 바, 과거에 대한 회한, 허무감, 사별 등의 요소가 중요한 요소로 작용한다. 일반적인 우울증에 비해 증상도 다양하며, 우울감(depressed mood)보다는 일상생활의 활동성이나 의욕이 저하되고, 지나친 불안감을 강하게 호소한다. 기타 비특이적 신체 증상, 예를 들어 식욕부진, 무력감, 권태감, 두통, 건망, 어지럼, 이명 등을 호소하는 형태로 나타나는 경우도 흔하다. 우울증에 동반되는 어지러움은 회전감보다는 부동감(붕 뜨는 것 같은 느낌), 휘청거림 등으로 나타나곤 한다. 또한 우울증의 한 형태로 사고력이나 주의력장애, 지적능력의 저하를 호소하여 치매로 의심되는 경우가 있으며 이를 우울증에 의한 가성치매(pseudodementia)라고 한다. 즉, 노인우울증의 경우 젊은 나이의 우울증과 달리 신체질환이나 인지기능장애로 오진되는 경우가 많다. 특히 한국의 우울증 환자들은 미국 등 서구에 비해 우울한 감정에 대한 호소가 적고, 스스로 우울증이라 인지하는 역치가 높아 실제보다 유병률이 낮게 조사되는 요인으로 보고되었던 바, 임상 현장에서 우울증을 적시에 발견하지 못할 가능성이 높다. 우울증 환자에 대한 경험이 많은 정신건강의학과 의사와 달리, 이비인후과 의사들은 이러한 노인우울증 특성을 인지하지 못하여 '검사상 이상이 없다'라거나 '신경성 증상'이라고 설명하고 넘기는 일이 흔한 것으로 보인다. 요컨대 노인 우울증 환자는 우울감보다는 불안, 불면, 광범위한 부위의 다양한 신체증상을 호소하는 경우가 많아 적절한 진단을 받지 못하는 경우가 많다. 또한, 일반적인 우울증상보다 기억력 등 인지기능 저하를 먼저 호소하는 경우가 있으므로, 치매 등 인지기능 장애와의 감별이 중요하다. 주요우울장애와 기분부전장애의 DSM-5 (Diagnostic and Statistical Manual of Mental Disorders, 5th edition) 진단기준을 표 10.1과 10.2에 요약하여 소개한다.

표 10.1 ▸ 주요우울장애(major depressive disorder)의 DSM-5 진단기준

A. 다음의 증상 가운데 5가지 이상이 2주 연속으로 지속되며 이전의 기능 상태와 비교할 때 변화를 보이는 경우. 증상 가운데 적어도 하나는 (1) 우울 기분이거나, (2) 흥미나 즐거움의 상실이어야 한다. (주의점: 명백한 다른 의학적 상태로 인한 증상은 포함되지 않는다.)

1. 하루 중 대부분 그리고 거의 매일 지속되는 우울 기분
2. 거의 매일, 하루 중 대부분, 거의 또는 모든 일상 활동에 대해 흥미나 즐거움이 뚜렷하게 저하됨.
3. 체중 조절을 하지 않는 상태에서 지나친 체중의 감소 또는 증가 (예: 1개월 동안 5% 이상). 거의 매일 나타나는 식욕의 감소나 저하
4. 거의 매일 나타나는 불면이나 과다수면
5. 거의 매일 나타나는 정신운동 초조나 지연 (지나치게 초조해하고 좌불안석이거나, 행동 및 반응이 심하게 느려짐)
6. 거의 매일 나타나는 피로나 활력 상실
7. 거의 매일 무가치감 또는 부적절한 죄책감
8. 거의 매일 나타나는 사고력이나 집중력 감소, 우유부단함
9. 반복적인 죽음에 대한 생각, 구체적 계획이 없이 반복되는 자살사고, 자살 시도나 수행에 대한 구체적 계획

* 과거 DSM-4에서는 사별 이후 6개월 이내의 주요우울증상은 진단에서 제외하였으나, DSM-5에서는 충분히 증상이 심각할 경우 진단이 가능함.

B. 증상으로 인한 현저한 고통이나 사회적, 직업적 기능 저하가 있다.

C. 물질이나 다른 의학적 상태(갑상선기능저하증 등)에 의한 것이 아니어야 한다.

D. 장애가 다른 지속적인 조현병(schizophrenia) 스펙트럼 및 기타 정신병적 장애에 의한 것이 아니다.

E. 조증이나 경조증 삽화가 존재한 적이 없다.

표 10.2 ▸ 지속성 우울장애(기분부전증)[persistent depressive disorder (dysthymia)]의 DSM-5 진단기준

A. 적어도 2년 동안, 하루의 대부분 우울 기분이 있고, 우울 기분이 없는 날보다 있는 날이 더 많으며, 이는 주관적으로 보고되거나 객관적으로 관찰된다.

B. 우울 기간 동안 다음 2가지 이상의 증상이 나타난다.
   1. 식욕 부진 또는 과식
   2. 불면 또는 과다수면
   3. 기력의 저하 또는 피로감
   4. 자존감 저하
   5. 집중력 감소 또는 우유부단
   6. 절망감

C. 장애가 있었던 2년 동안 연속적으로 2개월 이상, 진단기준 A와 B의 증상이 존재하지 않았던 경우가 없었다.

D. 주요 우울장애의 진단기준을 만족하는 증상이 2년간 지속적으로 나타날 수 있다.

E. 조증 및 경조증 삽화가 없어야 하고 순환성장애의 진단기준을 충족하지 않아야 한다.

F. 장애가 다른 지속적인 조현병(schizophrenia) 스펙트럼 및 기타 정신병적 장애와 겹쳐 나타나지 않는다.

G. 물질이나 다른 의학적 상태(갑상선기능저하증 등)에 의한 것이 아니어야 한다.

H. 증상으로 인한 현저한 고통이나 사회적, 직업적 기능 저하가 있다.

2) 노인우울증의 역학

조맹제 등이 보고한 2011년 한국의 정신질환실태 역학 조사에 따르면 전체 인구에서 주요우울장애(Major Depressive Disorder, MDD)의 평생 유병률은 6.7%(남 4.3%, 여 9.1%), 1년 유병률은 3.1%(남 1.8%, 여 4.3%)로 조사되었다. 이는 미국 등 서구사회에 비해 상당히 낮은 유병률로서, 특히 동아시아 국가에서 이런 특성을 보이고 있다. 이는 앞서 기술한 바와 같이, 동아시아 국가에서 우울감의 표현이 적은 것과 관련이 있는 것으로 보인다. 이 보고에서 65세 이상 노인의 주요우울장애는 대략 1% 정도로 더욱 낮게 조사되었는데, 여기에는 진단도구와 측정방법의 차이, 우울감 표현보다 신체증상 호소가 더 많은 노인 우울증의 특성 등이 관련되어 있는 것으로 보인다. 표준화된 지역사회 기반 연구와 달리, 신체질환이 있거나 입원한 노인 환자들을 대상으로 조사하였을 경우 우울장애 유병률이 40%까지 보고되고 있음을 고려하면, 실제 노인 우울증의 유병률은 상당히 높을 것으로 추정된다.

OECD 국가 중 부동의 1위를 유지하고 있는 한국의 자살률에서 특히 문제가 되는 것이 노인 자살률이다. 2012년 현재 70세 이상 노인 자살률이 10만 명당 116.2명으로, 2위인 수리남의 47.9명과 비교해도 압도적인 수치이다. 자살이 우울증과 밀접한 관련이 있음을 고려할 때, 우울증을 선별하여 전문적인 치료로 연계하는 과정이 매우 중요하다는 것을 알 수 있다.

3) 노인우울증에 대한 이비인후과 의사의 대응

병력 청취

우울증이 의심되는 노인 환자에 있어서 가장 먼저 파악해야 할 것은 생물학적 요인이며, 특히 중요한 것은 신체질환력과 약물력이다. 노인 환자들은 이미 다른 신체질환으로 진단받고 여러 가지 약물을 사용하는 경우가 많은 바, 이런 환자에서 우울증이 동반될 가능성이 높다는 것을 알아야 한다. 인지기능장애 및 뇌혈관성 장애의 병력과 가족력이 우울증 발병과 관련이 높으므로, 관련 사항을 파악하는 것이 필요하겠다. 또한, 환자들이 '우울함'의 정의를 정확히 알지 못하여 우울증 여부를 물었을 때 부정하는 경우가 많으므로, 의욕저하 및 재미와 흥미의 상실, 허무감, 회의감 등의 다른 우울증상 여부를 묻는 것이 도움이 된다. 노인 우울증 환자는 이 외에도 비특이적 만성 통증(두통, 관절통, 복통 및 기타 부위의 만성 통증)을 호소하는 경우가 많아 주의가 필요하다. 노인 환자가 어지러움을 호소할 경우, 이미 우울증 또는 다른 정신질환이나 불면증 등으로 치료를 받고 있지 않은지 확인해야 한다. 항우울제, 항정신병제, 항불안제, 수면유도제, 치매치료제 등이 어지러움을 유발하는 경우가 있으므로 이와 관련한 약물력을 처방전 등을 통해 확인해야 한다. 그 외에 치매, 조현병(정신분열병 schizophrenia의 개정된 진단명), 불안장애, 수면장애, 알코올 의존 등과 감별 진단이 필요하나, 이에 대한 평가는 정신건강의학과 전문의에게도 어려운 경우가 많다.

대응 전략

경증 우울증을 가진 노인환자는 흔하지만, 이비인후과 의사 입장에서 진단을 의심하기 어렵고, 또한 발견이 되어도 환자 자신이 정신과 진료를 거부하는 경우가 많다. 이비인후과 의사의 대처로는 편안한 환경에서 환자가 힘들어 하는 점을 부담없이 말하게 하고 적극적으로 귀를 기울여 들어주는 것이 필요하며, 이는 우울증에 대한 일반적 사회심리적 치료방침이기도 하다. 최근에는 독거 노인 등 가족과 관계가 단절되어 생활하는 노인이 증가하고 있으며 이 경우 지역사회 내 복지 지원체계에 대한 소개와 연결도 의사로서 중요한 역할이다. 또한 비특이적인 이과학적 증상에 대하여 기질적인 질환이기보다는 과도한 스트레스의 관여가 의심된다는 의견을 잘 설명하고 정신과 전문의의 상담을 받아보는 것이 바람직하다는 설득이 필요하다.

약물 사용의 주의점

노인은 여러 만성질환 때문에 동시에 여러 종류의 약물을 복용하는 경우가 흔하며, 대사기능의 저하로 인해 청년층에 비해 부작용이 더 흔하게 나타나므로 주의가 필요하다. 노인의 경우 일반적으로 항우울제의 효능이 떨어져 약물 농도조절이 어렵고 따라서 부작용이 더 발생하기 쉽다. 최근 사용빈도가 많이 줄었으나 여전히 불면, 불안 증상에 널리 쓰이고 있는 삼환계 항우울제(tricyclic antidepressant, TCA)의 경우, 강력한 항콜린작용(anticholinergic action)에 의해 기립성 저혈압이 야기되어 어지러움을 유발할 수 있다. 그 외에도 최근 SSRI (selective serotonin reuptake inhibitor)와 SNRI (serotonin norepinaphrine reuptake inhibitor)를 사용하여 부작용을 줄일 수 있으나 이들 약물 역시 구역, 구토, 설사 등의 소화기 부작용을 유발할 수 있다. 흔히 사용하는 벤조디아제핀(benzodiazepine) 계열의 항불안제 역시 과도한 진정이나 졸음, 주의집중력 저하 등의 부작용을 야기할 수 있으므로 주의가 필요하며 특히 디아제팜(diazepam), 트리아졸람(triazolam) 등 반감기가 긴 벤조디아제핀계 약물은 되도록 피하거나 최소화하는 것이 좋다. 불면 증상에 흔히 쓰는 졸피뎀(zolpidem)의 경우, 노인에서는 5 mg을 단기 처방하여 불면증상이 심할 때에만 쓰는 것이 권장되며, 간혹 복용 후 횡설수설하거나 엉뚱한 행동을 하고 나중에 기억을 못하는 섬망증상을 유발하는 경우가 있으니 주의가 요구된다. 최근 비벤조디아제핀 계열의 수면유도제로 서방형 멜라토닌(melatonin) 제제가 출시되어, 수면진정제 부작용을 보고하는 환자에서 대신 사용할 수 있다. 이외에도 항콜린성이 강한 약물은 주의집중력 저하를 야기하거나 심지어 섬망을 유발할 수 있는데, 이에 대한 경험이나 지식이 부족하면 치매 발병으로 오인하는 경우가 많다. 갑작스러운 인지기능 저하가 발생할 경우에는 기존에 복용 중인 약물력을 반드시 확인해야 하며, 특히 우리나라에서는 복합약제가 함유된 액상 감기약을 장기 복용하여 인지기능 저하가 발생하는 경우가 흔하므로 염두에 두는 것이 좋겠다.

2 신경인지기능장애에 대한 이비인후과적 대처

1) 개요

치매(dementia)는 정상적으로 발달한 인지기능이 뇌의 기질적 변화에 의해 저하되어 일상 기능이 저하되는 상태로 설명할 수 있다. 한국의 65세 이상 노인 인구 중 치매 유병률은 대략 6.3~13.0%(중앙값 9.4%)로 알려져 있다. 국내에서 65세 이상 인구의 연간 발생률 자료는 드문 편인데, 통상적으로 65~69세 인구에서는 연간 1,000명당 7~10명 정도가 발병하며, 85세 이상 연령군에서의 연간 발생률은 1,000명당 15~89명으로 다양하게 보고되고 있다. 치매의 원인질환은 매우 다양하다. 그중 알츠하이머병(Alzheimer's disease)이 1/3 정도를 차지하는 것으로 알려져 있으며, 뇌졸중 후의 혈관성 치매(vascular dementia)가 20~30%, 루이소체 치매(dementia with Lewy bodies)가 15~30%, 전두측두엽 치매(frontotemporal dementia)가 5~10%를 차지하는 것으로 보고되었다. 그 외에 가역적 원인으로는 뇌수종, 만성 경막하혈종, 뇌종양, 내분비 질환 등 내과적 원인을 들 수 있으며, 우울증이 심할 경우 치매와 구분이 어려울 정도로 심한 인지기능 저하를 호소하는 경우가 있어, 이를 가성 치매(pseudodementia)라 부르기도 한다.

2) 진단 기준

미국 정신의학회(American Psychiatric Association, APA)는 2013년에 DSM-5 진단편람을 발표하면서 기존의 치매(dementia)라는 용어 대신 신경인지장애(Neurocognitive Disorder, NCD)라는 진단명을 사용하기 시작하였다. 이는 치매 전단계 증후군인 경도인지장애(Mild Cognitive Impairment, MCI)를 포함하여 인지기능장애를 연속선상의 변화 과정으로 보는 최근의 연구 결과들을 반영한 것으로, 인지기능 저하 정도에 따라 경도신경인지장애(mild NCD)와 주요신경인지장애(major NCD)가 새롭게 정의되었다. 다만, 아직 치매라는 용어가 널리 사용되고 있으므로, 주요신경인지장애와 혼용하는 것이 허용된다. DSM-IV의 치매 진단기준과 DSM-5의 주요신경인지장애 진단기준은 표 10.3, 4에 요약하였다. 가장 중요한 변화는, 1) 기억력을 다른 영역의 인지기능 저하에 비해 강조한 기존의 치매진단 기준에서 벗어나 기억력이 아닌 인지영역의 심각한 저하만으로도 주요신경인지장애 진단이 가능하며, 2) 포괄적인 인지기능검사를 통해 심각한 저하가 있음을 객관적으로 확인한 뒤 진단해야 한다는 점이다. 인지기능 검사에서 주요한(major) 저하로 판단하는 기준은 통상 해당 연령대 대비 2표준편차 이상 저하되어 있는 경우이며, 경도(mild) 저하는 1~2표준편차 정도의 저하를 보일 때로 준용한다. 다만, 전반적인 임

표 10.3 ▸ 치매(dementia)의 DSM-IV 진단기준

A. 다음 중 최소한 두 영역 이상에 걸친 인지기능의 저하. 기억력 장애는 필수 조건임.
   1. 기억력 장애(새로운 정보에 대한 학습장애, 또는 병전에 학습한 정보의 회상 능력 장애)
   2. 다음 중 한 가지 이상의 인지기능 장애
      (a) 언어장애 aphasia
      (b) 실행증 apraxia(운동 기능은 정상이지만, 예전에 잘하던 도구 사용이나 행동을 잘 하지 못함)
      (c) 지각장애 agnosia(감각 기능은 정상이지만, 물체를 인지하거나 감별하지 못함)
      (d) 집행기능 장애 dysexecutive functioning(계획, 조정, 순서, 추상적 사고 능력의 장애)

B. 인지 저하로 인하여 사회적 또는 직업적 기능에 심각한 손상을 초래하고, 병전의 기능 수준보다 심각하게 감퇴되어 있음.

C. 섬망(delirium) 기간에 국한되어 발생하지 않음.

표 10.4 ▸ 주요신경인지장애(major neurocognitive disorder)의 DSM-5 진단기준

A. 다음 중 한 개 이상의 영역에서 인지기능 장애가 있어야 하며, (a) 복잡주의력 complex attention (b) 집행기능 executive function (추상, 계획, 판단, 연속 수행) (c) 학습 및 기억력 learning and memory (d) 언어 language (e) 지각-운동 perceptual-motor (f) 사회인지 social cognition 아래 두 가지 측면에서 상기 인지기능 장애의 증거가 있어야 한다. 1. 인지기능 저하가 있었음을 충분히 걱정할 만한 임상양상 2. 표준화된 검사 및 인지기능 평가에서 객관적으로 입증된 기능저하 B. 일상생활능력에 있어서 독립성의 명백한 저하가 인지기능 저하에 의해 야기됨. C. 섬망에 의한 인지기능 저하는 배제함. D. 기타 정신질환에 의한 증상일 경우는 배제함.

상상과 사회적, 직업적 기능의 저하 정도를 함께 고려하여 최종 평가해야 한다.

3) 임상 양상에 따른 감별진단

치매 증상의 임상 양상에 따라 알츠하이머병, 혈관성치매, 루이소체치매, 전두측두엽 치매로 추정진단을 내리게 된다. 다만, DSM-5 및 기타 치매진단 가이드라인은 흔히 말하는 "확진"기준이라 할 수는 없는데, 이는 대뇌의 세포병리학적 확진이 환자 사망 후 부검을 통해서만 가능하기 때문이다. 따라서, 신경인지장애의 원인 질환은 임상 양상에 따라 '거의 확실한 (probable)'과 '가능성 있는 (possible)' 등의 단계

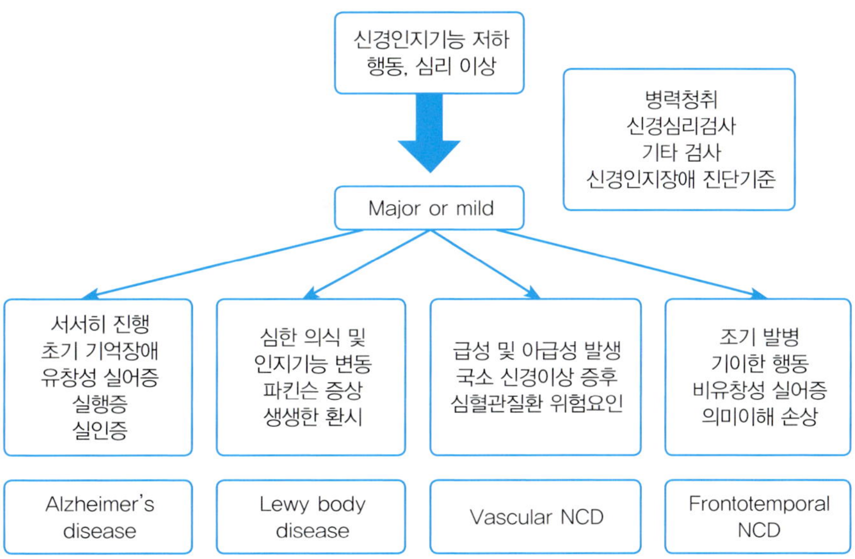

그림 10.1 ▸ 신경인지장애의 감별진단 과정

로 추정 감별진단한다. 이 과정에서 신경인지기능 평가 결과, MRI, PET, SPECT 등 구조 및 기능 뇌영상 결과, apolipoprotein E (아포지단백질 E: ApoE) 대립유전자 검사 결과 등이 중요한 판단 근거가 된다. CT는 해상도가 낮아 활용성이 떨어지지만, 뇌졸중 후 혈관성 신경인지장애의 경우 급성기에 촬영한 CT 결과가 있으면 감별 진단에 참고가 된다. 임상 양상에 따른 감별진단 과정은 그림 10.1에 나타내었다.

4) 이비인후과 임상 현장에서 치매 평가

인지기능 평가

정신건강의학과 및 신경과의 치매클리닉 외의 전문과 외래에서 비교적 간단하게 시행할 수 있는 대표적인 선발검사 도구는 간이정신상태검사(Mini-Mental State Examination, MMSE)로, 1975년 Folstein 등이 개발한 이후 널리 사용되어 왔다. 한국어판으로는 MMSE-K, K-MMSE 등이 널리 사용되어 왔으며, 2002년에는 연령별 평균 점수에 따른 표준편차를 토대로 인지기능장애 가능성이 높은 절단점을 제시한 MMSE-KC가 개발되었다. 최근에는 이를 좀 더 개량하여 전국의 정신건강증진센터 및 치매센터에서 선별 검사용으로 MMSE-DS가 개발되어 사용되고 있다. MMSE-KC와 DS는 환자의 해당 연령대 및 교육연한에 따른 평균 점수의 1.5 표준편차 저하 수치를 절단점으로 삼아 제시하고 있다는 특징이 있다. MMSE를 이용한 인지기능 평가시 유의할 점은, 이 도구가 치매진단 도구가 아닌, 인지기능 저하에 대한 선별도구라는 것을 유념해야 한다는 사실이다. 보험심사평가원에서 항치매약물 투여의 기준으로 제시하는 MMSE 26점 이하를 치매 진단의 기준으로 준용하는 경우가 종종 있는 것으로 보인다. 노인 인구의 폭발적 증가와 더불어 치매 환자의 수가 늘고 있는 것은 분명하나, 치매라는 인지기능 저하 증후군의 진단을 위해서는 충분한 기간 동안의 임상양상 관찰, 종합적인 인지기능 평가 결과, 실제 기능적 저하의 수준 등을 복합적으로 고려해야 한다는 사실을 명심해야 하겠다.

치매 임상진행단계의 평가

가장 널리 사용되는 치매 임상진행단계 평가 도구로는 임상치매평가척도(Clinical Dementia Rating, CDR)와 전반적 퇴화척도(Global Deterioration Scale, GDS)가 있다. 통상 1(경도 mild) 이상을 유의한 인지기능 저하가 있는 것으로 간주한다(2, 중등도 moderate; 3 중증 severe). CDR의 경우 표준화가 잘되어 있고 검사자간 신뢰도가 높다는 장점이 있으나, 점수를 매기는 방법에 훈련이 필요하다. 이에 비해 GDS는 환자의 전반적 일상생활기능을 1에서 7단계 사이의 종합점수로 평가하는 방식이어서, 환자의 병력을 자세히 청취하면 비교적 수월하게 평가할 수 있다.

우울 및 불안장애

우울증은 그 자체로 집중력과 사고력을 떨어뜨리고, 현저한 정신적 에너지의 감소를 특징으로 하기 때문에, 마치 치매가 발병한 것으로 오인하기 쉽다. 이를 흔히 가성치매(pseudodementia)라고 하는데, 환자의 병력을 잘 듣지 않을 경우 치매클리닉에서도 치매로 진단하는 경우가 종종 있다. 이뿐 아니라, 임상적으로 유의한 인지기능 저하로 진행되기 이전이나 치매의 초기에 우울 및 불안 증상이 동반되는 경우는 매우 흔하다. 우울증은 알츠하이머 및 혈관 치매의 대표적 위험 인자로 알려져 있는데, 다만 우울증으로 인해 치매가 발생하는 것인지, 치매 발병의 과정에서 우울증 발생 위험이 높아지는 것인지에 대해서는 아직 이견이 있는 것으로 보인다.

행동심리증상

치매라고 하면 흔히 기억력 저하를 떠올리곤 하지만, 실제 임상 현장에서 더 문제가 되는 것은 판단력 저하, 환청, 피해사고, 행동이상 등이다. 특히, 전두측두엽 치매 환자는 치매 초기에 기억력 장애보다는 과도한 식탐, 괴상한 행동, 판단력의 심한 저하로 나타나는 경우가 많으며, 혈관성 치매 역시 뇌혈관 병변의 부위에 따라 기억력 저하가 두드러지지 않은 행동심리증상을 먼저 보일 수 있다. 판단력 및 기억력 저하가 좀 더 진행하면 가족이 식사를 챙겨주지 않아 밥을 굶었다거나, 굳게 잠긴 집안에 누군가 흔적 없이 들어와 물건을 훔쳐간다고 하거나, 같이 사는 가족이 본인의 물건을 가져갔다고 비난하거나, 심지어 위협적인 행동을 하는 경우도 자주 있다. 경험이 많지 않은 경우 이러한 환자들을 조현병으로 오해하는 경우도 있는데, 노인의 경우 인지기능 저하가 이러한 양상으로 나타날 수 있음을 이해하는 것이 중요하다.

5) 치매의 약물치료

현재 국내에 출시된 항치매 약물, 이른바 인지기능개선제들을 소개하고자 한다.

콜린에스터라아제 억제제(cholinesterase inhibitors, AChEIs)

콜린에스터라아제를 억제하여 아세틸콜린 농도를 증가시키는 약물들이다. 증상이 극적으로 호전되지는 않으나, 통계적으로 인지기능의 저하, 행동증상의 발생을 늦춰주고, 간병부담을 경감시키는 것으로 알려져 있다. 흔한 부작용으로는 오심, 구토, 식욕부진, 설사 등이 있을 수 있으며, 간혹 불면을 호소하는 경우가 있다.

① 도네페질(donepezil)

널리 알려진 상품명은 아리셉트(Aricept)이다. 반감기가 길어 하루 1회 사용이 가능하다. 처음에는 5 mg으로 시작하여 대개 4~6주 안에 10 mg까지 쓰게 되는데, 최근에는 23 mg 고용량이 시판되기 시작하였다. 입 안에서 녹는 구강붕해정(Aricept Evess)이 있어 연하곤란이 있는 환자에서도 쓸 수 있다.

② 리바스티그민(rivastigmine)

상품명은 엑셀론(Exelon). AchE뿐 아니라 부티릴콜린에스터라아제(butyrylcholinesterase, BuChE)를 억제하는 것으로 알려져 있다. 반감기가 짧아 하루 2회 복용하며, 1.5 mg bid로 시작하여 2주마다 하루 3 mg씩 증량하여 최대 6 mg bid까지 사용하게 된다. 유일하게 패치제 형태가 출시되어 있으며, 소화기계 부작용이 심한 경우 유용하게 사용할 수 있다. 패치제는 4.6 mg/24 hours (5 cm^2)와 9.5 mg/24 hours (10 cm^2), 13.3 mg/24 hours (15 cm^2) 세 가지 용량으로 출시되어 있으며, 주로 상체의 등, 흉부, 상완에 돌아가며 하루 한 개씩 붙이도록 권장된다. 하루 6 mg 이하로 복용한 환자는 5 cm^2 제형으로 시작하고 그 이상인 경우 10 cm^2 제형으로 시작한다. 부작용이 있을 경우 반으로 자르면 흡수율이 일정치 않으므로 권장되지 않는다.

③ 갈란타민(galantamine)

상품명은 레미닐(Reminyl). AChEI로서뿐 아니라 니코틴 수용체 자극제이기도 하다. 원래 반감기가 짧아 4 mg bid로 복용 후 4주 간격으로 12 mg bid까지 증량하였으나, 2005년 하루 한 번 복용하는 서방형 제제가 출시되었다.

NMDA 수용체 길항제 (NMDA receptor antagonist): 메만틴 (Memantine)

상품명 에빅사(Ebixa). 글루타메이트(glutamate) 수용체 중 하나인 NMDA 수용체에 작용하는 약물로, 알츠하이머병 등 신경계 퇴행성 질환에서 보고되는 글루타메이트 과량 분비에 의한 신경세포독성을 억제하는 기전으로 알려져 있다. 초기 치매에서는 별 효과가 없는 것으로 알려져 있으며 중등도 및 중증 알츠하이머 치매에 승인되었다. 심평원에서는 1) MMSE 20점 이하이면서 2) CDR 2~3점 또는 GDS 4~7단계일 경우에만 사용을 승인하고 있으며, AChEI와의 병용이 가능하다. 용량을 빠르게 증량하면 환각 등 혼돈 증상을 보이는 경우가 이어 천천히 증량한다. 첫 1주일은 아침에 5 mg 한 번, 둘째 주에는 5 mg bid, 셋째 주에는 아침 10 mg, 자기 전 5 mg, 넷째 주 이후로는 10 mg bid로 사용하게 된다. 연하 곤란 환자를 위한 액상 제품이 출시되어 있다.

기타 약물

Gingko biloba, acetyl-L-carnintine, gliatiline, 비타민E (tocopherol) 등이 보조제로 병행 사용되고 있으나, 인지기능 개선 효과는 아직 불확실하다.

요약

1. 노인 인구의 폭발적 증가에 따라 노화성 우울증 및 인지기능 저하 환자들을 접할 기회가 크게 늘고 있다.
2. 노화성 우울증은 신체증상으로 나타나는 경우가 많고, 특히 이명이나 어지러움 등 이비인후과 관련 증상을 호소하는 경우도 많다.
3. 우울한 기분의 호소는 상대적으로 적을 수 있으므로, 임상의가 우울증으로 인지하기 위해서는 다양한 관련증상에 대한 병력 청취가 필요하며, 약물 상호작용과 부작용을 주의해야 한다.
4. 치매 환자는 기억력 저하뿐 아니라 우울, 행동이상, 판단력 장애, 피해 사고 등 다양한 정신해동 증상을 보일 수 있다. 심지어 기억력 저하가 뚜렷하지 않더라도, 노인환자가 위와 같은 증상들을 보이면 치매를 의심해야 한다.
5. 인지기능 평가 도구로 MMSE가 흔히 사용되나, 이는 선별검사 도구일 뿐임을 명심해야 한다.
6. 항치매 약물에는 아세틸콜린 에스터라아제 억제제와 NMDA 수용체 길항제가 있다.

참고문헌

1. American Psychiatric Association (2013). Diagnostic and Statistical Manual of Mental Disorders, 5th edition. Washington DC, Am Psychiatr Publ. (한국어판: 학지사, 2015, 권준수 등 역)
2. Cho, M. J., S. J. Seong, J. E. Park, I.-W. Chung, Y. M. Lee, A. Bae, J. H. Ahn, D.-W. Lee, J. N. Bae, S.-J. Cho, J.-I. Park, J. Son, S. M. Chang, B.-J. Hahm, J.-Y. Lee, J. H. Sohn, J. S. Kim and J. P. Hong (2015). "Prevalence and Correlates of DSM-IV Mental Disorders in South Korean Adults: The Korean Epidemiologic Catchment Area Study 2011 (KECA-2011)." Psychiatry Investig 12(2): 164-170.
3. Cole MG. Dendukuri N : Risk factor for depression among elderly community subjects ; a systematic review and meta-analysis. Am J Psychiatry 160 · 1147-1156. 2003.
4. Folstein MF, Folstein SE, McHugh PR. "Mini-mental state". A practical method for grading the cognitive state of patients for the clinician. J Psychiatr Res 1975 Nov;12(3):189-198.
5. Jeon, H. J., R. S. Walker, A. Inamori, J. P. Hong, M. J. Cho, L. Baer, A. Clain, M. Fava and D. Mischoulon (2014). "Differences in depressive symptoms between Korean and American outpatients with major depressive disorder." Internat clin psychopharmacol 29(3): 150-156.

6. 권용철, 박종한. 노인용 한국판 Mini-mental State Examination(MMSE-K)의 표준화 연구. 신경정신의학 1989;28:125-135.
7. 김재민, 신일선, 윤진상, 이형영. 치매선별을 위한 MMSE-K와 K-MMSE의 진단 타당도 비교. 신경정신의학 2002;41:124-130.
8. 이동영, 이강욱, 이정희, et al. Mini-Mental State EXamination의 한국 노인 정상규준 연구. 신경정신의학. May 2002;41(3):508-525.
9. 주진형, 김기웅, 이동영, 윤종철, 이태주, 추일한 고혜정, 서은현, 우종인. 두 가지 한글판 간이정신상태평가(Mini-Mental State Examination)의 비교: MMSE-KC와 K-MMSE. 신경정신의학 2005;44(1):1-7
10. 대한노인정신의학회 (2015). 노인정신의학, 개정2판. 서울, 엠엘커뮤니케이션
11. 대한치매학회 (2011). 치매 임상적 접근, 2판. 서울, 아카데미아

11 노인 피부의 가려움증 관리

전남대학교 의과대학 피부과 **김성진**

1 서론

피부에서는 노화과정을 거치면서 다양한 징후와 증상이 출현하는데, 임상에서 노인의 전신 가려움증(소양증)은 흔히 관찰되고 있다. 노인 피부 가려움증의 원인은 다양하지만 근본적으로는 피부의 보호기능이 저하된 표피와 각질층의 건조상태가 일차적 역할을 하는 것으로 알려져 있다.[1, 2] 피부의 가려움증은 그 자체로 피부 손상을 유발하는 유해 인자로 악순환하므로 적절하게 관리되지 않을 경우 만성 소양증을 동반한 습진성 피부병변의 형태로 장기간 지속할 수 있다. 노인의 피부가려움증 관리는 항히스타민제 약물복용만으로 쉽게 조절되지 않는 경우들이 많으므로 피부장벽기능의 병태생리를 이해하고 총체적으로 접근할 필요가 있다. 이 원고를 통해 피부 건조증상의 특성이나 병태생리에 관여하는 장벽기능을 알아보고 가려움증을 조절하는 방법이나 약물 등 새로운 시도에 대해 알아보도록 한다.

2 본론

1) 표피의 분화산물: 각질층 피부장벽

피부는 인체 피부에서 가장 큰 기관으로 체표면적은 1.5~2.0 m^2 정도인데, 피부를 둘러싸는 표피의 보호기능은 주로 각질층에 의해서 이루어진다. 각질층은 표피가 분화되는 과정의 최종적인 생성물로 각질세포가 기저층에서 유극층, 과립층을 거쳐 약 40여일이 경과하는 시점에 형성되는데 핵이 없는 죽은 세포로 전환된 형태이지만 여기에는 고도로 분화된 세포외막 단백질(cell envelop protein)과 다양한 종류의 지질로 구성된다. 각질층은 촘촘히 연결된 그물막 형태이므로 이를 통해 외부의 유해인자가 체내로 침입하지 못하게 하는 피부장벽작용을 한다(그림 11.1). 구체적으로 살펴보면 기저층의 각질형성세포(keratinocyte)가 피부 외곽층으로 이동해가는 과정에서 세포내에서는 분화에 관련된 일련의 생화학적인 반응이 진행되고 여기에는 효소 등의 작용에 의해 케라틴 단백질의 발현이 변화하며, 필라그린(filaggrin)

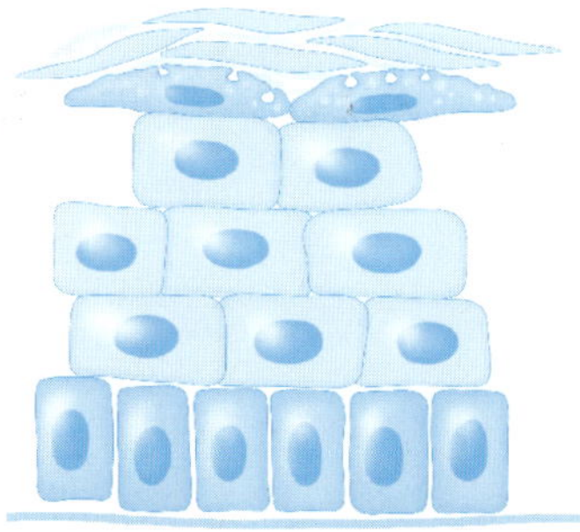

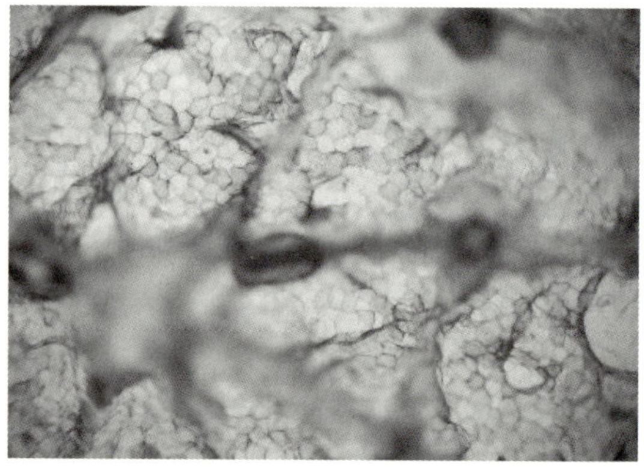

그림 11.1 ▸ 상피구조와 유착박리법에 의해 분리된 각질층(eosin 염색체 x200)

으로 알려진 대표적인 세포외막 단백질이 형성되며 이들은 다시 대사 분해과정을 거쳐 아미노산, 카복실산, 유레아(urea), 유기산 같은 자연보습인자로 전환되어 과립층에서 각질층으로 고루 분포하게 된다. 특히 과립층에서 생합성되는 지질류는 phospholipid로부터 순차적인 대사과정을 거쳐 cholesterol, ceramide, free fatty acid로 생성되며 이들은 각질층의 세포간극(intercellular)에 존재하며 피부장벽지질의 3대 구성성분으로 작용한다(그림 11.2). 이렇게 표피의 분화과정에서 각질형성세포의 구조 기능적 변화는 각질층의 수분 함량을 적절하게 유지하며 외부 유해인자의 침투를 막는 방수기능 혹은 피부장벽기능을 이루게 되며 아토피 피부염, 만성 습진 및 노화피부에서 피부장벽기능의 역할은 더욱 중요하게 된다.[3]

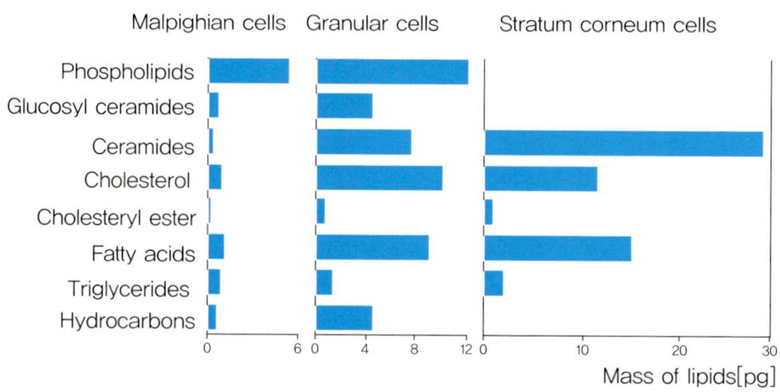

그림 11.2 ▸ 각질층의 피부장벽 지질 성분은 낮은 상피층의 인지질로부터 만들어진 세라미드, 콜레스테롤, 지방산으로 구성되어 있다.

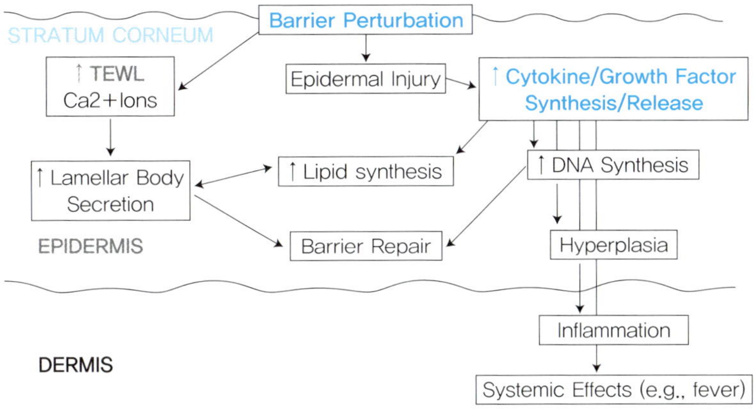

그림 11.3 ▸ 피부장벽 장애의 병태생리

2) 노인 피부의 특성 및 가려움증의 병태생리

이른바 자연보습인자(natural moisturizing factor)는 땀샘과 피지샘에서 분비되는 아미노산과 무기염류(salts), 각질층의 케라틴(keratin)과 지질의 대사분해물질들로부터 형성되며, 이들은 피부의 산도(pH)를 약산성으로 조절하고 수분을 유지하는 기능을 갖는다. 노인의 피부는 피부대사기능의 전반적인 저하로 인해 각질층 피부장벽 형성과정에서 자연보습인자가 젊은 연령군의 피부에 비해 감소되며 장벽구성지질 중 특정성분(예: 콜레스테롤)의 함량도 낮아서 피부장벽의 기능이 약화되는데, 피부가 쉽게 건조하게 되고 외부 유해인자에 노출되는 조건을 형성하는 경향이 있다(그림 11.3).[4] 이러한 점은 피부 가려움증을 유발하거나 악화시키는 요인이므로 피부 노화의 현상이 밀접하게 관련되어 있으며, 노인 피부에서 결핍된 보습인자를 보충하거나, 지질 간의 구성비율을 맞추어 피부장벽 기능을 회복시킴으로써 피부건조증을 예방하거나 완화시키는 것이 가려움증 조절에 필수적임을 시사한다.

3) 노인 피부 가려움증의 다양한 원인들

피부건조에 의해 유발되는 가려움증은 장벽기능의 저하에 따라 발생할 수 있음을 앞서 설명하였는데, 최근의 환경적 요인(공해, 유해인자), 생활환경 개선(아파트 거주문화), 과도한 목욕 습관 그리고 겨울철 난방으로 인한 건조한 실내환경 등이 중요하게 관여되어 있는 것으로 생각된다. 전신 가려움증의 다른 원인들로는 내분비계 질환인 당뇨병, 갑상선 질환과 신장 및 간 질환 등의 대사성 질환, 혈액 암인 림프종, 백혈병 등 악성 종양과 내부장기 암 등도 관련되어 있고(표 11.1), 노인 환자들은 가지고 있는 여러 기저질환에 따라 많은 약제를 복용하고 있는 경우가 빈번하므로, 약물에 의한 전신 가려움증을 일으킬 가능성이 높아지게 된다(표 11.2).

표 11.1 ▸ Causes of chronic pruritus without skin lesion

Causes of chronic pruritus without skin lesion
neurologic disorders
chronic renal failure
cholestasis
systemic infections
malignancies
endocrine disorders
exposure to some drugs

표 11.2 ▸ Drugs may cause pruritus

Drugs may cause pruritus
ACE inhibitors, Amiodarone, Anabolic steroids, Angiotensin receptor blockers, Anticonvulsants, Antimalarials, Antivirals, Aspirin and other NSAIDs Beta blockers, Benzodiazepines, Bleomycin, Calcium channel blockers, Cephalosporins, Chloroquinone, Erythromycin estolate, Fluoroquinolones, Interferons, Iodinated contrast medium, Isotretinoin, Hydroxyethyl starch, Gold, Lithium, Loop diuretics, Methoxsalen, Nicotinic acid derivatives, Opioid agonists, Oral contraceptives, Penicillins, Penicillamine, Phenothiazines, Polyvinylpyrrolidone, Quinidine, Statins, Sulfonamides, Sulfonylureas, Tamoxifen, Thiazide diuretics, Thioamides, Vancomycin

4) 노인 가려움증 규명 시 유의할 점

노인의 경우 신체적, 인지적 기능이 저하되어 있는 경우가 많아서 병력청취나 기저 질환에 대해 자세히 알아보는 것이 중요하다. 앞서 노인 가려움증의 여러 원인들 이외에도 염증성 피부 질환, 진드기, 바이러스, 박테리아 등의 외인성 유발인자, 알레르기 유발물질(hapten), 피부 pH 변화 같은 내인성 유발인자에 대한 관련성을 문진해야 한다(표 11.3). 이학적 신체진찰, 검사실 검사 등을 통해 소양증을 일으킬 수 있는 원인들을 모두 발굴하고 관련 정도의 개연성을 차별화하여 접근할 필요가 있다.[5]

표 11.3 ▸ 전신 가려움증의 원인 규명시 고려할 점들

전신 가려움증의 원인 규명시 고려할 점들
가려움증이 피부 병변과 함께 출현하는지 여부
피부병변이 있다면 일차적인 원인인지 속발적 원인인지 여부
피부 병변의 분포나 형태
가려움증의 특성과 강도, 유발유인
유발요인 환경적 혹은 외인성 vs. 내인성의 경우
두드러기, 알레르기의 여부
복용약물의 기왕력
정신과적 증상의 동반여부

5) 노인 가려움증 환자의 약물 및 기타치료

치료는 크게 국소요법, 전신요법 및 기타 등으로 나눌 수 있으며 각각의 내용은 아래의 표들과 같다.

표 11.4 ▸ 국소요법(Topical Therapy)

- **보습제(Moisturizer application)**: 단백질, 지질, 천연보습인자를 포함하므로 노인에서 약화된 피부장벽 기능을 강화하여 피부의 건조를 예방하고, 피부의 건조로 인해 발생하는 일련의 병태생리 과정을 개선시키는 역할을 하며, 표피 분화 과정에 도움을 준다.
- **Cooling agent**: Menthol 혹은 이와 유사한 물질으로 피부의 냉각수용기를 활성화시킴으로써 가려움증의 강도를 감소시킨다. 지속시간이 30분 정도로 짧게 제한된다는 단점이 있다.
- **Anesthetics**: 국소적으로는 benzocaine, lidocaine 등이 쓰인다. 그러나 물질 자체가 접촉피부염을 일으키거나 전신적인 영향을 줄 수도 있어 장시간 사용은 제한된다.
- **Doxepin**: 아토피 피부염, 접촉 피부염의 가려움증에서 효과적이다.
- **Capsaicin**: TRPV1수용체를 갖는 말초의 구심성 감각신경의 탈감작을 유발시킴으로서 작용을 나타낸다.
- **Corticosteroid**: 염증성의 피부 질환에서만 염증에 따른 피부반응을 낮추어 효과를 나타내므로, 가려움증의 치료에 있어서는 사용이 제한적이다.
- **Calcineurin inhibitors (tacrolimus, pimecrolimus)**: 대표적인 국소면역조절제로 아토피 피부염 등에 효과적이라는 보고가 있다.

표 11.5 ▸ 전신요법(Systemic Therapy)

- **Antihistamines**: 가려움증 치료에 가장 널리 사용되는 약물이다. 새로운 세대의 antihistamines 일수록 중추신경계에 미치는 영향이 적고 진정효과가 낮아서 일반적으로 추천된다, 히스타민 매개성 만성 소양증에서는 증상에 따라 1세대 항히스타민제를 사용하거나, corticosteroid, SSRI, TCA등과 병용요법을 사용하기도 한다.
- **Opioid receptor antagonists/agonists**: Opioid receptor 중 μ-receptor를 활성화시키면 가려움증이 유발되고, κ-receptor가 활성화되면 억제된다. 그러므로 μ-receptor 길항제인 naltrexone, naloxone 가 다양한 난치성 가려움증에서 사용되고, κ-receptor 작용제인 nalfurafine이 renal itch에서 사용된다.
- **Antipruritic anticonvulsants**: Gabapentin과 pregabalin은 신경전달을 감소시키는 항간질제로서, 신경병성 가려움증에서 사용된다.
- **Antidpressants**: Selective serotonin reuptake inhibitors (SSRIs)는 serotonin의 재흡수를 막아 뇌와 척수에 serotonin의 농도를 높임으로써 작용을 나타낸다. 일반적으로 잘 조절되지 않는 가려움증 치료의 2차 또는 3차 약제로 추천된다.
- **Immunosuppressants**: Corticosteroid 와 cyclosporine A, tacrolimus등이 있으며, 아토피 피부염이나 자가면역 질환의 치료에서 효과를 보이는 것으로 나타났다.
- **Aprepitant**: Neurokinin-1 receptor antagonist로써 만성 가려움증에 효과를 보이는 것으로 나타났다.

표 11.6 ▸ 기타요법(Other therapy)

- **Phototherapy**: UVA, broad-band UVB, narrow-band UVB, psoralen UVA 등이 있으며, 이들이 피부에 쬐이게 되면 면역조절 작용을 통해 염증성 피부질환, 일광두드러기, 전신질환에 의한 가려움증 등에 사용 가능하다.
- **Psychotherapy**: 최면 등을 통해 시행하며, somatoform pruritis에서 효과적이다.
- **Acupuncture**

6) 노인 피부 가려움증 조절에 도움이 되는 일반적인 생활 지침

가려움증의 원인을 직접적으로 규명하지 못하더라도 노인 피부 가려움증이 있는 환자에서는 샤워나 목욕 시에 뜨거운 물보다는 시원하거나 미지근한 물을 사용하는 것이 도움이 되며, 그 노출 시간은 짧게 제한하는 것이 좋다. 또 높은 pH의 알칼리성 세안제나 알코올이 함유된 세안제, 피부용품은 피하는 것이 좋다. 그리고 목욕 후에는 피부가 최대한 수분을 함유할 수 있도록 즉시 보습 크림을 바르는 것이 좋다. 그 외에도 매운 음식 피하기, 손톱을 항상 짧게 유지하기, 의복은 가볍고 헐렁한 것으로 착용, 가습기나 에어컨디셔너를 사용하여 실내 온도와 습도를 항상 쾌적한 상태로 유지하는 것 등은 가려움증 조절에 도움이 된다.

3 결론

노인 환자에서 가려움증은 피부질환, 전신 질환, 신경계 질환, 심인성 원인 등 다양한 원인에 의해 발생한다. 또한 노인환자에서는 많은 동반 질환을 가지고 있어, 가려움증의 원인을 찾는 과정이나 치료를 하는 과정 모두 쉽지 않다. 특히 신체적, 정신적인 결함을 가지고 있는 경우라면 감각기능의 중증도를 판단하거나, 치료 순응도를 조사하기도 어렵다. 따라서, 노인 가려움증 환자에서는 이러한 점들을 모두 고려하여 환자 개개인을 세밀히 검사하고, 개별 특성에 따른 차별화된 치료를 시행해야 할 것이다. 지금까지 가려움증에 대해서 여러 가지 약물들이 사용되고는 있지만, 아직 여기에 관여하는 매개체나 신경수용체에 대해서는 정보가 많이 부족한 형편이다. 현재 사용되고 있는 약물들에 대해서도 placebo-controlled, randomized trial을 통해 그 효과를 정확히 입증해야 할 것이다. 최근 anti-IL-31, anti-nerve growth factor와 같은 monoclonal antibody, gastrin releasing peptide and its receptor, cannabinoid receptor agonists 등 새로운 물질들에 대해서도 임상적 적용가능성에 대한 연구가 이루어지고 있으나 아직까지는 신약이 개발될 가능성이 높지 않아 보인다. 그러나 가장 기본적이고 중요하게 명심할 것은 나이가 들어감에 따라 피부의 장벽기능은 약화되며, 저하된 자연보습인자와 피부 수분 함량으로 인해 항상 건조하고 가려운 피부의 특성을 갖게 된다는 점이다. 따라서 이를 개선하기 위한 적절한 보습제 사용 및 안전한 국소제제의 개발이 점점 중요해진다는 것이다.[6]

참고문헌

1. Cassano N, Tessari G, Vena GA, Girolomoni G. Chronic pruritus in the absence of specific skin disease: an update on pathophysiology, diagnosis, and therapy. Am J Clin Dermatol 2010;11:399-411
2. Ward JR, Bernhard JD. Willan's itch and other causes of pruritus in the elderly. Int J Dermatol 2005;44:267-73.
3. Kottner J, Lichterfeld A, Blume-Peytavi U. Maintaining skin integrity in the aged: a systematic review. Br J Dermatol 2013;169:528-42
4. Long CC, Marks R. Stratum corneum changes in patients with senile pruritus. J Am Acad Dermatol 1992;27:560-4.
5. Aoyama H, Tanaka M, Hara M, Tabata N, Tagami H. Nummular eczema: An addition of senile xerosis and unique cutaneous reactivities to environmental aeroallergens. Dermatology 1999;199:135-9.
6. Steinhoff M1, Cevikbas F, Ikoma A, Berger TG. Pruritus: management algorithms and experimental therapies. Semin Cutan Med Surg 2011;30:127-37.

12 노인환자에서 수술결정시 주의사항

아주대학교 의과대학 이비인후과 **정연훈 · 임혜진**

1 서론

65세 이상의 노인 인구가 늘어나 고령화 사회가 됨에 따라 이비인후과 질환을 호소하고 치료를 요하는 노인 환자가 늘어나고 있다. 노인이란 생리적, 신체적 기능의 감퇴로, 생리적 변화가 일어나 개인의 자기 유지 기능과 사회적 기능이 약화되어 있는 사람을 뜻한다(노인복지법 1981). 우리나라의 경우 1970년에 노인 인구(65세 이상)가 3.1%이던 것이 2000년에 7.2%, 2013년에 12.2%로 매년 지속적으로 증가하였으며, 2030년 24.3%, 2050년 37.4% 수준에 이를 것으로 전망하고 있다(통계청, 장래인구추계, 2011). 미국의 경우에도 1960년도에 노인 인구가 9%이던 것이 2000년 12.4%으로 증가하였으며, 2030년에는 20%에 근접할 것으로 예상하고 있다. 또한 Creighton FX Jr 등이 보고한 바에 의하면, 2004년에서 2010년까지 미국 일차 병원 이비인후과에 내원한 신환 131,700명을 대상으로 분석한 결과 이과(otology) 환자가 가장 높은 비율을 차지했으며, 연령별로 볼 때 66~100세까지의 고령 환자들에서 청력저하, 외이도 질환, 이명을 포함한 기타 귀 질환, 삼출성 중이염, 이관기능 장애, 어지럼증 등의 이과질환의 빈도가 상대적으로 높았다.[1] 또한, 생활 수준이 향상되고 삶의 질의 중요성이 높아짐에 따라 치료를 원해 병원을 찾는 환자들도 늘어나고 있는 현실이다.

고령 환자에서 올 수 있는 이비인후과 질환들 중 보존적 치료만으로 치료가 되지 않는 환자의 경우에는 수술적 치료를 고려하게 된다. 고령 환자의 수술은 수술의 종류와 관계없이 고령과 관련된 불가피한 동반 질환들과 다양한 약제 복용으로 인한 약물 상호작용의 위험이 있다. 노인환자는 전신 건강상태가 불량하고, 이미 동반하고 있는 내과적 질환들로 인해 술 후 합병증이 생기기 쉽다. 따라서, 술자는 수술 외의 다른 보존적 치료 방법이 있는지, 수술이 불가피한 경우 어느 정도의 범위로 시행할 것인지 결정하여야 한다. 또한 수술을 고려할 경우 술 전에 가능성 있는 위험 인자들을 철저히 파악하여 술 후 수술에 의해 발생할 수 있는 이환율(morbidity)과 사망률(mortality)뿐만 아니라 마취와 관련된 합병증을 줄일 수 있도록 해야 할 것이다.[2] 이비인후과 질환들 중 고령 환자에서 빈도가 높은 두경부 암의 경우는 수술적 치료가 기본이 되고, 수술적 치료가 불가능하거나, 전신상태가 좋지 못한 경우에는 항암, 방사선 치료 등을 고려한다. 두경부 암의 경우는 환자의 전신상태가 허락하는 한 적극적인 치료를 해야 하나, 이과 질환의 경우는 악성 종양을 포함한 몇몇 질환을 제외하고는 치료 방법이 환자에 따라 달라질 수 있다.

이에 본 장에서는 노인 환자에서의 이과 질환의 특성과 이 중 수술을 요하는 질환에서의 수술결정시 주의해야 할 사항에 대해 알아보고자 한다.

2 본론

1) 노화에 의한 귀의 변화

나이가 들어감에 따라 귀는 생리학적인 변화를 거치게 되는데, 이는 중추 청각 경로(central auditory pathway)뿐만 아니라 말초 청각 경로(peripheral auditory pathway)에서도 일어난다. 외이의 경우 귓바퀴(pinna)의 퇴행성 변화가 일어나고, 외이도 피부 부속기인 분비선의 수적 감소 및 기능 저하, 피부나 고막의 위축 및 유연성 감소가 일어난다. 이는 외이를 건조하게 만들고, 외이도의 협착이 동반될 수도 있으며, 전도성 난청을 초래하기도 한다. 중이의 경우는 비특이적인 골염(osteitis)이나 이소골의 경화가 일어난다. 또한 이관(eustachian tube)의 경우, 노화와 관련하여 이관 연골의 석회화(calcification)와 구개범 장근(tensor veli palatini muscle)의 위축을 가져와 이관기능 장애의 원인이 되기도 한다는 보고도 있다.[3] 내이의 경우에는 와우내 유모세포와 지지세포의 위축(atrophy), 코르티기(organ of Corti), 기저막(basilar membrane), 혈관조(stria vascularis) 내의 상피 조직과 내이의 혈관들의 동맥경화성 변성(arteriosclerotic degeneration)이 일어나 결국 청신경의 퇴화와 나선신경절 세포(spiral ganglion cell)의 소실을 가져온다.

2) 노인 환자에서 수술을 요하는 이과 질환

노인의 경우 이관과 그 주변 구조의 변화에 따른 이관기능부전(eustachian tube dysfunction)이 올 수 있으며, 이는 삼출성 중이염(otitis media with effusion)을 일으키기도 한다. 삼출성 중이염이 지속될 경우 환기관 삽입술의 고려하게 되는데, 어른의 경우는 소아와 달리 외래 또는 수술실에서 국소마취하 간단히 수술적 처치를 시행할 수 있기 때문에 크게 주의해야 할 사항은 없다.

만성 중이염의 경우 환자는 난청, 이루 등의 증상을 주로 호소하게 되는데, 이는 크게 천공성(비진주종성) 만성 중이염과 진주종성 중이염(chronic otitis media with cholesteatoma)으로 분류할 수 있다. 만성 중이염은 환자의 주 증상과 치료의 목표, 청력, 연령, 동반 질환 및 전반적인 전신 건강 상태에 따라 치료의 방법이 달라질 수 있다. 만성 비진주종성 중이염 환자의 경우, 만성적인 이루를 호소하는 경우 대증적인 치료(외이도 또는 중이강의 주기적인 드레싱, 점이액의 사용, 이루의 세균 및 항생제 감수성 검사를 통한 적절한 항생제의 사용)로 이루를 멈추게 한 후, 해결이 잘 되지 않을 경우 또는 근본적인 치료를 위해 수술을 권유한다. 만약 염증을 완전히 제거하고 청력 개선을 원한다면 고실 성형술 또는 고실유양돌기 절제술(tympanoplasty with/without mastoidectomy)의 수술적 치료를 고려할 수 있다. 하지만 수술적 치료를 원치 않거나 고령으로 인해 전신 건강 상태가 양호하지 않아 수술이 어려운 경우는, 경우에 따라 염증을 조절하고 보청기를 시도해 볼 수 있다. 진주종성 중이염의 경우는 병의 진행 정도에 따라 치료방법이 달라지게 되는데, 진주종 전단계(precholesteatoma)이거나 초기 진주종(early cholesteatoma)인 경우는 대증적 치료를 하면서 경과 관찰(wait and see)을 하기도 한다. 병이 진행하여 주변 구조를 녹이고, 청력이 떨어지거나 염증이 반복되는 경우, 합병증이 동반된 경우는 추가적인 주변 구조물의 손상을 막기 위해 수술적 치료가 필수적일 수 있다. 귀 수술은 고실 성형술과 같은 1시간 정도 소요되는 수술의 경우는 국소마취도 가능하며, 고령의 환자의 경우 전신마취가 필요한 경우는 이에 대한 평가가 필요하다.

악성 외이도염(malignant external otitis)의 경우에는 고령의 당뇨 환자(90% 이상)에게 주로 나타난다. 과거에는 병변을 광범위하게 외과적으로 절제하였으나, 항생제의 발달로 최근에는 집중적인 항생제 치료를 주로 하며, 약물 요법에 실패하였을 경우 수술적 치료가 필요하기도 한다.

이개나 외이도에 생긴 악성 종양의 경우도 대개 50대 이후에 발견되며, 치료는 수술적 완전 절제가 원칙이다. 하지만, 병변의 침범 범위 및 진행 정도, 환자의 전신적 상태에 따라 근치적(curative) 또는 고식적(palliative)인 수술적 치료를 고려하며, 필요에 따라 술 후 방사선 치료를 시행한다.

최근에는 고도의 난청환자 중 보청기를 착용해도 효과가 없는 노인 환자들을 대상으로 인공와우 수술을 하는 경우도 많으며, 이 경우 대부분의 병원에서는 전신 마취하 수술이 이루어져 환자의 전신적 건강상태의 평가가 반드시 필요하며, 병원에 따라 전신 건강상태가 양호하지 못한 경우는 국소마취로 수술하는 병원도 있다.

3) 노인 환자에서의 일반적인 수술

서론에서 언급한 바와 같이 노인 환자들은 나이와 관련된 동반 질환들을 이미 가지고 있으며, 다양한 종류의 약제를 복용하고 있어 이러한 약물 간 상호작용이 일어날 위험요인이 있다. 일반적으로 고령의 남성이 여성보다 수술에 의한 위험도가 더 높은 것으로 알려져 있으며, 생활 연령(chronological age)보다 생리적 연령(physiologic age)이 더 중요하다. 또한, 나이 자체보다는 동반질환의 유무가 더욱 중요하며, 관상동맥질환, 허혈성 심부전, 심근 경색, 당뇨, 고혈압, 신장 질환, 만성 폐쇄성 폐질환, 뇌혈관질환, 치매, 말초 혈액 질환들을 동반할 경우 그 위험도가 더 높다. 즉, 노인 환자들은 불량한 전신 건강 상태와 노인에서는 흔한 심혈관계 질환이나 당뇨병 등의 기존에 가지고 있던 내과질환들 때문에 술 후 합병증이 발생할 확률이 더 높아, 이러한 가능성을 잘 분석한 후 수술을 결정해야 한다.

이학적 검사 후에 흉부 방사선 검사, 혈액 검사, 소변 검사, 그리고 동반 질환에 따라 심초음파와 같은 추가적인 검사를 해야 한다. 이를 통해 환자가 얼마나 전신마취 또는 국소마취에 잘 견딜지를 반드시 평가하여, 수술의 위험인자와 이득을 환자와 가족에게 분명히 설명해야 한다.

저자의 경우는 전신 마취의 경우는 수술 전 마취과 의사와의 협의 진료를 통해 결정하게 되며, 이때에는 저자가 근무하는 병원의 가이드 라인에 따라 평가한다. 국소 마취에 대한 평가는 수술자의 판단에 따라 결정하게 되고, 필요에 따라 타과의 협의 진료를 통해 자문을 구하기도 한다.

저자의 병원 가이드라인을 소개하면, 보통 소아/성인으로 나누어져 평가하며, 노인을 따로 구별하지는 않는다. 하지만 80세 이상의 고령인 경우에는 특별한 질환이 없는 경우에도 호흡기내과 협진 후 폐기능 검사를 추가로 시행한다. 마취과에 협진을 의뢰하기 위한 일반적인 준비사항으로는 활력증상(혈압, 맥박, 체온), 체중, 신장, 흉부 방사선 검사(영상의학과 공식 판독 포함), 혈액 검사(complete blood count with platelet count, routine chemistry, PT, aPTT), 소변검사, 환자의 자가약 확인, 당뇨, 심장병의 기왕력, 호흡곤란, 흉통 등의 증상을 확인하고, 수술명, 마취 방법, 수술 소요시간을 명시하여 의뢰한다. 동반 질환 중 흔한 고혈압의 경우, 안정 시 2회의 혈압을 측정하여, 1회라도 수축기 혈압 160 이상 또는 이완기 혈압이 100이상 인 경우 순환기 내과 협의 진료를 시행한다. 당뇨의 경우는 수술과 관련하여 심장 합병증 또는 창상감염을 일으킬 수 있어 주의를 요한다. 합병증의 발생은 혈당의 조절 정도보다는 동반 합병증(관상동맥질환, 만성 신부전, 자율 신경병증)의 유무와 관련성이 높다. 공복혈당 또는 무작위 혈당, 당화 혈색소(HbA1c)를 검사하여, 공복혈당 < 150 mg/dl, 식후 또는 무작위 혈당 < 220 mg/dl, 당화 혈색소 < 8%인 경우에는 내분비 대사 내과 협의 진료는 시행하지 않는다.

이러한 요소들을 종합 분석하여 수술로 인해 얻을 수 있는 이득(benefit)과 마취나 수술술기로 인한 위험요소(risk)들을 비교하여 이득이 위험요소보다 커야 수술을

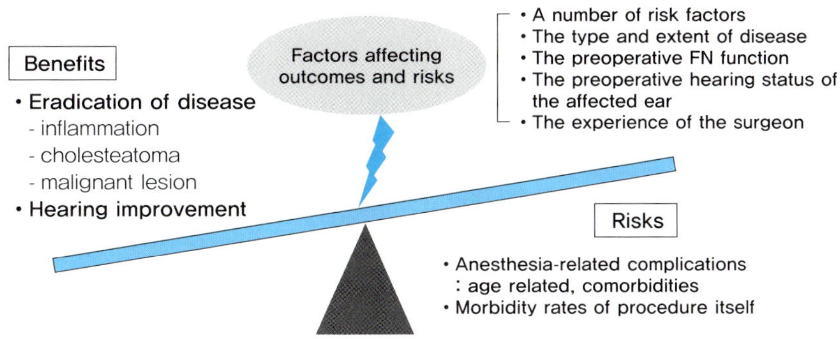

그림 12.1 ▸ 귀 질환에 대한 수술결정 모델. 노인의 경우 노화와 연관된 기저질환과 생리적 변화로 위험인자가 발생하므로 마취와 연관된 위험인자와 수술로 인한 환자의 이득을 고려하여 수술여부를 결정한다.

결정할 수 있다. 이를 바탕으로 수술적 치료를 할지 아니면 비수술적 치료를 할지를 결정하고, 수술을 한다면 전신마취를 할지 국소마취 할지를 결정하게 된다(그림 12.1).

4) 이과 수술별 고려 사항

고실 성형술(tympanoplasty)과 유양돌기 절제술(mastoidectomy)

과거의 문헌을 고찰해 보면, 60세 이상의 환자에서 고실 성형술은 권유되지 않았었다. 왜냐하면, 이식 실패율(graft failure)이 높다고 알려져 있고, 폐질환, 심혈관 질환 등의 합병증의 빈도가 더 높다는 보고들이 있었기 때문이다.[4] 하지만, 전신마취 기술의 발달로 마취와 관련된 부작용이 급격히 감소함에 따라 근래에는 예전보다 안전하게 수술이 가능하게 되었고, 수술 술기 또한 예전보다 발달하였다. 하지만 술 후 결과를 위해서는 주의 깊은 환자의 선택이 중요하다. 술전 평가 시 이환 기간, 흡연, 알코올 섭취 여부, 내과적 질환, 알레르기 과거력, 영양학적, 대사적, 정신적 문제 등의 다른 동반 질환들의 유무를 확인해야 한다. 환자의 상태에 대해서는 환자와 그 가족들로부터 정보를 모을 수 있다. 술전 상담의 과정을 거치게 되는데, 먼저 고령에서도 고실성형술이나 유양동 절제술은 보통은 안전한 술식이라는 것을 설명해야 한다. 또한, 노인의 경우에는 혼합성 난청 환자도 많기 때문에 수술 후 보청기 등의 추가적인 처방이 필요할 수 있음도 설명해야 한다.

연령 및 동반 질환과 관계없이 유양돌기 절제술이 불가피한 경우가 있는데, 뇌수막염(meningitis), 뇌농양(brain abscess)과 같은 두개내 합병증이나 미로염, 안면마비와 같은 두개외 합병증이 있는 경우이다. 지속적이고 반복적인 이루, 이통, 급성 유양동염, 측두골의 종양, 뇌척수액 유출(CSF leak)이 동반된 측두골 골절, 안면신경 감압술을 요하는 안면마비, 진주종성 중이염 등의 경우에도 수술적 치료가 필요하다.

이학적 검사 시 Valsalva maneuver를 시행하여 이관 기능을 평가해야 하며, 특히 노인에서는 더욱 중요하다. 유양돌기 절제술 및 고실 성형술은 중이와 유양동의 감염, 염증 병변을 제거함으로써 이루가 없는 귀를 만들고, 소리 전달 구조를 재건하여 청력을 개선시키는 것을 목표로 한다. 1999년 Radpour S의 연구에 따르면, 젊은 사람이나 고령자에서 고실성형술의 결과의 차이는 없는 것으로 보고되고 있으며, 일반적으로 고령 환자도 비교적 수술에 잘 견디며, 중년이나 젊은 환자들과 비교하여도 치유 과정이 길지 않다고 하였다.[4] 연령과 상관 없이 수술 결과에 영향을 미치는 인자들은 중이와 유양동의 병변의 범위 및 중증도, 고막 천공의 크기 및 위치, 중이 점막의 상태, 이관의 기능, 술전 청력, 수술자의 경험, 수술 방법 등이 있다.

고령의 환자에서 또 한 가지 고려해야 할 사항은 수술 방법의 결정이다. 예를 들어 진주종성 중이염의 경우, 젊은 환자의 경우 폐쇄동 유양돌기 절제술(canal wall up mastoidectomy)을 시행하고, 이차적 고실개방술(second look exploration)을 고려할 수 있다. 하지만 고령의 노인 환자의 경우 수술을 여러 차례 하는 것이 환자에게 부담이 될 수 있어, 병변의 제거가 용이하지 않은 경우에는 개방동 유양돌기 절제술(canal wall down mastoidectomy)을 시행하고, 저자의 경우는 1차 수술 시 이소골 재건술(ossiculoplasty)까지 시행하기도 한다. 고령 환자의 경우에는, 한 번의 수술로 병변을 완전히 제거하기 위해 술자는 모든 노력을 다해야 한다.

2010년 Migrov L[5]이 연구한 결과를 보면, 65세 이상의 노인에서 유양동 절제술을 시행한 환자 27명을 대상으로 동반질환 및 증상, 합병증에 대해 분석하였다. 16명이 진주종성 중이염으로 가장 많았으며, 5명은 비진주종성 중이염, 이성 뇌수막염이 동반된 경우 3명, 악성 외이도염 환자 3명이었다. 2명을 제외한 환자에서 동반 질환이 있었으며, 10명은 2가지 이상의 질환을 동반하였다. 진주종성 중이염 환자(16명) 중 9명은 진주종성 중이염의 합병증으로 응급 수술을 시행하였으며, 1명은 측두엽의 뇌농양을 동반하였다. 4명은 안면 마비를 동반하였으며, 그 중 1명은 술 후 부분적으로 회복되었으며, 나머지 3명의 환자는 회복되지 않았다. 전정 증상을 호소하던 5명의 환자 중 1명은 미로 누공이 있었으며, 이미 청력은 소실된 상태였으며, 외림프액누공 폐쇄를 위한 추가적인 이차 수술을 요하였다. 나머지 4명의 환자의 어지럼은 술 후 2~6주 내에 회복되었다. 진주종성 중이염 환자 중 12명은 근치 유양동 절제술(radical mastoidectomy)을 시행하였으며, 4명의 환자는 보존적인 폐쇄성 유양동 절제술을 시행하였다. 한 명의 환자는 술 후 15개월째, 재발한 진주종으로 재수술을 시행하였다. 4명의 환자는 술 전 이미 전농상태였으며, 2명은 술 후 청력을 잃었는데 1명은 진주종이 난원창을 침범하였으며, 나머지 1명은 미로와 내이도를 침범한 경우였다. 5명의 비진주종성 중이염 환자 중 미로염이 동반되었던 2명은 폐쇄성 유양동 절제술을 시행하였으며, 안면 마비가 동반된 1명은 근치적 절제술을 시행하였으며, 나머지 2명은 오랫동안 지속된 이통으로 폐쇄성 유양동 절제술을 시행받았다. 안면마비가 동반되었던 환자는 술 후 일부만 회복되었다. 이성 뇌수막염이 있었던 환자 3명 중 한 명은 중두개와 골판(tegmen tympani)의 손상 및 경질막의 손상으로 측두근 근막과 근육을 이용하여 재건하였으며, 3명 모두 재발은 일어나지 않았다. 악성외이도염으로 수술을 받은 3명의 환자는 모두 안면신경기능이나 청력의 호전을 보이지는 않았다. 총 27명 중에서 술 후 청력 저하(2명), 만성적인 이루(2명), 진주종의 재발(1명)의 합병증이 보고되었다. 이 연구에서는, 고령의 환자들에서 생명을 위협하는 합병증(66%)이 동반되어 수술적 치료를 하였다. 저자들은 술 후 평형기능이나 청력이 호전되지 않고 악화될 수 있음을 충분히 설명하여야 한다고 강조하였으며, 마취와 관련된 이환율은 없었으며, 수술 자체로 인한 이환율 또한 낮았다고 보고하였다. 또한 오랫동안 만성적인 염증이 동반되었던 노인 환자의 경우 합병증 동반의 가능성을 염두해 두고 평가 및 치료에 임해야 한다고 강조하였다.

인공와우 수술(cochlear implantation)

인공와우 수술의 적응증이 점차 확대되어 가고 노인들이 삶의 질 향상에 많은 관심을 보이면서, 고령 환자의 인공와우 수술은 점차 늘어가는 추세이다. 인공와우 수술은 노인환자의 삶의 질을 높이는데 비용-효과 대비면에서 효과적인 술식임은 분명하다. 이는 대부분 전신 마취하 이루어지기 때문에 수술을 고려할 때에는 환자의 전신 상태나 동반 질환의 위험 요소가 있는지 평가가 필요하다. 또한 노인 환자의 경우에는 뇌의 노화과정으로 중추성 노화성 난청(central presbyscusis)이 발생하기 때문에 술 후 청력 효과에 대해서도 고려한 후 수술을 결정해야 한다.

Lenarz M 등[6]은 인공와우 수술을 시행받은 언어 습득 후 난청(postlingual deafness) 환자 중 젊은 성인과 70세 이상의 고령 환자의 언어 평가 결과를 비교하여 연령에 따른 듣기 수행 능력(hearing performance)을 비교하였다. 조용한 상황 하에서의 언어평가 시에는 비슷한 결과를 보였으나, 소음 상황하에서는 고령 환자에서 낮은 결과를 보여 이는 중추성 노화성 난청으로 설명할 수 있다고 하였다. 하지만 술 후 6개월에서 12개월 사이에는 비슷한 학습 곡선을 보여, 노화가 일어난 뇌에도 인공와우를 통한 소리자극을 통한 재활 효과가 있고 뇌의 가소성(plasticity)이 여전히 있음을 보고하였다. 따라서 노인 환자의 경우 소음상황하 언어 인지를 높이기 위한 청각 재활과 인지 훈련 프로그램이 필요하며, 느린 학습곡선을 보이지만 결국 젊은 성인과 비슷한 결과를 보일 수 있음7을 환자 및 보호자에게 설명하여야 한다.

외이, 외이도의 악성 종양

외이, 외이도의 악성 종양의 경우는 수술적 광범위한 절제가 필수적이다. 하지만 저자의 경험상 고령이거나 다른 동반 질환들로 인해 환자가 수술을 꺼려하거나 술 후 발생할 수 있는 전신 마취에 대한 합병증에 대한 설명을 듣고 환자나 가족들이 수술을 주저하는 경우가 있어 수술의 결정에 어려움이 있다. 저자의 경우는 가능한 국소 마취하 고식적인 절제라도 시도하고자 하며, 필요시 술 후 방사선 치료 등을 계획하기도 한다.

5) 노인환자에서의 마취로 인해 발생할 수 있는 합병증 및 관리

나이가 증가함에 따라 각 장기의 기능은 감소하고 스트레스에 대한 방어 능력이 감소된다. 노화는 마취의 약동학적 측면과 약력학적 측면의 변화를 가져온다. 노화가 진행함에 따라 신기능이 감소하므로 약제 사용 또한 약 1/3 정도로 줄여야 한다.

술 후 발생할 수 있는 합병증으로는 심근 경색, 심근 허혈 등과 같은 심장 합병증과 폐렴, 저산소증, 저환기, 무기폐와 같은 호흡기계 합병증, 뇌졸중과 같은 뇌혈관계 합병증, 술 후 섬망(delirium), 저체온증 등이 있으며, 모든 합병증은 노인에서 발생 가능성이 더욱 높다. 마취과 의사는 마취 시 혈행학적 안정성을 줄 수 있는 노인환자에 맞는 마취 약제와 혈관 확장제를 사용한다. 수술의는 노인환자의 경우 술 전에 금연을 더욱 철저히 하도록 관리해야 하고, 영양 실조를 보충해야 하며 흉부 물리요법(chest physiotherapy) 등을 교육해야 하며, 수액을 과다하게 주지 않도록 해야 한다. 당뇨병이 동반된 경우 조절되지 않는 높은 혈당치는 심혈관계 합병증을 높힐 수 있으며, 술 후 창상 감염률 및 호흡기 감염, 폐쇄성 무호흡 증후군의 발생 확률이 더 높다. 따라서 항생제의 적절한 투여 및 보조적 산소 요법, 마약성 진통제를 가급적 줄이는 것이 중요한 관리 방법이다.

전신마취가 불가능한 경우나 간단한 수술이어서 국소마취를 계획하는 경우에도 주의해야 할 사항들은 있다. 이상적인 국소 마취제는 낮은 농도에서도 효력이 있고 투과성이 좋으며, 작용 발현 시간이 빠르고, 작용 시간이 길어야 한다. 또한 신경 손상이 없고, 그 효과가 가역성이며, 전신 중독 증상이 적어야 한다. 국소 마취제의 독성은 전신적 또는 국소적으로 나타날 수 있으며, 그 중 중추 신경계와 심혈관계 합병증이 가장 문제가 된다. 국소 마취제의 혈중 농도는 주입된 양, 주입된 부위의 흡수율, 조직에서의 재분포, 생체 내 변환 정도, 배설에 의해 결정된다. 나이, 심혈관 상태, 간기능 등의 환자와 관련된 요소들이 생리적 소인 및 혈중 농도에 영향을 준다.

저자는 주로 1:100,000 epinephrine이 첨가된 2% lidocaine 용액을 치과용 주사기를 이용하여 침윤 국소 마취를 한다. 침윤 마취의 경우 발현은 바로 나타나지만, 작용시간은 약제에 따라 다르다(표 12.1).[8] Epinephrine과 같은 혈관 수축제가 첨가된 경우 국소마취제의 혈관 흡수를 줄일 수 있어 더 많은 국소 마취제가 세포막에 도달하고 마취의 강도와 지속 시간을 증가시키며 독성을 줄인다. 나이가 들수록 lidocaine의 혈중내 반감기가 길어지기 때문에 주의해야 하며, lidocaine과 같은 amide형 국소 마취제의 대사는 각 개인의 간기능에 달려 있어 비정상적으로 간 혈류가 낮거나 간기능이 나쁜 경우에는 고농도를 보여 주의가 필요하다. 침윤 마취의 용량은 마취를 시킬 범위와 수술 시간에 달려있다. Lidocaine의 경우 0.3에서 0.5%로 희석하는 것이 성인에게서 유용하며, 넓은 부위를 마취하는 경우는 더 희석된 용액을 쓸 수 있다. 국소 마취제는 적절한 해부학적 위치에 알맞은 용량을 쓴다면 거의 부작용이 없다. 하지만 잘못된 위치에 주입되거나 너무 많은 용량이 쓰이면 부작용이 생긴다. 독성을 일으킬 수 있어, 전신적으로 중추신경계나 심혈관계 독성을 일으킬 수 있다. 특히 고혈압, 동맥경화, 심부전, 갑상선 기능 항진, 당뇨병 환자의 경우 주의를 요한다. 이러한 독성을 막기 위해서는 계속 혈액의 역류 여부를 확인하면서 천천히 간헐적으로 주사한다. Epinephrine을 포함한 국소 마취제를 정맥내로 주

표 12.1 국소마취제의 농도, 최대 용량과 효과지속기간[8]

Agent	Agent without Epinephrine			Agent with Epinephrine	
	Concentration (%)	Max Dose* (mg)	Duration (min)	Max Dose (mg)	Duration (min)
Short Duration					
Procaine	1~2	500	20~30	600	30~45 †
Chloroprocaine	1~2	800	15~30	1000	30 †
Moderate Duration					
Lidocaine	0.5~1	300	30~60	500	120~360 ‡
Mepivacaine	0.5~1	300	45~90	500	120 ‡
Prilocaine	0.5~1	350	30~90	550	120 ‡
Long Duration					
Bupivacaine	0.25~0.5	175	120~240	200	180~240
Ropivacaine	0.2~0.5	200	120~240	250	180~240

Max, maximum.
* : Maximum Dose means total cumulative infiltrative injection dose per procedure.
† : Acting duration is changed to moderate duration.
‡ : Acting duration is changed to long duration.

사하면 혈압과 맥박의 상승을 일으킬 수 있다. 또한 마취시 환자에게 이명, 입주위 창백, 혼몽, 어지럼과 같은 국소마취제의 중추신경계 독성과 관련된 질문을 하면서 약물을 천천히 간헐적으로 주사해야 한다.

3 결론

노인 환자의 경우 생리적 연령 및 연령과 관련된 동반 질환, 다양한 약제의 복용으로 인한 약물 상호작용으로 인해 술 중/후 여러 위험 인자들을 가지고 있다. 따라서 술전 환자의 위험인자를 파악하여 이에 대한 대비를 해야 하며, 마취로 인한 합병증 또한 발생하지 않도록 세심한 주의가 필요하다. 마취 기술의 발달 및 수술 술기의 발달로 대부분의 이과 수술은 고령에서도 안전하게 시행할 수 있으나, 환자가 얻을 수 있는 이득과 수술시 발생하는 위험인자를 비교하여 수술을 결정하여야 하며, 고령의 환자 수술시에는 한번의 수술로 끝날 수 있도록 노력을 다해야 하겠다.

참고문헌

1. Creighton FX Jr, Poliashenko SM, Statham MM, Abramson P, Johns MM 3rd. The growing geriatric otolaryngology patient population: a study of 131,700 new patient encounters. Laryngoscope 2013;123:97-102.
2. Liu LL, Wiener-Kronish JP. Perioperative anesthesia issues in the elderly. Crit Care Clin 2003;19:641-56.
3. Takasaki K, Sando I, Balaban CD, Haginomori S, Ishijima K, Kitagawa M. Histopathological changes of the eustachian tube cartilage and the tensor veli palatini muscle with aging. Laryngoscope 1999;109:1679-83.
4. Radpour S. Tympanoplasty in geriatric patients: Surgical considerations, Ear Nose Throat J 1999;78:484-8
5. Migrov L, Weissburd S, Wolf M. Mastoidectomy in the elderly. ORL J Otorhinolaryngol Relat Spec 2010;72:80-3.
6. Lenarz M, Sönmez H, Joseph G, Büchner A, Lenarz T. Cochlear implant performance in geriatric patients. Laryngoscope 2012;122:1361-5.
7. Herzog M, Schon F, Muller J, Knaus C, Scholz L, Helms J. Long term results after cochlear implantation in elderly patients. Laryngorhinootologie 2003;82:490-3.
8. YC Lee. Local anesthetics. In: The Korean Society of Anesthesiologists. Anesthesia and Pain Management. 2nd Ed. Seoul:Koonja Publication;2009. p.1141-60.

13 이비인후과 외래에서의 노인환자 면담

연세이비인후과 의원 **홍성수**

1 서론: 왜 노인환자가 중요한가?

의료(medical practice)란 사회의 변화와 분리하여 생각할 수 없으며 최소한 5년에서 10년 이후의 사회적 변화를 예측하고 대비하여야 한다. 의사는 질병이 아니라 질병이나 기능의 이상으로 고통받는 사람을 다뤄야 하기 때문이며 그 중에서도 가장 중요한 것이 인구구조의 변화이다. 인구구조의 변화 예측은 미래에 대처해야 할 환자의 특성을 좌우하며 이와 같은 예측을 바탕으로 의과대학 학생 교육과 전공의 수련 과정에서도 미래에 활동할 유능한 의사 인재를 양성해야 할 것이다.

노령화지수(aging index, 老齡化指數)란 14세 이하 인구 대비 65세 이상 노령인구의 백분율로 정의되며, 이에 따라 노령 인구비율이 7%를 넘으면 노령화 사회(aging society, 2008), 14%를 넘으면 노령사회(aged society) 그리고 20%를 넘으면 초노령사회(post-aged society)라고 분류한다.

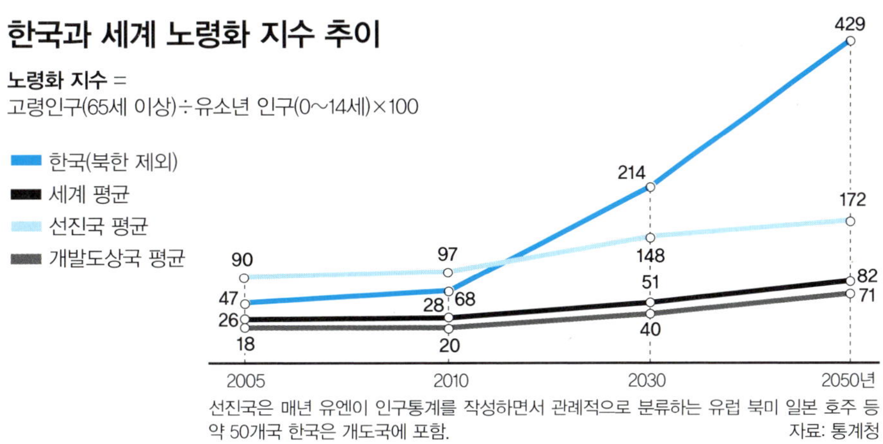

그림 13.1 ▸ 2011년의 통계청 자료에서 제시하는 노령화 지수의 추이와 예측만 봐도 한국은 2005년도 4.7%(세계 평균 2.6%, 선진국 9%), 2010년도에는 6.8%(2.8%, 9.7%)으로 2018년에는 본격적인 노령사회로 진입을 하고 2026년에 초노령사회 그리고 2030년에는 21.4%(5.1%, 14.8%), 2050년에는 42.9%(8.2%, 17.2%)의 가파른 진행을 예측하고 있다. [통계청 그림 자료 인용]

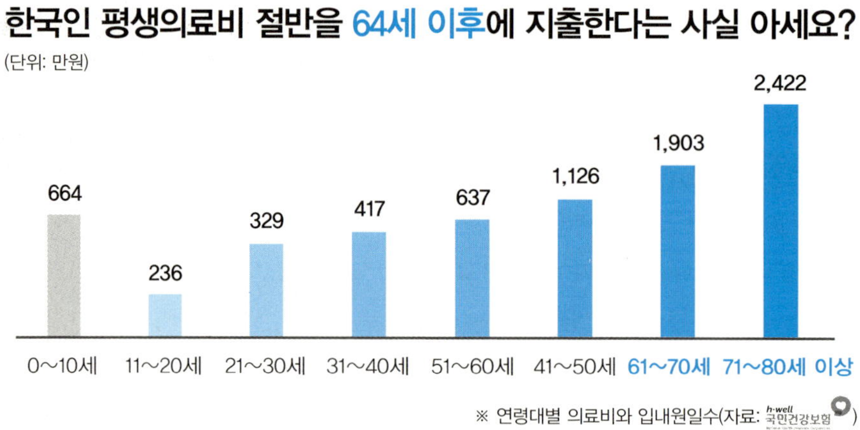

그림 13.2 ▸ 2012년 국민건강보험공단의 대국민 홍보 자료에서 연령대 별 평균 의료비 지출을 살펴 봐도 일인당 평균 평생의료비 7,734만원 중 10세 이하 664만원(8%), 11~20세 236만원(3%), 21~30세 329만원(4%), 31~40세 417만원(5%), 41~50세 1,126만원(8%), 51~60세 637만원(14%), 61~70세 1,903만원(24%), 71~80세 2,422만원(31%)으로 평생 의료비 중 절반 이상을 64세 이후에 지출한다. [국민건강보험공단 그림 자료 인용]

우리나라의 노령화는 이미 되돌릴 수 없는 현실이 되었고 현재 전 세계적으로 일본을 앞지를 만큼 빠른 진행을 하고 있다. 지난 40여 년간의 영양 섭취와 생활 환경의 개선, 그리고 눈부신 의료 기술의 발달과 1차 의료 기반의 확충으로 전체 인구의 건강 상태와 수명은 획기적으로 늘어난 반면, 아이엠에프 사태 이후 사회경제적인 이유로 결혼이 늦어지고 독신자 비율이 늘어나면서 동시에 미래에 대한 불안과 자녀 양육의 부담으로 출산율 역시 전세계 최하위를 고수하고 있는 것이 주요 원인으로 꼽힌다.

또한 사회 안전망 차원에서의 노인 건강 관리 및 복지 수준은 매우 낮아 노령 인구의 만성 질환 관리에 소요되는 비용은 엄청난 사회경제적 부담이 되고 있다.

단순하게 노년 인구가 수적으로 많아졌다는 사실보다 사회 전반적으로 노동 생산성이 저하되고, 젊은 인구가 노년 인구를 부양할 여력이 저하되거나 아예 소실된다는 것이 국가적 재앙이다. 따라서 다음 세대의 뒷받침이 없이 너무 오래 살아야 하는 노년 인구는 '인생 이모작'이라는 신조어가 생겨날 정도로 은퇴 시점을 뒤로 미루면서 계속 경제 활동을 해야만 한다.

'사회경제적, 신체적, 정신적으로 건강한'(국제보건기구가 설정한 건강의 정의, 1977년 알마아타) 삶의 질(Quality of Life)과 함께 경제 활동이 가능하도록 전반적인 건강 상태와 신체 기능을 어떻게 개선, 유지할 것인가'는 향후 이비인후과 전문의 뿐만 아니라 모든 의사들의 화두와 사명이 되어야 할 것이다.

1) 이비인후과와 노인환자

활동 직역이나 의료기관 종별에 상관없이 노인 환자의 증가는 진료 현장에서 체감할 수 있다. 필자의 의원을 이용하는 65세 이상 노인의 내원 환자 비율도 17%(1992년), 32%(2002년), 64%(2012년. 오전 진료 시간, 약 80%)의 변화 추이를 보여주고 있다.

이비인후과는 과 특성상 기존의 이과, 비과, 인후 및 두경부, 그리고 최근에는 안면성형 분야 그리고 사람의 오감(청각, 시각, 후각, 미각, 촉각) 중에서 세 가지나 담당해야 하는 매우 특화된 분야이다. 하지만 분과로 세분되었다고 해서 절대 간과해서 안 되는 특성은 귀, 코, 목과 두경부 질환의 상호 연관성이다. 예를 들어 만성적인 코 질환으로 인한 2차적인 인후두 질환이나 중이 질환의 경우, 분과적 접근으로는 절대 근본적인 치료가 불가능하다. 그래서 이비인후과 전문의는 아무리 분과의 세부전문가(subspecialist)라 할지라도 반드시 귀, 코, 목을 다 섭렵해야 제대로 된 포괄적인 치료가 가능하다.

2 본론

1) 환자 진료란 무엇인가?

> "The practice of medicine is an art, not a trade; a calling, not a business; a calling in which your heart will be exercised equally with your head."
>
> Osler, W. The Master Word in Medicine, 3rd ed. Philadelphia, PA:P. Blakiston; 1932

의사가 '환자를 잘 본다'는 의미에서 다음 의학(醫學 medical science); 머리 – 지식, 의술(醫術, medical skill); 손 – 기술, 의료(醫療, medical practice); 마음 – 실천의 세 가지 구성 요소 중 어느 한 가지라도 부족하면 성공적인 진료는 불가능하다.

의료(practice)란 의료기술자(medically skillful mechanic)로서 지식과 기술만으로 환자의 병을 고치는 단순작업(work)이 아니라, 인간에 대한 전반적인 이해(humanities, 교양. 인문학적 소양)를 갖추고 의사로서의 정체성(identity, professionalism 전문직업성)을 확립하여 환자가 아닌 질병으로 고통받는 한 사람의 인간과 소통하고 공감하면서 질병을 치료한다는 의미이다. 다 알다시피 그러기 위해서는 긍정적인 의사소통(productive communication)과 튼튼한 환자 – 의사관계(concrete patient-doctor relationship)의 확립이 필수적이다. 이는 모든 환자 진료에 적용된다.

의과(medicine)가 여타 자연 과학(물리, 화학, 생물 등)과 비교하여 결정적으로 다른 점은 가치중립적(價値中立, value-neutral)일 수가 없다는 것이다. 오히려 모든 학문들 중에서 가장 가치지향적(value-oriented)이어야 하는데, 사회와 그 구성원인

표 13.1 ▸ 의업의 덕목

1. 이타심(altruism)
2. 책임감(accountability)
3. 탁월함(excellence)
4. 의무(duty)
5. 봉사(service)
6. 명예(honor)
7. 성실, 완벽(integrity)*
8. 타인에 대한 존중(respect for others)

[* Integrity is a personal choice, an uncompromising and predictably consistent commitment to honor moral, ethical, spiritual and artistic values and principles. In ethics, integrity is regarded as the honesty and truthfulness or accuracy of one's actions.]

사람을 대상으로 항상 최선을 추구해야 하기 때문이다.

가치지향은 철학이 필요하며 그 실천에 있어서는 스스로 윤리적이어야 한다. 그래서 의과는 차라리 문과적인 학문이어야 하지 않겠는가라는 생각마저 들게 된다. 서구 의료선진국에서는 이미 200여 년의 역사와 시행착오 그리고 사회와의 개방된 논의와 합의를 통해 그 최선을 위한 의사의 규범으로 전문직업성(professionalism)을 강조하게 되었으며, 의사 각자가 의업에 종사하는 내내 내면화시키고 지켜야 할 가치와 덕목(표 13.1)으로 다음 사항들을 권고하고 평생 교육을 통해 유지시키고 있다.

1. 의사는 환자의 고통과 불편에 공감하고 도움을 주기 위해 노력해야 한다. 2. 의사는 환자가 기꺼이 자신의 건강과 생명을 맡길 수 있도록 책임의식을 지녀야 한다. 3. 의사는 최고의 기량을 성취하고 유지해야 한다. 4. 의사는 사회로부터 부여받은 특권과 권리에 합당한 의무를 기꺼이 수용해야 한다. 5. 의사는 사회의 전반적인 건강증진을 위해 본인의 능력을 기꺼이 제공해야 한다. 6. 의사는 환자뿐만 아니라 동료의사 및 사회적으로 떳떳해야 한다. 7.* 의사는 최상의 진료를 위해 갖춰야 할 모든 것을 위해 평생 노력해야 한다. 8. 동료 의사와 환자를 인격적으로 존중하고 차별해서는 안 된다.

2) 노인, 노인 환자의 심리적 특성에 대한 이해

진료실에서 마주칠 노인에 대한 전반적인 이해가 필요하다.

여러 자료에서 공통적으로 언급하는 노인의 심리적 특성으로 여덟 가지를 꼽을 수 있다(표 13.2).

노인들의 의사소통에서 문제가 되는 유형으로는 첫째, 경직되어 있고 피해의식(self-victimized)이 있는 경우 수동적 공격성(passive aggressive)으로 화를 잘 낸다. 둘째, 자신감이나 신뢰감이 부족한 경우 심리적 위축(constriction)으로 망설이며 모든 결정을 나중으로 미루게 된다. 셋째, 의존적이고 자기 주장에 확신이 없는 경우

표 13.2 ▸ 노인의 심리적 특성

0. 우울증 경향
1. 내향성, 수동성: 할 수 있는 것이 없어진다.
2. 경직성: 인지, 감정 적응 부조화
3. 조심성: 육체적, 정신적 자신감 저하
4. 의존성: 누구에게든 보살핌을 받고 싶은 욕구
5. 애착, 집착: 익숙하고 친근한 것들(사람, 물건, 추억 등)
6. 소외감: 의사소통 장애 – 난청
7. 상실감: 감각, 기능, 역할, 경제, 의미 있는 사람들, 본인의 죽음

[출처, 노인심리학. 노인간호학. 호스피스 실무지침. 행복한 노년을 위하여. 등 네이버, 구글 검색]

남의 말을 잘 믿어(gullibility) 갈팡질팡하게 된다.

이를 염두에 두고 진료실에서 경험한 노인 환자와의 의사소통의 특성과 의사의 효과적인 대응을 요약하자면,

자기 증상에 대한 표현력: 의사가 원하는 핵심적인 증상을 요약해서 전달하지 못 하고 본인이 그 동안 얼마나 고생스러웠는가에 대해 두서 없고 장황한 한탄이나 푸념 식으로 이야기를 한다. 일단 노인 환자는 의사로부터 보살핌과 위로 받기를 간절하게 원하기 때문에 다소 진료 시간이 길어지더라도 어느 정도 환자의 이야기를 경청하고 공감하고 있다는 인상을 주는 것이 무엇보다 중요하다.

환자의 표정이나 태도가 안정되면 그 이후에 의사의 쉽고 간단하고 체계적인 질문에 환자가 답변을 하는 방식으로 진행하는 것이 효율적이다. 기본적인 질문을 노인 환자의 눈높이에 맞춰 미리 준비하고 연습하는 것이 도움이 될 것이다. 직원이 설문지를 통해 예비 상담을 하는 것도 한 가지 대안이 될 수 있다.

의사 설명에 대한 이해력: 의사가 본인이 해야 할 얘기를 일방적으로 다 했다고 해서 다 된 것이 아니다. 환자가 의사의 설명을 충분히 이해를 하여야 한다. 모든 환자는 진료실에 들어서기 전에 옳건 그르건 나름의 확신을 갖고 온다. 의사의 설명이 본인의 평소 생각과 같은 경우에는 문제가 없으나, 본인의 생각과 다른 경우 안 듣거나, 부인하거나 심지어 본인의 선입견을 끝까지 주장하기도 한다.

의사가 상태를 심각하게 설명하면 거부감을 느끼고, 별 일 아니라는 듯 설명하면 무시를 당하고 있다고 느낀다. 예를 들어 보청기를 착용해야 한다고 권하는 것도 환자에 따라서는 상당한 스트레스이다. 이때 퀘블러-로스의 다섯 단계 반응*을 늘 염두에 두고 각 단계에 맞게 설명을 하면서 환자의 표정과 태도의 변화를 살펴 가며 설명의 수위를 조절할 필요가 있다.

[* Koebler-Ross model - 5 stages of Grief: 1. Denial 2. Anger 3. Depression 4. Bargaining 5. Acceptance 최근에는 임종기 환자나 말기 암 환자뿐만 아니라, 질병이나 장애 혹은 직장 내 갈등, 명예퇴직 같은 일상 생활의 모든 스트레스에 대한 보

표 13.3 ▸ 의료윤리의 4대 원칙

자율성 Autonomy: 의사는 검증된 의학적 타당성과 환자의 생명과 건강을 최우선 가치로 삼아 모든 외부 영향으로부터 독립적이고 자유로워야 하며, 반면 환자는 '진료 과정의 모든 상황에 대해 의사로부터 충분한 설명을 듣고 동의(informed consent)'하는 자율성을 보장 받아야 한다.

악행 금지 Non-maleficence: 의사는 고의는 물론이거니와 태만이나 무관심을 포함 어떤 조건, 어떤 이유에서건 의료 행위로 환자에게 해악을 끼쳐서는 안 된다. 특히 본인의 의학적 지식이나 능력을 벗어난 의료 행위를 하여서는 안 된다.

선행 Beneficence: 의사는 항상 최선의 진료를 할 수 있는 상태를 유지하여야 하며, 환자의 생명과 건강을 위해 주워진 여건에서 적극적으로 최선을 추구하여야 한다. 최선의 진료를 방해하는 모든 관습적, 사회적, 제도적 장애를 극복하도록 노력하여야 한다.

정의 Justice: 의사는 어떠한 이유로도 환자를 차별하지 않아야 하고 가용한 의학적 수단과 자원을 최대한 많은 사람들에게 최대한 공정하게 분배하여야 한다. 정의롭고 공정한 배분을 방해하는 모든 관습적, 사회적, 제도적 장애를 극복하도록 노력하여야 한다.

(Principles of Medical Ethics, T.L. Beauchamp & J.F. Childress, 1970)

편적인 심리 반응 단계로 확대 적용하는 추세로 바뀌었다.]

치료 과정에 대한 환자의 동의: 의료윤리의 4대 원칙(표 13.3) 중에서 가장 중요한 자율성, 혹은 자기 결정권(autonomy)을 존중해야 하는 이유는 치료 과정에 환자가 동의를 하고 동참을 하여야 환자-의사 간 신뢰(mutual patient-doctor confidence)를 기반으로 보다 효율적인 치료와 관리가 가능하기 때문이다.

노인의 경우 의사소통의 문제 유형에 해당하고 의사의 설명에 대한 이해가 부족한 경우 진료 시 자녀나 가족이 동반하여 소통과 이해의 장애를 적극적으로 극복해야 한다. 만의 하나, 의사의 충분한 설명 의무 여부에 따라 법적인 다툼의 빌미가 될 수도 있기 때문이다. 설명한 내용에 대해 의무 기록을 확실하게 하고 필요한 경우 환자 본인이나 가족의 확인을 받아 놓는 것도 한 가지 방법이다.

3) 노인환자 응대 요령

'의사의 설명을 다 알아 들었다' vs. '무슨 말인지 모르겠지만 이 의사를 믿어 보겠다'

환자 응대는 의사소통이 알파요, 오메가이다. 일반적으로 대화를 나눌 때 눈맞춤(eye contact), 표정(facial expression), 몸동작(gesture), 신체 접촉(touch with affection) 같은 비언어적 소통(non-verbal communication, 50%)에 가장 크게 영향을 받고, 그 다음으로 목소리(voice, 음색 tone, 음량 loudness, 높낮이 intonation, 리듬 rhythm, 30%)의 영향을 받으며 정작 대화내용(contents of verbal communication, 20%) 자체는 가장 영향이 적다고 한다. 지그시 쳐다 보는 눈길이나 동의하듯 고개를 끄덕여주는 몸짓 그리고 '그 동안 고생이 많으셨겠다'거나 '앞으로 걱정하지 말라'는 말과 함께 환자의 어깨를 다독여 주는 스킨쉽이 그 어떤 자세하고 장황한 설명보다도 환자-의사 관계를 탄탄하게 형성하고 이후 치료 과정을 순조롭게 이어갈 수 있다는 의미이다. 이때 가장 중요한 것이 의사의 진심이 자연스럽게 드러나야 한다는 것이다.

의사소통이란 단순히 내 말을 알아듣도록 하는 것이 아니라 상대방으로 하여금 나의 생각과 의지를 이해하고 공감하고 같은 목표를 공유하도록 하는 과정이라 할 수 있다. 의사는 동일한 질병이라도 개별 환자의 수준에 따라 다양한 눈높이의 설명 방식을 준비하고 있어야 하고 가장 효율적인 방식으로 환자를 납득시켜야 할 의무가 있다. 환자가 못 알아듣거나 설명해 준 의사를 신뢰하지 못 한다면 이는 의학 지식이 부족한 환자의 문제라기보다 의사의 설명이 요령부득인 경우가 더 흔할 것이다.

눈높이 맞추기를 위해서는 논리적이기보다 감성적으로, 일반적 원론보다는 개별적인 맞춤형으로, 질병의 원인이나 병리 기전보다는 구체적인 증상 나열, 증상개선을 위한 치료방법과 치료의 최종 목표에 초점을 맞춰 설명하는 것이 효과적이다. 치료 과정에 환자의 동참을 유도하기 위해 개별 증상에 대해 환자 스스로 자가 평가(self evaluation/estimation)할 수 있는 기준을 교육시켜 증상 변화의 틀 안에서 환자와 의사 사이에 지속적으로 의사소통이 가능하도록 준비를 시키면 좋다.

의사의 태도(attitudes)

특히 노인 환자의 경우 담당 의사의 환자에 대한 존중(respect)과 배려(considerate)는 아무리 강조하여도 부족하지 않은 기본적인 태도이다. 어르신이기에 당연히 받아야 한다고 생각하는 예절에서 벗어날 경우, 상당히 큰 상처를 받아 한 번 어긋나면 회복하기 어렵다.

간혹 어르신이란 이유로 지나치게 무례하거나 하대를 하는 환자도 종종 있다. 진단 결과와 치료 과정에 대한 설명 단계에서 태도가 확연하게 변화하는 경우가 많기 때문에 그 단계까지는 일단 참고 지켜보는 것이 좋다. 환자가 이 의사에게 치료를 받아야겠다는 자각이 생기면 자연스레 주도권(initiative)이 의사에게로 넘어 온다. 치료 과정에 있어 의사의 주도권은 매우 중요한데 환자를 압박하라는 것이 아니라 불필요하고 비생산적인 노력과 감정과 시간의 낭비를 줄일 수 있기 때문이다.

의사의 설명(contents & styles)

의사가 권위적이어서는 안 되지만 의사의 의학적 권위는 있어야 한다.

노인환자들은 걱정이 많은 분들이라 긍정적이고 희망적(positive, hopeful)인 표현을 많이 사용하고, 내용은 어르신들이 알아 듣기 쉽고 기억하기 좋게 간결(simple and short)해야 하며 매번 방문 때마다 반복적으로(repeating) 주입 확인해야 한다.

환자 본인에게 이야기하기 어려운 사항에 대해서는 보호자, 가족에게 설명하는 것이 도움이 되고 '있는 그대로' 단호할(determined) 필요가 있다.

노인환자의 경우, 본인보다 보호자(자녀, 배우자)의 병식(insight)과 동기부여(motivation)가 치료 과정에 대한 이해와 동의 그리고 협조에 훨씬 더 중요하다. 치료 과정에서의 비용 문제는 거의 대부분 보호자들의 몫이 된다. 따라서 환자의 현재 상태에서의 문제점들을 이해시키고, 앞으로 증상의 진행이 가족에게 어떤 영향을 줄 수 있는지에 대해 자세하고 확실하게 설명해 줘야 한다. 의사의 설명을 가족이 재차 할 경우 환자에게 가족과 가족처럼 친근한 의사에 의해 지속적인 보살핌을 받고 있다는 안도감을 줄 수 있다.

노인 환자에게 자주 하는 몇 가지 설명 사례

#1

"환자의 현재 청력 검사 소견으로 일상 생활에서 겪게 되는 문제들을 한 번 열거해 보겠다. 돌발성 난청을 제외하고 청력은 대부분 매우 천천히 저하되기 때문에 정작 환자 본인은 적응이 되어 본인이 잘 안 들리는지조차 모르는 경우가 많다. 그래서 가족들의 세심한 관찰과 배려가 중요하다.

본인에게 들리는 소리가 선명하지 않기 때문에 첫째, 상대방도 본인이 하는 말을 못 알아 들을까봐 점점 목소리가 커지게 된다. 마치 화를 낸다고 오해를 받을 수 있다. 둘째, 한 번에 선명하게 알아듣지 못 하므로 같은 말을 자꾸 되묻게 된다. 이때 상대방이 큰 소리로 또박또박 응대를 안 하게 되면 대화에서 소외되었다거나 무시를 당했다고 생각한다. 셋째, 가족처럼 자주 듣는 목소리와 예상 가능한 대화 내용은 그래도 나은 편이지만 생소한 목소리는 더욱 못 알아듣는다. 예민하신 분들은 처음이거나 오랜만에 만나는 사람에게 긴장하고 불안을 느끼기도 한다."

#2

"제발 그런 말씀은 하지 마시라. 어르신들은 거의 다 '얼마 남지도 않았는데, 그냥 이대로 살다 갈란다'하며 무조건 뒤로 미루다가 나중에 크게 후회를 한다. 본인도 본인이지만 자손들에게도 못 할 짓이다. 말귀를 못 알아들으시면 얼마나 답답하겠는가? 마치 어르신을 제대로 못 모시고 보살피지 못 한 것 같아 죄송한 마음이 들게 하시면 되겠는가?

안경을 생각해 보시라. 시력이 나빠지기 시작할 때 미리 안경을 착용한 사람과 무턱대고 버티다가 나빠질 대로 나빠진 후에 안경을 착용하는 사람 중에 누가 더 현명한가?"

#3

"사람이 살아가는 과정을 '생노병사(生老病死)'라 표현하듯이 노화 현상은 어느 누구도 피해갈 수 없다. 의사인 저인들 늙지 않을 도리가 있겠는가. 다만 '개인마다 얼마나 일찍 시작하느냐, 현재 얼마나 심하냐 그리고 앞으로 얼마나 빠르고 가파르게 악화할 것이냐'만 차이가 날 뿐이다. '이제껏 안 그랬는데, 올 해 유난히 힘들다'라는 것처럼 허망한 말이 없다. 왜냐하면 한 살이라도 더 젊으셨으니까 당연히 견딜만 하셨을 것이다.

이 말을 뒤집으면 '그럼 내년에는 얼마나 더 힘들어질까' 즉 앞으로 어찌 될 것이냐가 중요하다. 과거에 어떠하였고, 지금 어떤지는 당사자인 환자가 제일 잘 안다. 문제는 내일 그리고 앞으로 5년, 10년 후에 어찌 될지는 아무도 모른다는 것이다. 그럼 의사는 아느냐? 점쟁이가 아닌 한 모른다. 그럼 의사가 하는 일이 무엇인가. 비슷한 상태이던 환자가 열심히 치료한 경우, 대충 치료한 경우 그리고 아무것도 안 한 경우 그 결과가 어찌 되었는지는 수많은 다른 환자의 치료 경험을 통해 통계적으로 알고 있다는 것이 다르다."

#4

"중년 이후 새롭게 시작하는 질병은 드물다. 대부분 만성 질환이나 증상은 이미 오래 전부터 서서히 진행되어 왔고 긴가민가하게 속으로 숨어있던 문제가 체력, 기능, 면역성, 저항력의 저하 등으로 인해 더 이상 참고 견디기 어려운 수준으로 겉으로 드러나고, 불편해지고, 악화되는 것이다.

우리 어르신들은 너무 참고 견디며 사시는 것이 문제다. 참을 만큼 불편하다고 그냥 놔 두면 언젠가는 못 참을 정도로 불편해지고, 생각지도 못 한 합병증이나 후유증으로 발전을 할 것이다. 또한 못 참을 정도가 되면 안타깝지만 이미 우리가 뭘 할 수 있는 시기는 지나가버렸다는 뜻이다."

#5

"주변을 둘러보시라. 요즘 축복인지 재앙인지 웬만하면 대부분 어르신들이 '여든 넘어 아흔 넘어'까지 오래 살고 계신다. 문제는 '그 때까지 얼마나 건강하게 더 큰 불편 없이, 더 큰 고생 안 하시고, 더 큰 일 안 당하고 사실 것이냐'가 환자 분과 함께 고민해야 할 우리의 최대 관심사이다.

십 년 전에 이 정도면 의사도 일단 지켜보자, 좀 더 두고 보자 했을 것이다. 왜? 그 당시에는 지금보다 수명이 훨씬 짧았으니까. 지금은 아니다. 오히려 더 미리 서둘러 예방적으로 조치를 취해야 한다. 왜냐하면 더 좋은 상태로 더 오래 사셔야 하니까."

3 결론

글을 맺으며 노인환자는 이제 피해갈 수 없고 제대로 대처해야 할 거대한 환자군으로 노인에 대한 전반적인 이해와 심리적인 특성에 대한 이해가 필요하고 질병뿐 아니라 삶의 질(QOL) 측면에서 접근할 필요가 있겠다. 또한 중년환자들에게도 이를 설명하고 예방적 진료자세로 임할 필요가 있다고 하겠다. 40~50대 중년 인구, 예비 노인 환자군에 대한 예방적 차원에서의 대처이다. 노년으로 접어들기 이전부터 병식(insight)을 심어주고, 증상 진행 경과(progress of symptoms)와 파악의 기준을 제시하여 스스로 자가진단과 평가(self diagnosis and evaluation)를 할 수 있도록 유도하고, 어떤 증상이 드러나면 누구에게 의논하고 치료받을 것인지 동기유발(motivation)을 시켜 놔야 한다.

그 누군가 한 번이라도 언급한 증상이 발현하면, 바로 그 언급한 의사를 반드시 찾게 될 것이다.

14 노인에서의 중이염

인하대학교 의과대학 이비인후과 **김규성**

1 서론

1) 노화와 관련된 병태생리

노화는 시간이 지남에 따라 진행하는 비가역적인 세포와 장기의 퇴화현상이다. 노화에 대한 관심은 과학 특히 의학의 발달에 의한 수명연장과 노인인구의 증가로부터 기인한다. UN 통계에 따르면, 평균수명이 증가함에 따라 노인이 차지하는 인구의 비중은 점점 증가하여 1950년대 3%였던 65세 이상의 인구비중이 2000년의 7.1%로 증가하였고, 2050년대에는 약 27.4%에 달할 것으로 예상된다. 따라서 노화와 관련된 이과 질환에 대한 관심도 증가하고 있다고 할 수 있겠다.

중이의 이소골과 근육 및 인대를 비롯한 연조직은 노화의 진행에 따라 다양한 변화를 겪게 되는데 이는 신체 다른 부위의 연조직에서 노화에 수반되어 일어나는 변화와 크게 다르지 않다. 노화에 수반하는 연조직의 변화에는 조직량의 감소, 경화 및 탄력성의 소실 등이 있는데 중이에서 근육 및 인대를 비롯한 연조직에서 이러한 변화는 30세 이후부터 서서히 진행하며 나이가 듦에 따라 빈도와 정도가 증가한다. 노화에 의한 중이의 연조직과 이관의 변화가 청력에 영향을 미치는가에 대해서는 본격적인 연구가 진행되지 않아 아직 논란의 여지가 있는데 대부분 이러한 변화는 청력에 직접적으로 큰 영향을 미치지는 않는 것으로 보고된 바 있다.[1,2] 그러나 노인에서 호발하는 골 및 연조직을 침범하는 다양한 전신적 질환이 중이와 이관에 영향을 미쳐 소리전달에 부정적인 영향을 미칠 수 있으므로 노인환자의 진료에 있어 이 점을 항상 고려하여야 한다. 연령의 증가와 함께 고막은 탄성이 감소하여 경화되는 경향을 보이고 혈액공급과 피부 각질세포의 수가 감소하게 되는데, 이는 노화에 의한 피부의 변화의 일부로 생각된다. 고막의 투명도는 전반적으로 감소하며 두께는 전반적으로는 얇아지지만 만성적인 염증을 수반하는 경우 두께가 증가할 수도 있으며 이경검사상 고막경화증의 소견을 흔히 동반한다.

이소골의 관절은 관절면의 연골이 탄성 조직 캡슐에 둘러싸여 있는 형태로 이루어져 있는데 노화의 진행에 따라 관절면의 연골이 얇아지고 석회화가 진행되는 것으로 보고되고 있으며 이러한 변화는 70세 이후에 더욱 심해지는 것으로 알려져 있다.[3] 전신적인 관절질환은 이소골 관절에도 영향을 미칠 수 있는데 골관절염이 있는 93%의 노인환자에서 고막운동성검사(tympanometry)상 이상소견을 보였으며 청력저하의 가족력이나 소음에의 노출, 만성 중이염 병력 등이 없으면서 골관절염이 있는 경우 관절염이 없는 대조군에 비해 중이질환의 유병률이 더 높았다.[4] 노화가 진행함에 따라 중이 근육 섬유와 이소골 인대의 위축과 퇴화 등을 비롯한 다양한 변화를 유발하는데 이관 주변의 근육과 섬유조직에도 유사한 변화가 동반될 수 있다. 특히 이관의 연골은 노화에 따라 부피가 감소하며 근육의 위축으로 이관의 개방을 저해하여 중이환기를 감소시킬 수 있다. 비록 이러한 변화가 청력에 직접적인 영향을 미치지는 않지만 노인에서 발생하는 삼출성 중이염의 간접적인 유발인자가 될 수도 있다.

2) 중이염의 현황 및 원인

중이염은 중이강 내에 발생하는 모든 염증성 내지 화농성 질환으로 정의하며, 중이강 내에 저류액을 동반하는 삼출성 중이염은 1867년 Politzer[5]가 처음 보고한 이래 급성중이염의 일환으로 생각되고 있다. 특히 성인에서의 삼출성 중이염은 소아에서보다 난치성이고 재발이 많으며 비인강을 포함한 두경부종양, 전신적 질환 등에서 병발하는 경우가 있어 주의가 필요하다.[6] 삼출성 중이염의 발생빈도는 소아의 경우, 이환율 및 중이내 음압상태 등에 대해 조사된 바가 있지만[7,8] 성인의 경우 특히 노인의 중이염의 경우는 조사나 연구가 미미하여 정확히 파악되지 않고 있다. 20세 이상 성인연령층을 대상으로 한 연구에서, 외래 내원 환자의 약 1.0%를 차지했다는 보고가 있었다. 기존의 연구들에서 성별 및 연령분포에서는 남녀 간 차이는 없었다.[9]

청력장애나 이충만감과 같은 이과적인 증상을 보이는 경우가 대부분이나 후비루나 비폐색과 같은 비과적 증상만을 호소하기도 한다. 중이염의 원인에 이관기능장애, 상기도 감염, 비인강의 세균 부착, 숙주의 면역상태, 알레르기 등이 복합적으로 관여하고, 성인에서 중이염을 일으키는 원인질환에서 급성 및 만성 부비동염이 많은 부분을 차지한다고 알려져 있는 만큼 진단과 치료에 있어 고막뿐만 아니라 비강 및 비인강에 대한 정확한 검사가 중요하다고 할 수 있겠다.

위식도역류질환(gastroesophageal reflux disease, GERD)의 식도외 증상으로 인후염, 부비동염과 함께 재발성 중이염이 기술되어 있으며[10,11] 그 기전은 명확치 않으나 유병률의 빈도에서 차이를 보이고, BMI 25 이상의 노인층에서 중이염과의 관련성이 더 높으며, 중이삼출액 내 펩신의 검출 및 proton pump inhibitor 제재에 대한 중이염 치료효과 등을 통하여 중이염의 원인으로 GERD의 가능성을 시사하지만 증거수준은 높지 않다. 약물 치료와 역류를 방지하는 생활습관 변화 치료를 병행하여 좋은 효과를 나타낸 것으로 되어 있다.[12] 따라서 원인이 불분명한 재발성, 난치성 노인 중이염의 경우 위식도역류 질환 동반 여부에 대한 가능성을 확인하는 것이 좋겠다.

3) 치료 및 대책

노인에서의 중이염의 치료 원칙은 다른 연령대에서 병발한 중이염과 마찬가지로 염증을 해소하고 중이강내 환기를 좋게 하여 회복시키는 목적으로 시행된다.

주의 깊게 관찰(watchful waiting)

소아, 성인 중이염에서와 마찬가지로 위험 요인이 없는 환자에서 삼출성 중이염이 발생했을 때 항생제 처방 없이 주의깊게 관찰할 수 있다. 이는 급성 중이염의 병력과 상관 없이 75~90%에서 3개월 안에 자연관해 된다는 데에 근거한다. 추적관찰의 간격은 임상적인 판단, 환자의 편의, 환자의 특성, 병원의 접근도, 청력의 정도 등의 요소들을 고려하여 결정하게 된다. 추적관찰 중에 삼출성 중이염이 소실되면 추가적인 관찰은 필요 없다.

약물치료

항히스타민제나 항울혈제는 위약에 비하여 이득이 없는 것으로 보고되었으며, 부작용으로는 불면, 과잉행동(hyperactivity), 졸음(drowsiness), 행동양상의 변화, 혈압의 변동 등이 있다. 항생제를 초기부터 모든 환자에게 쓰는 것은 권장되지 않는다. 항생제의 장기적인 효과는 증명되어있지 않으나 일부 연구에서 단기적인 효과는 있는 것으로 보고되고 있으며, 초기의 효과는 투약을 중단하면 2주 이내에 없어진다.[13] 10~14일간 한 번 항생제를 처방하며 장기간이나 반복적인 항생제의 처방은 피해야 한다. 항생제의 부작용은 발진, 구토, 설사, 알레르기 반응, 비인두 정상 세균총의 변화, 그리고 비용(cost)이 드는 문제가 있으며, 사회적으로는 내성균의 전파를 야기할 수 있는 부작용이 있다.

경구스테로이제는 최근까지의 근거를 정리해 볼 때 단기간에 삼출액을 더 빨리 제거하는 효과는 있지만 위약에 비해 장기적인 효과는 없다.[14] 항생제와 경구스테로이제재를 같이 처방했을 때 항생제 단독 처방보다 단기적인 효과가 있지만,[15] 장기적인 효과는 없다고 하였다.[16] 경구스테로이드제재의 부작용으로는 행동양상의 변화, 식욕의 항진, 체중 증가, 부신기능의 저하, 대상 포진의 악화, 대퇴두의 무혈관성 괴사 등이 있다. 비강내 스테로이드제재의 분무는 부작용이 거의 없으나, 항생제에 추가로 비강내 베클로메타손(beclomethasone)을 분무하는 것이 12주 후 비교하였을 때 항생제만 썼을 때와 비교하여 차이가 없었다. 그러나 아데노이드에 의한 폐쇄 증상을 완화시켜 주는 작용으로 단기적인 효과는 있다고 알려져 있다.[17]

기타 비수술적인 치료로 중이 통기(middle ear inflation), 점액분해제, 다른 경구약제 등이 있으나 역시 그 효과는 증명되지 않았다. 중이 통기는 Valsalve법과 같은 통기방법, 잦은 연하작용, 턱과 구개근육을 움직이고 껌을 씹는 방법이 있으며,[18] 일부 연구에서는 부작용이 없기 때문에 자연 관해를 기다리면서 시도해 볼 만하다고 하였다.[19]

수술적 치료

수술은 청력 상태, 동반 증상, 자연관해의 가능성을 고려하여 결정한다. 수술의 적응증은 4개월 이상 지속되며 지속적인 난청이 있을 때, 재발성 혹은 지속성 삼출성 중이염, 고막이나 중이의 구조적 이상을 동반한 삼출성 중이염이다. 환기관은 평균 12~14개월 동안 유지된다. 고막절개만 하고 환기관을 삽입하지 않는 것은 수일 내에 절개부위가 막히기 때문에 효과가 없다. 레이저를 이용한 고막절개는 수주일 동안 절개부위가 유지되나 아직 효과가 입증되지는 않았다. 환기관의 후유증은 흔하지만 일반적으로 일시적이며 (이루) 청력에는 영향이 없다(고막경화, 위축, 표면적인 함몰낭). 고막천공은 나중에 수술이 필요할 수도 있으며, 단기용(grommet-type) 환기관 거치후에 2%, 장기용(long-term) 환기관 거치후에는 17%에서 발생한다고 한다.[20]

대체의학(complementary and alternative medicine)이 삼출성 중이염의 관해에 도움이 된다는 근거는 없으며, 알레르기와 삼출성 중이염의 관련성은 오랫동안 연구되었으나 현재까지 정량화된 결론은 없다. 따라서 알레르기에 대한 치료가 권장되지는 않는다.

이상에서 언급한 치료 방법은 미국에서 발표한 근거 중심의 중이염 치료 가이드라인에 근거한 것으로서 급성 중이염 및 삼출성 중이염은 진단 및 치료에 있어 이견이 있는 분야이고, 개인적인 임상경험은 각자 다를 수 있다. 또한 미국과 한국이 의료 환경이나 제도적인 요소에서 다른 점이 있을 수 있다. 이러한 점을 고려하더라도 이상과 같은 근거 중심의 지침을 이용하여 정확한 진단을 하고 적절한 치료를 하는데 많은 도움을 받을 수 있을 것으로 생각한다.

노인에서 생긴 중이염은 노화와 관련된 이관 및 비인강의 상태와 직, 간접적인 연관이 있을 수 있고 이로 인해 지속적, 재발성의 중이염 형태를 보일 가능성도 있다. 따라서 진단 및 치료 시에 비인강 및 이관 인두부의 평가가 꼭 동반되어야 한다.

아데노이드비후는 감염, 담배 등의 만성적인 자극에 의한 경우가 대부분이므로 자극 원인을 제거하는 치료도 병행되어야 할 것이다.

또한 환자가 가진 기저 질환이나 전신 상태에 따라서 약물 치료 등에 제한이 있을 수 있으므로 환자의 특성을 고려한 치료적 접근이 필요하다. 특히 양측성 중이염이거나 기존의 난청환자에서 중이염으로 인해 그 정도를 심화시키는 경우 임상적인 판단에 따라 고막 절개 혹은 환기관 삽입 등의 치료가 우선적으로 고려되어야 할 수도 있다.

참고문헌

1. Gaihede M, Koefoed-Nielsen B. Mechanics of the middle ear system: age-related changes in viscoelastic properties. Audiology & neuro-otology. Mar-Apr 2000;5(2):53-58.
2. Gratton MA, Bateman K, Cannuscio JF, Saunders JC. Outer-and middle-ear contributions to presbycusis in the Brown Norway rat. Audiology & neuro-otology. 2008;13(1):37-52.
3. Etholm B, Belal A, Jr. Senile changes in the middle ear joints. Ann Otol Rhinol Laryngol. Jan-Feb 1974;83(1):49-54.
4. Rawool VW, Harrington BT. Middle ear admittance and hearing abnormalities in individuals with osteoarthritis. Audiology & neuro-otology. 2007;12(2):127-136.
5. Politzer A. Disease of the ear: 4th ed. London Baillier : Tindall and cox;1902. P. 253.
6. Yoon YJ, Jeong JY, Lee DS et al. Treatment of adult-onset otitis media with effusion by morphologic difference of nasopharynx and Eustachian tube orifice. Korean J Otolaryngol 1998;41(5):578-581.
7. Harmes KM, Blackwood RA, Burrows HC, et al. Otitis media : Diagnosis & Treatment. Am Fam Physician. 2013 Oct 1;88(7):435-440.
8. Corbeel L. What is new in otitis media ? Eur J Pediatr 2007 Jun;166(6):511-519.
9. Finkelstein Y, Ophir D, Talmi YP, et al. Adult-onset otitis media with effusion. Arch Otolaryngol head neck surg 1994; 120:517-527.
10. Sone M, Yamamuro Y, Hayashi H et al. Otitis media in adults as a symptom of gastroesophageal reflux. Otolaryngol Head Neck Surg. 2007 Jan;136(1):19-22.
11. Sone M, Katayama N, Kato T et al. Prevalence of laryngopharyngeal reflux symptoms: comparison between health checkup examinees and patients with otitis media. Otolaryngol Head Neck Surg. 2012 Apr;146(4):562-566.
12. Sone M, Kato T, Suzuki Y et al. Relevance and characteristics of gastroesophageal reflux in adult patients with otitis media with effusion. Auris Nasus Larynx. 2011 Apr;38(2):203-207.
13. Mandel EM, Rockette HE, Bluestone CD, Paradise JL, Nozza RJ. Efficacy of amoxicillin with and without decongestant-antihistamine for otitis media with effusion in children. Results of a double- blind, randomized trial. N Engl J Med 1987;316:432-437.
14. Thomas CL, Simpson S, Butler CC, van der Voort JH. Oral or topical nasal steroids for hearing loss associated with otitis media with effusion in children. Cochrane Database Syst Rev 2006;3:CD001935.
15. Butler CC, van Der Voort JH. Oral or topical nasal steroids for hearing loss associated with otitis media with effusion in children. Cochrane Database Syst Rev

2002:CD001935.

16. Mandel EM, Casselbrant ML, Rockette HE, Fireman P, Kurs-Lasky M, Bluestone CD. Systemid steroid for chronic otitis media with effusion in children. Pediatrics 2002;110:1071-1080.
17. Cengel S, Akyol MU. The role of topical nasal steroids in the treatment of children with otitis media with effusion and/or adenoid hypertrophy. Int J Pediatr Otorhinolaryngol 2006;70:639-645.
18. Kouwen H, van Balen FA, Dejonckere PH. Functional tubal therapy for persistent otitis media with effusion in children: myth or evidence? Int J Pediatr Otorhinolaryngol 2005;69:943-951.
19. Perera R, Haynes J, Glasziou P, Heneghan CJ, autoinflantion for hearing loss associated with otitis media with effusion. Cochrane Database Syst Rev 2006:CD006285.
20. Paradise JL, Felfman HM, Campbell TF, Dollaghan CA, Rockette HE, Pitcairn DL, et al. Tympanostomy tubes and developmental outcomes at 9 to 11 years of age. N Engl J Med 2007;356:248-261.

15 외이도염

인제대학교 의과대학 이비인후과 **백무진**

1 서론

노화는 각 장기가 퇴화되어 가는 피할 수 없는 과정이며 이로 인해 노인은 신체의 변화 및 조절능력, 방어기전의 변화가 발생하게 되고, 이전에 비해 질환에 더 쉽게 이환될 수 있다.

노화로 인한 외이도의 구조적 변화 및 분비선의 감소는 이구전색의 빈도가 높아지는 원인이 된다.[1] 또한 외이도 피부 장벽의 손상으로 표피에서 약물투과 증가, 자극성 접촉 피부염과 같은 외부 항원에 대한 감수성 증가, 피부 건조증 악화, 가려움증 등 여러 변화들이 나타나게 된다.[2] 이로 인한 노인 인구에서의 외이도염은 아주 경한 것에서부터 계속 진행되면 생명을 위협하는 심한 형태의 외이도염까지 발생 할 수 있다. 특히 노인들에서는 고혈압, 당뇨 등 전신 질환으로 인한 악성외이도염의 빈도가 타 연령층에 비해 증가한다.[3] 노인 인구에서 귀 질환의 빈도는 이구전색, 난청, 이명, 어지럼, 중이염, 외이도염 등의 순으로 나타난다.[4]

2 본론

1) 이구전색(impacted cerumen)

노인에서 이구전색의 원인

외이도의 노화 과정으로 인해 분비선이 감소하게 되고, 이로 인해 이구의 생성은 감소한다. 그러나 외이도 모발이 길어지고 두꺼워지면서 이구가 주위의 모발과 엉키게 되고, 외이도의 심한 굴곡으로 인하여 배출이 어려워짐으로써 이구가 축적되고 이구전색의 발생 빈도가 증가한다.[5,6] 노인 인구에서 이구에 의한 외이도 폐색이 흔히 나타나는데 이는 귀가 이상이 있어 병원을 방문한 환자들에서 더 흔하게 나타난다. 소아의 1/10, 성인의 1/20, 노인 인구의 1/3가량에서 발견된다. 65세 이상 환자의 19~65%까지 이구전색이 보고되고,[7-9] 특히 요양시설 거주자 및 인지장애가 있는 노인에서 발병률이 높았는데 이는 이구전색의 증상들인 통증, 가려움, 이충만감, 청

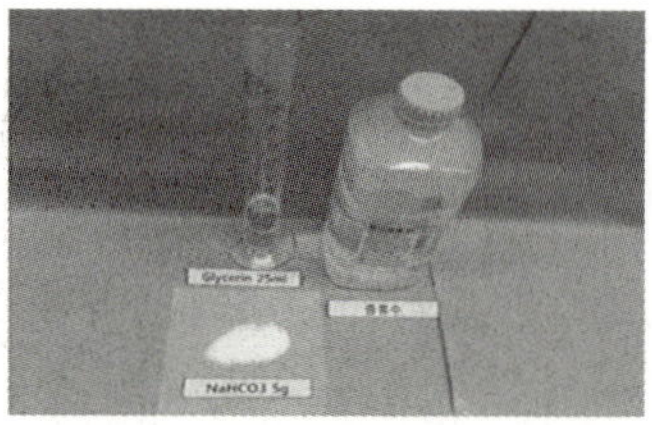

1. NaHCO3 5 g, Glycerin 25 ml, 주사용 증류수를 준비한다.

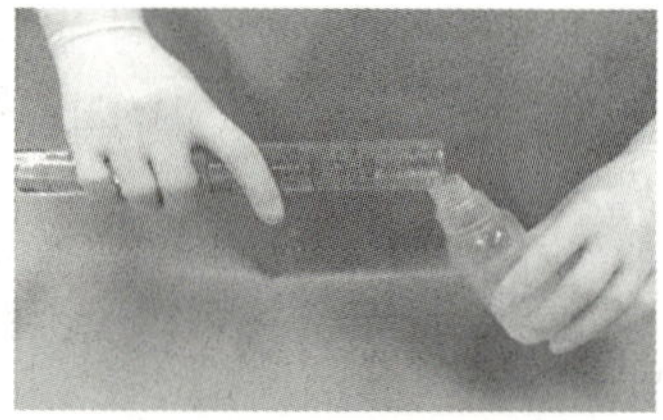

2. NaHCO3 5 g에 주사용 증류수 소량과 Glycerin 25 ml를 넣는다.

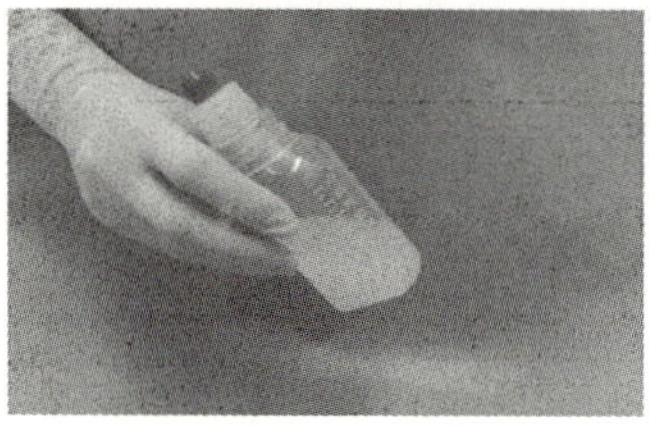

3. 재료가 잘 섞이도록 진탕한다.

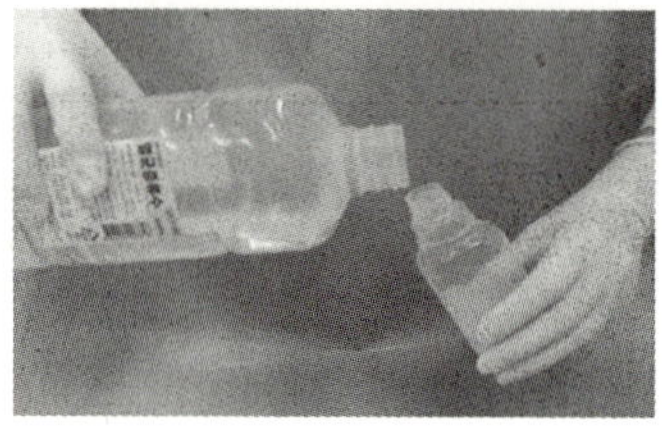

4. 주사용 증류수를 가하여 100 ml가 되게 한다.

그림 15.1 ▸ 이구용해제 제조법

력감소 등이 기존에 청력장애 혹은 인지장애를 가지고 있는 경우는 증상을 잘 느끼지 못하여 발견 및 치료가 늦어지기 때문이다.[10, 11]

증상

증상은 이구의 형태, 축적 속도뿐 아니라 외이도의 해부학적 상태에 따라 달리 나타난다. 이구의 크기가 작은 것은 거의 증상이 없으나, 가동성이 있는 경우에는 이물감, 이명을 호소하며 고막에 밀착되어 있을 때는 통증이나 현기증을 호소하게 된다. 외이도를 완전히 폐쇄할 정도면 난청, 두통, 이명, 자가강청 등을 호소한다. 또한 이구전색으로 인해 외이도염이 동반된 경우 연골부에는 이절(otofuruncle)이, 골부에는 이용(polyp), 피부 비후 등이 잘 생긴다.

치료

이구전색의 치료는 외이도를 막고 있는 이구를 외이도에 손상 없이 제거하는 것이다. 먼저 병력청취와 함께 고막천공 여부를 확인해야 하며 고막천공이 있으면 외이도를 세척할 수 없다.

부드럽고 기름기 많은 이구는 겸자로 잡아서 제거하기가 매우 어려워서 외이도를 세척하여 흡인기로 제거하는 것이 좋다. 세척용액으로는 체온에 가까운 용제를 이용하며 물, 등장성 식염수, 고장성 식염수, 2% 초산(acetic acid) 등을 흔히 사용하지만 외이도염을 동반한 이구에는 초산을 많이 쓴다. 고막천공이나 급성 감염이 의심되는 경우에 꼭 세척으로 이구를 제거해야 한다면 소독된 등장성 식염수를 사용한다.[4]

세척 시 주사기 끝이 외이도 상벽을 향하게 하고 부드럽게 세척액을 주입하여 넘쳐서 흘러나오게 한다. 마른 이구는 기구를 이용하여 제거하는 경우, 이구와 외이도 사이의 공간을 확인 후 이 부위로부터 pick 등 기구를 이용하여 전체적으로 외이도 벽에서 분리되어 가동성이 확보되었을 때 외부로 견인하여 제거하거나 여러 조각으로 분쇄하여 제거하기도 한다. 외이도 전체를 채워 이구와 외이도 사이의 공간이 없는 경우 이구 용해제(ceruminal water; $NaHCO_3$ 5g+ Glycerin 25ml+ DW 100ml, 그림 15.1)를 처방하고 3~5일 후 제거한다.[12, 13]

또한, 비정상적인 형태의 이구는 노인에게서 흔한 피부질환인 지루성 피부염(seborrheic dermatitis)이나 건선(psoriasis) 때 오기도 하므로 다른 전신 피부 증상이 있는지 살펴보아야 할 것이다.

2) 외이도염

원인

외이도염은 급성, 만성, 괴사성으로 분류할 수 있다. 급성 외이도염은 보통 7~12세 연령 층에서 주로 발생하며 50세 이후에는 감소하는 경향이 있어 노인 인구에서 발병하는 것은 비교적 드물다. 위에서 기술한 외이도의 노인성 변화는 외상, 이물 및 염증으로부터 보호기능을 떨어지게 만들어 쉽게 외이도염이 발병할 수 있다.[4]

증상 및 진단

주 증상은 소양감, 이통, 이루 등이며 급성을 제외하고는 대부분 통증보다는 가려움이 주 증상이다.

진단은 외이도 국소 소견으로 가능하나 이전의 피부질환 유무, 외상 특히 도구를 이용하여 귀를 후빈 적이 있는지, 당뇨, 면역억제 등 전신질환 유무, 두경부 방사선 조사 병력 등을 확인하여야 한다. 이는 새로 발생한 외이도염이 단순한 치료에도 잘 반응하는 가벼운 염증에서부터 치명적인 상태로 이어지는 것을 대비할 수 있다.[4]

치료

치료의 기본은 외이도를 막고 있는 이물, 분비물을 제거하고 이점이액, 연고 등을 적절히 사용하는 것이다.[13]

외이도내 이루나 부유물(debris)들은 외이도의 손상을 최소화하도록 현미경 시

야에서 흡인기를 이용하여 조심스럽게 제거한다. 분비물 점도가 많이 짙은 경우나 가피가 형성되어 유착되어 있는 경우는 점이액이나 과산화수소수를 이용하여 부드럽게 한 후 제거한다. 외이도 피부에 염증이 있거나 외상이 있는 경우 심한 통증을 유발하고 외이도에 손상을 초래하므로 흡인기, 기구, 면봉 등이 직접 외이도에 가능한 한 닿지 않게 하거나, 가볍게 접촉하는 정도로 국소 치료를 해야 한다. 또한 외이도에 심하게 부종이 있거나 통증이 심한 경우는 과도한 국소치료가 염증을 악화시킬 우려가 있어 분비물이나 부유물들을 남겨두고 치료 일정을 단축하여 자주 국소 치료를 하는 것이 바람직하다. 이점이액 사용시 외이도의 부종이 심해 직경이 반정도 줄어든 경우에는 wick(거즈 조각 등)을 넣는 것이 바람직하다. 특히 노인층에서 소양증으로 외이도 내 혹은 입구부를 손가락, 면봉 등으로 긁어 외이도 손상을 초래하는 경우가 많다. 이 경우 손가락에 의한 상처는 대부분 외이도 입구부 근처 즉 손가락이 도달하는 부위에 상처 혹은 피부염이 발생하는데 이런 경우는 항생제 또는 항생제 + 스테로이드 연고를 처방하여 도포하도록 하는 것이 도움이 되고 평소 자주 가려울 때도 연고를 직접 도포하도록 하여 건조감이나 가려움증을 감소시켜 외이도염이 발생하는 것을 예방할 수 있다. 그러나 외이도 내측, 즉 손가락이나 면봉이 도달하기 어려운 부위의 염증은 이점이액을 처방하여 치료하는 것이 더 효과적이다. 따라서 외이도의 입구 및 내측에도 염증이 있는 경우에는 연고와 이점이액을 같이 사용하는 것도 좋은 방법이다. 외이도염에서 건조한 경우에는 연고를 사용하고, 분비물이 있어 습한 경우는 이점이액을 이용하는 것이 치료에 효과적이다(물에는 물로 치료).[13-16]

3) 진균성 외이도염

진균성 외이도염의 경우 전체 외이도염의 약 10%를 차지하며 특별히 노인인구에서 그 빈도가 높아지는 것은 아니지만 당뇨나 면역기능이 저하된 경우, 장기간 항생제 치료를 받은 경우와 국소적으로는 만성 중이염이나 외이도염 환자에서 호발하며 원인균은 Aspergillus species(80%), Candida species가 대부분이다.[17] 세균성 외이도염으로 인해 지속적으로 항생제를 투여한 경우 외이도내 정상 세균총이 변하는 것이 곰팡이를 자라게 하는 가장 큰 원인이다. 그러나 높은 습도 및 열 등으로 진균감염이 호발하는 경우도 있다. 대부분은 증상이 없는 경우가 많으나 소양증, 이폐색감 등을 호소한다. 소양증이 심한 경우는 귀를 후비게 되어 외이피부에 심한 손상을 초래하기도 한다. 외이도 내의 특징적인 분비물 및 균사의 소견이 관찰되면 진단할 수 있다. 치료는 국소 치료로서 현미경하에서 곰팡이와 연관된 가피, 이루 등을 깨끗하게 청소하는 것이다. 이때 중요한 것은 곰팡이 부유물(fungal debris) 아래에 있는 피부층을 더 아래쪽에 위치하는 정상적인 피부층으로부터 제거하는 것이다. 외이도 손상에 주의하면서 pick 등으로 탈락된 피부를 정상 피부로부터 거상하여 제거한다. 이를 제거한 후 Gentian violet painting, 항진균 연고를 도포하며 피부염이 심한 경우는 항진균제와 스테로이드가 혼합된 연고제를 바르면 효과적이다. 국소 항진균제는 크림, 젤, 연고, 물약 형태로 나와있으며 상황에 따라 적절히 사용하는데 천공이 있는 경우는 크림형태의 약을 사용하는 것이 좋다. 고막 천공이 없다면 식초를 이용한 자가 이세척을 하는 것이 효과적이다.[13]

자가 이세척은 하루 2회, 식초 1/2컵 + 생리식염수 1/2컵을 혼합액을 사용하며 주사바늘을 제거한 50 cc 주사기를 이용하여 주사기 끝이 외이도에 닿지 않도록 하여 물을 주입하고 흘러 내리도록 한다.

진균 감염은 오랜 기간 증상 없이도 지속될 수 있기 때문에 치료를 마치기 전에는 반드시 재평가를 해야 한다. 국소치료에도 감염이 지속되는 경우는 경구용 항진균제를 처방하기도 한다.

4) 악성 외이도염[malignant(necrotizing) otitis externa]

노인인구에서 흔하게 볼 수 있는 질환은 아니지만 타 연령층에 비해 확실히 빈도가 높다. 외이도가 녹농균에 감염되어 발생하며 두개저를 침범하는 경우 사망할 수도 있는 진행성 괴사성 외이도염이다. 주로 고령의 당뇨병 환자에서 잘 발생하며 항암화학요법 후, 장기간 스테로이드를 사용하는 환자와 면역억제 환자(대부분 HIV 감염환자)에서도 발생한다. 1970년대 이후로 당뇨가 없는 좀 더 젊은 나이에서 발생률이 높아졌다는 보고도 있지만 최근까지 연구에서는 환자의 평균 연령, 성비, 당뇨의 유병률이 달라진 것은 없다.[4,18]

증상 및 진단

심한 이통과 이루가 가장 흔한 증상이지만 특이적이지 않고, 외이도 하벽 골-연골 접합부의 육아종이나 용종, 신경마비는 좀 더 진단적 의미가 있다. 안면마비나 기타 뇌신경마비가 있는 경우는 예후가 나쁘다.[18]

외이도에서 나오는 농성 이루에 세균배양검사를 하면 대개는 녹농균이 검출되므로 항생제 사용 전에 녹농균에 대한 감수성 검사를 한다.[18] 영상학적으로 고해상 컴퓨터단층촬영(high-resolution CT)은 처음 환자를 평가할 때 골파괴 유무(petrous apex와 clivus)와 질환의 범위를 파악하는 데도 유용하고 가장 효과적인 검사이나 추적 관찰에는 용이하지 못하다. Tc^{99} bone scanning는 초기(early stage)에 골염(osteitis)을 발견하는 데 이용할 수 있는데, CT상 관찰되지 않는 골침범 유무를 알 수 있다. Tc 주사 후 4시간 및 24시간 사이에 uptake가 증가된 소견이 가장 중요한 골수염(osteomyleitis)의 소견이다.[19, 20] Ga^{67} scan은 치료 전후의 비교에 도움을 줄 수 있다. 연부조직과 골조직의 염증이 있으면 양성으로 나오는데 염증이 회복되면 빠르게 정상으로 돌아가기 때문에 치료의 반응을 평가하는데 가장 좋은 방법이다.[22] MRI는 연부조직 침범정도와 추적관찰에 용이하고 병변의 침범 정도를 평가하는 데는 CT보다 더 뛰어나나 골변화를 보는 데는 적절하지 못하다.[22, 23]

치료

치료원칙은 1. 당뇨의 엄격한 조절이 필수적이므로 입원하여 일차 원인인 당뇨를 조절한다. 2. 조기에 외이도의 괴사조직을 국소항생제를 이용하여 적극적으로 치료한다. 3. 병변이 외이도의 범위를 벗어난 경우에는 6주 이상의 장기간 동안 충분한 양의 항생제를 적절히 사용한다. 4. 괴사된 외이도와 주위 조직을 외과적으로 치료하며 경우에 따라 광범위 절제술이 필요하다. 치료초기에 제거된 조직파편들에 대해서 세균배양검사와 항생제 감수성 검사를 시행한다.[18]

치료를 위해서 과거에는 병변을 광범위하게 외과적으로 절제했으나 현재는 집중적인 항생제 치료로 바뀌었다. 항녹농균 약제(ciprofloxacin, ceftazidime)의 적절한 사용이 치료에 필수적이며 ciprofloxacin에 저항을 보이는 균주도 출현하기 때문에 이 둘의 병용요법(combination therapy)을 하는 경우가 늘어나고 있다.[24] 골수염(osteomyelitis)을 고려할 때, 6주 또는 그 이상의 치료기간이 필요할 수 있다. 항생제 치료의 기간은 4주 간격으로 Ga^{67} scan의 결과를 보고 치료 효과를 판정하고 스캔이 정상으로 나올 때까지 계속한다.[13]

고령의 환자, 특히 당뇨가 있는 환자의 외이도 질환에는 악성 외이도염을 염두에 두고 처치를 해야 한다. 외이도염이 48~72시간의 적절한 국소치료에도 호전을 보이지 않는다면 다시 평가를 해야 하고 이러한 경우 배양검사에서 녹농균이 검출되지 않더라도 악성외이도염을 완전히 배제하지 말고 심부에서 반복적인 세균학적인 검체를 얻어 악성외이도염을 반드시 감별해야 하며, 적절한 조직학적 검체도 채취하여 악성종양과 같은 질환을 배제하여야 한다.[25]

또한 고령의 당뇨환자와 같은 위험군에서는 일차적인 예방도 중요한데 습윤한 환경을 피하고, 외이도에 상처를 주는 것을 피하는 것과 같이 당뇨발(diabetic foot)과 같은 개념으로 당뇨귀(diabetic ear)에 대한 합병증을 예방하도록 교육하여야 한다.[18]

3 결론

노화로 인한 외이도의 구조적 변화 및 분비선의 감소는 이구전색의 빈도를 높이고 또한 외이도 피부 장벽의 손상으로 표피에서 약물투과 증가, 자극성 접촉 피부염과 같은 외부 항원에 대한 감수성 증가, 피부 건조증 악화, 가려움증 등 여러 변화들이 나타나 외이질환의 빈도가 높게 된다. 또한 당뇨와 같은 위험인자가 있는 경우 악성 외이도염으로 이환될 수 있음으로 주의하여야 한다.

참고문헌

1. Chai TJ, Chai TC. Bacterial activity of cerumen. Antimicrob Agents Chemother 1980; 18:638-641
2. Elias PM, Feingold KR. Skin as an organ of protection. In:Freedberg IM, Eisen AZ, Wolff K, et al., editors. Dermatology in general medicine. 5th ed. New York:Mcgraw-Hill, 1999:164-74
3. Chandler JR. Malignant external otitis. Laryngoscope 1968;78: 1257-1294
4. Senturia BH. Diseases of the External Ear. Springfield: Charles C. Thomas, 1957
5. Sharp JF, Wilson JA, Ross L, et al. Ear wax removal: a survey of current practice. BMJ 1990;301:1251-3.
6. McCarter DF, Courtney AU, Pollart SM. Cerumen impaction. Am Fam Physician 2007;75:1523-8.
7. Roeser RJ, Ballachanda BB. Physiology, pathophysiology, and anthropology/ epidemiology of human earcanal secretions. J Am Acad Audiol 1997;8:391-400.
8. Crandell CC, Roeser RJ. Incidence of excessive/impacted cerumen in individuals with mental retardation: a longitudinal investigation. Am J Ment Retard 1993;97:568-74.
9. Guest JF, Greener MJ, Robinson AC, et al. Impacted cerumen: composition, production, epidemiology and management. QJM 2004;97:477-88.
10. Garahan MB, Waller JA, Houghton M, et al. Hearing loss prevalence and management in nursing home residents. J Am Geriatr Soc 1992;40:130-4.
11. Moore AM, Voytas J, Kowalski D, et al. Cerumen, hearing, and cognition in the elderly. J Am Med Dir Assoc 2002;3:136-9.
12. Freeman RB. Impacted cerumen: how to safely remove earwax in an office visit. Geriatrics 1995;50:52-3.
13. 최영석. 외이질환. 대한이비인후과학회. 이비인후과학 두경부외과학 2nd ed. 일조각. 2009:553-60
14. Brownlee RE, Hulka GF, Prazma J, et al. Ciprofloxacin Use as a topical Otic preparation. Arch Otolaryngol Head Neck Surg 1992; 118:392-396
15. Jones RN, Milazzo J, Seidlin M. Ofloxacin otic solution for treatment of otitis externa in children and adults' Arch Otolaryngol Head Neck Surg 1997;123:1193-1200
16. Simpson KL, Markham A. Ofloxacin otic solution. A review of its use in the management of ear infections. Drugs 1999;58:509-31
17. Lucente FE. Fungal infections of the external ear. Otolaryngol Clin North Am 1993;26:995
18. Pouya Mahdyoun, Ce´line Pulcini, Ivan Gahide, Charles Raffaelli, Charles Savoldelli, Laurent Castillo, etc. Necrotizing Otitis Externa: A Systematic Review. Otology & Neurotology 2013;34:620-629

19. Strashun AM, Nejatheim M, Goldsmith SJ. Malignant external otitis: early scintigraphic detection. Radiology 1984;150:541-5.
20. Hardoff R, Gips S, Uri N, Front A, Tamir A. Semiquantitative skull planar and SPECT bone scintigraphy in diabetic patients: differentiation of necrotizing (malignant) external otitis from severe external otitis. J Nucl Med 1994;35:411-5.
21. Franco-Vidal V, Blanchet H, Bebear C, Dutronc H, Darrouzet V. Necrotizing external otitis: a report of 46 cases. Otol Neurotol 2007;28:771-3.
22. Chang PC, Fischbein NJ, Holliday RA. Central skull base osteomyelitis in patients without otitis externa: imaging findings. AJNR Am J Neuroradiol 2003;24:1310-6.
23. Cavel O, Fliss DM, Segev Y, Zik D, Khafif A, Landsberg R. The role of the otorhinolaryngologist in the management of central skull base osteomyelitis. Am J Rhinol 2007;21:281-5.
24. Berenholz L, Katzenell U, Harell M. Evolving resistant pseudomonas to ciprofloxacin in malignant otitis externa. Laryngoscope 2002;112:1619-22.
25. Rosenfeld RM, Brown L, Cannon CR, et al. Clinical practice guideline: acute otitis externa. Otolaryngol Head Neck Surg 2006;134:S4-23.

16 노화성 이명

가톨릭대학교 의과대학 이비인후과 **박시내**

1 서론

이명은 외부에서의 소리가 아닌 자신의 신체 내에서 발생하는 소리를 듣는 증상이며, 그 양상에 따른 임상적 분류가 매우 중요하다. 이명이 고칠 수 없는 질병이라는 인식은 잘못된 것이다. 이명의 원인을 찾고 그 종류를 정확히 분류하여 진단하고 과학적이고 적극적인 치료를 할 경우 많은 이명 환자들의 이명 증상이 소실되거나 호전될 수 있기에 이명 환자를 접하는 임상의의 진료 자세가 과거에 비해 더욱 적극적으로 바뀔 필요가 있다. 특히 노인 인구가 급격히 증가하여 고령화 사회를 이루게 된 국내 현실을 감안할 때 노화성 난청과 더불어 이명을 호소하는 환자의 수가 앞으로 더욱 증가할 것을 예견할 수 있다. 이에 이비인후과 의사는 귀질환 전문가로서 고령자에게 흔히 발생하는 이명의 특성, 진단 및 치료법을 숙지하고 환자들이 호소하는 이명증상에 대해 구체적이고 적극적인 치료법을 제공할 수 있어야 할 것이다. 본 논고를 통해 노화성 이명의 발생 기전과 진단 및 치료에 대한 전반적인 이해를 돕고자 한다.

2 본론

1) 이명의 분류와 노화성 이명의 빈도

이명의 분류를 이해하는 것은 나이를 막론하고 반드시 숙지해야 할 내용이다. 저자가 임상에서 주로 사용하는 이명의 분류법은 2009년 학계 보고한 이래 실제 이명 클리닉에서 매우 유용하게 사용하는 것으로 환자가 호소하는 이명의 특성, 양상에 따른 일차적 분류와 발생 원인과 기전을 감안한 이차적 분류로 요약된다.[1] 환자가 호소하는 이명의 양상이 지속적이면서 '윙', '쉬', '쏴' 등으로 표현될 경우 달팽이관에서 청신경, 청각 중추에 이르는 청각 회로에서 기원하는 감각신경성 이명(sensorineural tinnitus) 혹은 자각적 이명을 일차적으로 의심할 수 있으며, 대부분의 감각신경성 이명은 달팽이관 및 청신경로에서 비롯한 이명관련신경신호를 직접

인지하게 된 이성이명(otic tinnitus)이다. 반면, 비슷한 양상의 감각신경성 이명 중 귀 주변 근육이나 감각계의 움직임, 자극 등에 따라 이명의 크기나 양상이 변화하는 특성을 가진 경우는 체성 이명(somatic tinnitus)으로 분류된다. 교통사고나 충격 등으로 인한 두부, 경부 손상 후 처음 발생한 이명이나 턱관절 움직임, 귀 주변 또는 경부 자극과 연관된 이명의 경우 체성 이명을 생각할 수 있다. 체성 이명은 Levine이 1990년 처음 보고한 이명으로 청신경로 외에 다양한 뇌신경 및 경추신경과 와우신경핵 사이의 연결로 인해 이명이 발생하거나 변화되는 특성을 가지며, 이명 발생의 비전형적인 경로(nonclassical pathway)가 주된 역할을 담당하는 것으로 알려져 있다.[2]

감각신경성 이명, 즉 자각적 이명과 크게 대별되는 또 다른 종류의 이명은 체성소리(somatosounds)이며, 타각적 이명(objective tinnitus)으로 흔히 불린다. 체성소리가 반드시 검사자 혹은 치료자에게 들리지 않을 수 있다. 하지만 감각신경성 이명과는 그 양상이 뚜렷이 다르고 다양한 검사법을 통해 객관적으로 그 발생 이유를 확인하고 기록할 수 있기에 대부분의 체성소리는 타각적 이명의 분류에 포함시켜 혼용하여 사용하고 있다. 대표적인 체성소리는 귀 주변의 근육에서 기원하는 근육경련성 이명(myoclonic tinnitus), 혈관에서 기원하는 혈관성 이명(vascular tinnitus), 자신의 목소리나 숨소리가 심하게 울려들리는 개방성 이관(patulous eustachian tube) 관련 이명, 턱관절질환에서 기원한 이명(tinnitus originated from temporomandibular joint disorder) 등이 있다(그림 16.1).

노화성 이명의 특성을 이해하고자 2012년 7월에서 2013년 6월까지 1년간 저자의 이명클리닉을 찾았던 만 65세 이상의 노화성 이명 초진환자들을 대상으로 앞서

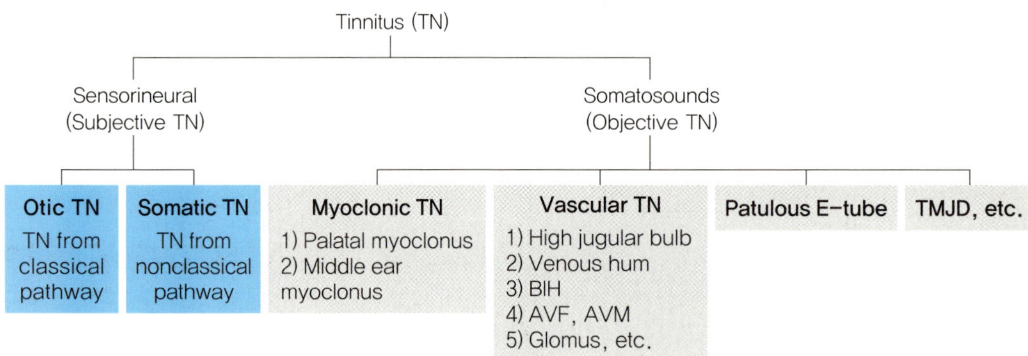

그림 16.1 ▸ 이명의 기원과 양상에 따른 분류(Modified & adapted from Park SN et al. 2009)[1]
TN; tinnitus, BIH; benign intracranial hypertension, AVM; arteriovenous malformation, AVF; arteriovenous fistula, E-tube; Eustachian tube, TMJD; temporomandibular joint disorder

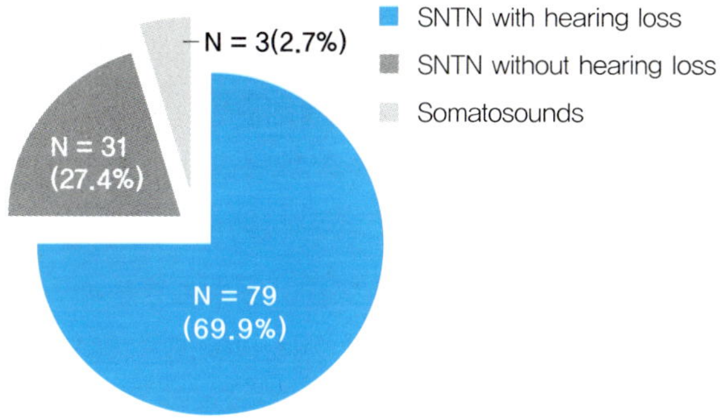

그림 16.2 ▸ 만 65세 이상 노화성 이명 환자의 이명 분류에 따른 빈도(N = 113)
SNTN: sensorineural tinnitus

언급한 이명의 분류에 따른 빈도를 살펴 보았다. 대상자는 청각학적 검사와 이명 설문지 작성을 완료한 113명의 노화성 이명 환자로 평균 연령은 70.5세(표준편차 4.6세)였고 남녀 성비는 61:54였다. 이들 중 대부분인 110명(97.3%)은 감각신경성 이명에 해당되었고, 3명(2.7%)은 체성소리에 해당되었다. 체성소리 중 혈관성 이명이 2명, 구개근 및 중이근경련성 이명이 1명이었다. 또한 감각신경성 이명 환자 110명 중 보청기 착용을 필요로 하는 노화성 난청을 동반한 이명 환자가 79명으로 69.9%에 달하였고, 정상 범위의 청력을 지닌 환자는 31명(27.4%)으로 만 65세 이상 이명 환자의 대다수는 난청을 동반한 감각신경성 이명으로 진단됨을 알 수 있었다(그림 16.2).

이 같은 결과는 일반적으로 감각신경성 이명이 80~90%를 차지하고 나머지가 체성소리로 진단되는 전체 연령층에서의 이명 발생 빈도와는 큰 차이를 보이는 것으로 노화성 난청이 노화성 이명의 발생에 큰 영향을 미칠 것임을 시사하는 내용이다. 또한 비록 그 빈도가 높지는 않지만 노화성 이명 중 근육기원성 이명, 혈관성 이명, 개방성 이관에 의한 이명과 같은 체성소리 환자들의 경우 그 증상의 정도가 감각신경성 이명에 비해 더욱 심한 양상을 경향을 띠고, 대부분 수술이나 시술적 치료를 요하였기에 그 증상, 진단 및 치료법에 대해 숙지할 필요가 있을 것이다.

2) 노화성 감각신경성 이명의 발생 기전 집중 이해

이명의 분류에 따른 발생 기전을 이해하고 있으면 치료적 접근에 큰 도움을 받을 수 있다. 특히 노인 환자들의 경우 앞서 살펴본 대로 젊은 연령층에 비해 난청과 동반된 감각신경성 이명의 빈도가 매우 높기 때문에 그 기전에 대한 이해는 환자들의 상담 및 진료 과정에 매우 중요한 요소이다.

감각신경성 이명은 달팽이관이나 청신경로에서 기원하는 이명이며, 노화성 이명 환자의 대부분인 90% 이상을 차지한다. 연령의 증가에 따라 이명 환자의 빈도는 늘어날 수 밖에 없는데 이는 노화성 난청, 감각신경성 난청의 발생 빈도가 증가하는 것과 관련이 있다. 이명을 가끔씩 느끼는 경우는 병적이라기보다는 생리적인 현상일 수 있으며, 노화성 이명의 경우 난청의 진행과 더불어 흔히 발생하지만 대부분의 경우는 일시적인 현상으로 건강한 뇌에서의 훈련을 통해 다시 듣지 못하게 된다. 이명을 느끼게 된 상황이 스트레스와 관련될 경우 이명의 인식을 보다 뚜렷하고 지속적으로 남을 수 있는데, 이 같은 현상은 감정계와 반응계의 역할과 관련된 이명발생의 신경생리모델을 이해하면 쉽게 설명된다.[3-7] 즉, 이명은 달팽이관의 유모세포에서부터 청신경, 뇌간, 및 대뇌에 이르는 청각로의 건강한 세포 또는 손상된 세포에서 언제든 발생할 수 있지만 스트레스, 우울과 관련한 다양한 뇌신경회로가 관여할 때 강해지거나 느껴질 수 있고 이같이 지속적이고 임상적으로 의미있는 감각신경성 이명의 발생은 시상변연부(limbic system) 및 자율신경계(autonomic nervous system)와 관련되어 있다. 노화성 이명 환자들도 대부분 난청 이후 외부 소리가 잘 들리지 않게 됨으로써 자신의 신체 내부에서 나는 소리에 대한 민감도 증가와 함께 스트레스, 노화 과정 중의 이명 신호에 대한 선택적 차단 과정의 장애 등이 이명을 지속적으로 느끼게 된 원인이라 할 수 있다. 2011년 Terao 등이 보고한 노화성 이명 환자들의 측두골 조직 검사 소견은 노화성 이명 환자들의 이명 발생 기전을 이해하는 데 도움을 준다.[8] 이명을 지닌 노화성 난청 환자 8명의 청력도와 측두골 조직검사 결과를 이명을 호소하지 않은 노화성 난청 환자 8명의 조직과 비교 분석해 본 그들의 연구 결과를 살펴보면 동일한 조건의 난청을 보인 두 그룹에서의 달팽이관에서 나선신경절의 세포 수는 큰 차이를 보이지 않았다. 반면 이명군에서는 달팽이관 기저부의 외유모세포(outer hair cell)가 비이명군에 비해 의미있게 손실된 소견과 함께 달팽이관 외벽의 혈관조(stria vascularis)의 위축이 좀 더 현저함이 관찰되었다. 결국 노화성 감각신경성 이명 환자들은 달팽이관의 일부 조직, 특히 외유모세포 손상 및 혈관조 위축 등이 이명을 느끼지 못하는 환자들에 비해 심하고 이 같은 달팽이관의 병리학적 손상은 이명 발생의 기전에 일차적으로 달팽이관의 병태가 관여할 수 있음을 보여주는 것이라 설명할 수 있겠다(그림 16.3).

그러나 감각신경성 이명의 발생 기전은 앞서 노화성 이명 환자에서 관찰된 달팽이관의 병태생리로만 설명하기 어려우며, 오히려 이명 발생의 신경생리학적 모델을 충분히 이해함으로써 환자에 대한 치료적 접근이 용이할 수 있다. 달팽이관 이상을 포함한 여러 이유에 의해 과도하게 발생한 이명관련신경신호(tinnitus related neuronal signal)를 지속적으로 느끼는 이유가 뇌에서의 이명 탐지 및 인식의 기전으로 설명되기 때문이다. 특히 이 같은 이명의 탐지와 인식 과정에 감정계와 신체반

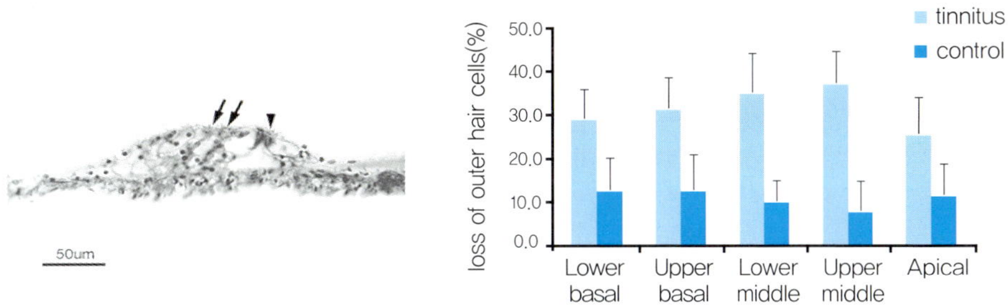

그림 16.3 이명군 환자의 측두골 조직 검사에서 발견된 달팽이관 기저부 외유모세포의 과도한 손상(A)과 대조군과의 외유모세포 소실률 비교(B) (Modified & adapted from Teraoet al. 2011)[8]

응계의 흥분이 밀접한 관련성을 띠고, 한 번 인지된 이명에 부정적인 의미가 부여될 경우 지속적인 관심과 함께 패턴 인지로(pattern recognition pathway)가 만들어져 이명 신호를 중요하고 의미가 있어 잘 들어야 되는 신호로 잘못 각인하는 과정이 뇌에서 발생하게 된다. 이 같은 감각신경성 이명의 발생 및 인지의 생리적 기전이 노화성 이명이라 하여 다를 바 없다. 오히려 난청으로 인해 외부 소리 신호가 차단되고 감정적으로 좀 더 연약하거나 예민해진 노인 환자의 경우 이명 신호가 뇌 내부에서 보다 쉽게 각인될 가능성이 높다고 할 수 있겠다.

3) 노화성 감각신경성 이명의 치료

약물 치료

감각신경성 이명의 발생기전에 근거한 약물 치료의 기본은 이명 관련 신경활동, 달팽이관 외유모/내유모세포 및 제 1형/2형 구심성 신경의 불균형 활동으로 인해 발생한청신경로의 흥분/억제 불균형을 조절하는 것이다. 특히 청신경로와 이명발생관련 여러 중추 신경부위에서의 신경전달물질 중 흥분성 글루타메이트(glutamate)의 과분비와 억제성 GABA의 저분비가 이명 발생의 원인으로 추정되고 있어 기전에 근거한 약물치료로는 항글루타메이트(anti-glutamate)나 GABA 효능제(agonist) 투여를 고려할 수 있다. 이명으로 인한 감정계나 반응계의 과흥분을 억제할 목적으로 불안억제제(anxyolytics)나 항우울제, 항경련제 등의 투여도 이명 억제 효과가 있는 것으로 알려져 있다. 그러나 한 종류의 약물 투여로 만성적인 감각신경성 이명 증상을 경감 또는 소실시키는 것은 쉽지 않은데, 이는 이명발생의 기전에 달팽이관에서부터 청신경로, 뇌신경의 여러 부위 모두가 관여하는 복합적 발생, 인식 기전과 관련 지어 보면 이해할 수 있다. 따라서 이명 환자의 약물 치료는 발생기전을 이해하고 다각도에 여러 종류의 약물을 복합적으로 투여해 보고 그 효과를 관찰하는 과정의 반복을 통해 개개인 환자에게 가장 도움을 줄 수 있는 약물을 찾아 치료하는 것이 바람직할

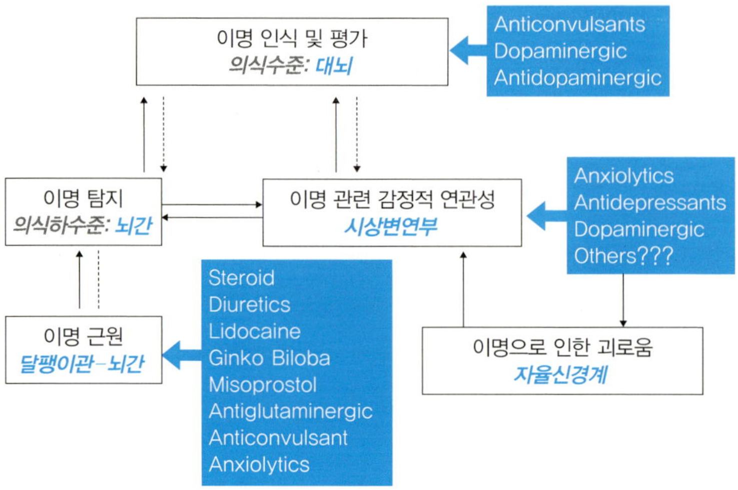

그림 16.4 ▸ 이명 발생의 신경생리학적 모델에 근거한 감각신경성 이명의 약물 치료

것이다. 이명 발생의 생리기전에 따른 사용 가능한 약물의 종류를 해부학적 부위에 따라 정리해보면 그림 16.4와 같다.

임상적으로 감각신경성 이명 환자의 약물 치료시 고려해야 할 가장 중요한 요소 중 하나는 이명 증상의 발생 기간이다. 특히 3개월 미만의 급성기에는 이명 발생의 가장 중요 원인 부위인 달팽이관에 대해 보다 적극적인 검사를 시행하여 원인을 규명하고 집중적인 치료를 고려해야 한다. 반면, 3~6개월이 경과한 만성기에 접어들면 뇌가소성을 고려한 신경계 및 중추 회로에 보다 중점을 둔 이명의 약물 치료를 고려하는 것이 바람직하다. 즉 급성 이명은 돌발성 난청 및 저음역 감각신경성 난청(low tone sensorineural hearing loss), 동반된 급성 혹은 삼출성중이염의 유무 등 다양한 귀질환을 인해 이차적으로 발생한 이명의 가능성을 염두에 두고 이들 질환을 정확히 감별하여 약물 치료, 처치 혹은 수술적 치료를 통해 원인 질환을 해결할 필요가 있으며, 많은 경우 원인 질환의 치료를 통해 이명이 완전 소실될 수 있다. 특히 갑자기 발생한 이명 증상에 대해 동반되었을 가능성이 있는 돌발성 난청에 대한 조기진단과 치료는 매우 중요하며, 스테로이드, 항바이러스제제, 말초혈액순환개선제의 투여가 필요할 것이다. 당뇨나 고혈압을 동반한 노화성 돌발성 난청 환자에게는 고실내 스테로이드 주사술을 시행함으로써 전신스테로이드 투여의 부작용을 줄이기 위한 노력도 필요할 것이다. 또한 노인에게서도 흔히 진단되는 저음역감각신경성 난청으로 인한 이명 증상은 주로 저음역대의 이명 증상과 함께 이충만감을 호소하는 특성을 지니고 있는데, 정확한 청력 검사를 통해 조기 진단하고 스테로이드와 이뇨제의 적절한 조기 투여가 난청과 이명의 치료에 효과적이다.

만성 감각신경성 이명의 경우는 뇌 가소성과 관련한 흥분성 뇌신경 전달물질에 대한 길항제(antagonist)나 억제성 뇌신경전달물질의 효능제 투여가 도움이 되며 대표적으로는 GABA agonist인 벤조디아제핀(benzodiazepines; alprazolam, clonazepam) 등이 임상에서 흔히 이용되는 약제이다.

감각신경성 이명에 대한 고실내 스테로이드 주사술은 다양한 보고가 되어왔지만 아직까지 그 효과에 대한 결론을 내리기에는 부족한 부분이 있다. 향후 이명의 발생기간, 청각소실의 여부, 외유모세포 손상 정도 등을 좀더 명확히 규명한 환자 대조군 연구(case-control study)가 필요하며, 이를 통해 감각신경성 이명 치료를 위한 고실내 스테로이드 주사술의 적응증과 효과에 대한 정보를 얻을 필요가 있다.

이명재훈련치료(tinnitus retraining therapy)

감각신경성 이명 환자에게 전세계적으로 현재는 가장 많이 적용되는 치료법 중 하나인 이명재훈련치료는 80% 이상의 환자에게 증상 호전을 보이는 것으로 알려져 있다.[5-9] 이 치료는 지시적 상담(directive counseling)과 소리치료(sound therapy)로 크게 구성되는데, 노화성 감각신경성 이명 환자에게도 부작용 없이 좋은 치료 효과를 기대할 수 있어 초기에 적용해 보는 것이 바람직하다. 지시적 상담의 과정을 통해 이명에 대한 부정적 사고를 불식시키고 특히 노인 환자들이 지닌 난청과 이명과의 관련성을 이해시켜 불안감을 경감시킴으로써 많은 이명 환자들이 이명으로 인한 불안감과 불편감을 조기에 해결할 수 있다. 또한 주변 환경음이나 소리발생기(sound generator)를 충분히 활용한 소리치료와 함께 특별히 노화성 난청이 진단된 감각신경성 이명 환자에게 난청의 재활 목적뿐만 아니라 이명의 치료 목적으로 보청기를 처방하여 소리 치료를 하게 되면 이 같은 보조구 착용의 compliance 또한 높일 수 있다.

이명재훈련치료는 무의미하고 익숙하면서 중요하지 않은 소리인 이명관련신경활동 신호에 대해 감정적 의미(emotional significance)를 차단하고 습관화를 일으킴으로써 궁극적으로는 환자가 이명에 대해 의식적으로 관심을 둘 때를 제외하면 이명을 인지하지 못하게끔 하는 것이 목적인 치료이다. 이 과정을 통해 많은 환자들에게 이명으로 인한 불안감, 걱정, 잘못된 인식을 불식시키고, 이명발생의 기전에 대한 지식을 갖추고 긍정적인 생각을 갖게 함으로써 이명으로 유발될 수 있는 괴로움, 불안감, 불면증이나 우울증 등의 다양한 감정 및 신체 반응 관련 증상을 해소시킬 수 있다. 이명재훈련치료의 주된 구성 요소인 지시적 상담 과정은 이명으로 인한 불안감과 신체 반응을 감소시키는 반응의 습관화(Habituation of reaction, H_R)를 유도하며, 환자군에 따라 다양하게 적용하는 소리 치료의 과정은 이명 인식의 차단 과정인 인식의 습관화(Habituation of perception, H_p)를 유도한다. 이 같은 이명재훈련치료의 실제 과정에서 환자에게 적용하는 분류를 다시 한 번 살펴보면 다음과 같고(표 16.1), 노화성 감각신경성 이명 환자의 대부분은 Category 2, 즉 난청을 동반한 감각신경성 이명 환자로 보청기 처방과 환경음을 이용한 소리치료를 병합하여 치료하는 것이 매우 효과적이다.

저자의 이명 클리닉에서는 노화성 감각신경성 이명 환자에게 일차적으로는 정확한 난청의 원인을 찾는 청각 검사를 시행하고 불안억제제, 항경련제, 말초혈액순환제 등으로 구성된 복합약물요법과 병행하여 이명재훈련치료를 시행하고 있다. 특히 국내 의료 현실을 감안하여 최근에는 1:1 상담치료뿐만 아니라 소규모 그룹에 대한 지시적 상담치료와 함께 환경음, 소리발생기, 보청기 등의 소리치료를 적극적으로 시행하여 많은 이명과 난청 환자에게 도움을 주고 있다. 저자가 현재 적용하고 있는 노화성 난청을 동반한 감각신경성 이명 환자의 초기 대응 절차를 소개하면 우선 초진시 진단 목적을 병력청취, 이학적 검사, 청각검사 및 이명 설문지 조사를 시행하고 약 1~2주간 항불안제와 말초혈액순환제인 Gingko biloba를 근간으로 하는 약물 치료를 시행한다. 이때 반드시 난청 여부를 묻고 환자의 연령을 고려해 이명 발생의 원인이 난청과 관련 있을 가능성을 미리 설명해 둠으로써 보청기 착용 가능성에 대해 환자가 준비할 수 있도록 한다. 두 번째 내원시 이명설문지 및 청각검사 결과지를 환자에게 설명하고 난청을 확진한 경우 다시 한 번 보청기 필요성을 강조해 두면서 필요시 약물 치료를 추가하고 지시적 상담을 예약해 둔다. 3차 방문시에 지시적 상담을 소규모 그룹으로 시행하여 난청과 이명에 대한 이해를 충분히 할 수 있도록 기회를 제공하면서 보청기를 처방하고 맞추도록 권한다. 이 같은 단계적인 절차를 통해 노화성 난청을 동반한 이명 환자에게 충분한 정보 제공과 함께 보청기 착용의 필요성을 이해하고 받아들일 수 있는 준비 기간을 주는 것은 보청기 처방

표 16.1 ▸ 이명재훈련치료를 위한 환자의 분류와 흔한 노화성 이명

Grade	HypA	Kindling	HL	Impact	Treatment
0	–	–	–	low	counseling only
1	–	–	–	high	SG, mixing point
2	–	–	+	high	HA, env. sounds
3	+	–	NR	high	SG, over-threshold
4	+	+	NR	high	SG, sub-threshold slowly

HypA ; hyperacusis, Kindling ; prolonged sound-induced exacerbation of tinnitus/hyperacusis when the effects persist to the following day, HL ; subjective hearing loss having a significant impact on patient's life, Impact ; the extent of impact of tinnitus and/or hyperacusis on patient's life, NR ; not relevant, SG; sound generator, HA; hearing aid, Env sound; environmental sounds

표 16.2 ▸ 노화성 난청을 동반한 감각신경성 이명 환자의 초기 대응 절차

1. 1st Visit :
Dx. – Hx, P/Ex, Audiologic Test (PTA, SSPA, DPOAE, MTN), 이명설문지
Tx. – Anxiolytics + Ginkobiloba for 1~2 weeks
보청기 착용 가능성 미리 설명

2. 2nd Visit :
Dx. – 이명설문지, Audiologic Test 결과설명
Tx. – 보청기 필요성 강조
1st medication + antidepressant or anticonvulsant for 1~2mo
Counseling (TRT) 예약

3. 3rd Visit :
Dx. – 이명설문지, PTA, SSPA, MTN 재평가 및 결과 설명
Tx. – Counseling + 보청기 처방과 맞춤*(이후 HA fitting & F/Up 절차)

Dx; diagnosis, Hx; history taking, P/Ex; physical examination, PTA; pure tone audiogram, SSPA; speech audiogram, DPOAE; distortion product otoacoustic emission, MTN; tinnitus matching test,Tx; treatment, TRT; tinnitus retraining therapy, HA; hearing aid

시 반환율을 줄이고 만족도를 높이는 중요한 방법이라 생각되어 그 과정을 요약하여 소개하면 다음과 같다(표 16.2).

또한 저자가 난청을 동반한 노화성 감각신경성 이명 환자의 보청기 착용 순응도(compliance)를 높이기 위해 현재 이명/보청기 클리닉에서 사용하고 있는 방법을 상세히 소개하면 다음과 같다(표 16.3).

저자들이 지난 15년간 이명 클리닉을 운영하면서 시행한 이명재훈련치료의 효과를 분석한 여러 연구에서 전체 감각신경성 이명 환자의 80%에서 증상의 호전을 관찰할 수 있었다. 이명에 대해 약물치료만을 시행한 군에 비해 간단한 지시적 상담을 병행한 변형된 이명재훈련치료를 적용한 군에서 이명 증상의 현저한 호전을 단기간내 관찰하여 보고한 바도 있고,[9,10] 소그룹 지시적 상담 치료를 통한 이명재훈련

표 16.3 ▸ 난청을 동반한 노화성 감각신경성 이명 환자의 보청기 처방, 맞춤, 조정 방법

1. 적합한 보청기 직접 선택, 설명, impression
2. 초기 이득과 폐쇄 현상 최소화(functional gain 5~10 dB 이내) + Counseling(착용 요령과 낮은 이득 충분히 이해시키기)
3. 2주 이상, 하루 6시간 이상 착용 가능할 때 이득 올리기
4. 매 내원시 modification + verification (functional gain + HA analysis) + MTN + 이명설문지 + 외이도 점검(ear drop)
5. 2~3개월 간격 2~3회 추적 관찰하며 6개월 이후 목표 이득 도달 이후 6개월 간격 추적 관찰 : Reassurance + Evidence(청력검사, REM/speech map/functional gain & 이명 호전 정도) 제시
→ 보청기 착용을 충분히 할 경우 1~2년 후 이명 감소 혹은 소실됨을 설명

HA; hearing aid, MTN; tinnitus matching test, REM; real ear measurement

치료의 효과를 분석한 연구에서도 1:1 상담 치료에 비해 큰 차이를 보이지 않아 많은 감각신경성 이명 환자에게 본 치료법이 도움을 줄 수 있음을 확인하여 보고하기도 하였다.[11]

감각신경성 이명의 수술적 치료

최근 노인 인구의 증가로 인해 양측성 고도의 감각신경성 난청에 동반된 심각한 이명을 호소하는 환자들이 점차 늘고 있다. 심각한 감각신경성 난청으로 인해 보청기를 통한 소리 치료나 청각재활이 불가능한 노화성 난청과 더불어 심각한 이명을 호소하는 환자에게 이명재훈련치료의 관점에서 충분한 소리자극을 주기 위한 소리 치료법의 일환으로 적극적인 수술 요법도 고려해 볼 수 있다. 양측 귀 고도 난청과 이명을 함께 동반한 환자들에게 인공와우이식술(cochlear implantation)은 말소리를 구별할 수 있는 청각재활 효과뿐만 아니라 심각했던 이명증상의 현저한 경감 혹은 소실을 유도할 수 있어 매우 중요한 이명치료법으로 인정받고 있다. 따라서 양측 귀 고도 감각신경성 난청을 지닌 환자가 보청기 착용만으로는 도움을 받지 못하는 청능 및 심각한 이명을 호소할 때 인공와우이식술을 통한 청각재활과 이명의 치료는 권할 만하다. 저자의 최근 연구 결과에서도 고도의 난청에 동반된 이명으로 인공와우이식술을 받은 환자 대부분에게서 수술 전에 비해 현저히 감소되거나 소실된 이명을 관찰할 수 있었으며, 많은 환자들이 65세 이상의 고령 환자였고 수술 후 만족할 만한 청각재활과 이명에 대한 치료 효과를 경험하였기에 인공와우이식술 시술의 적응증을 선택함에 있어 고령이라는 연령 요소는 제한 요인이 아니라고 판단된다(그림 16.5).[12]

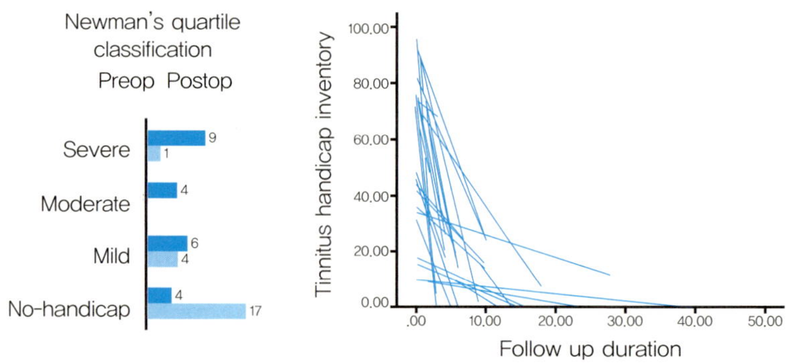

그림 16.5 ▸ 인공와우이식술로 인한 이명의 치료 효과(adapted from Kim DK, Park SN et al. 2013)[12]

4) 노화성 타각적 이명: 체성 소리의 진단과 치료

노화성 이명에서 타각적 이명인 체성 소리는 감각신경성 이명에 비해 그 발생 빈도가 매우 낮다. 하지만 타각적 이명은 대부분의 경우 감각신경성 이명에 비해 환자들에게는 더욱 큰 괴로움을 주며, 정확한 진단을 통해 치료할 때 감각신경성 이명에 비해 빠르게 완치될 수 있는 가능성이 높아 임상적으로 매우 의미있는 증상이라 할 수 있다. 이에 타각적 이명, 체성 소리의 종류별 특성과 진단법 및 치료를 간략히 살펴보도록 하겠다.

근육경련성 이명(myoclonic tinnitus)

구개근 경련(palatal myoclonus)과 중이근 경련(middle ear myoclonus)은 대표적인 근육경련성 이명이다. 구개근 경련성 이명의 경우 불수의적 혹은 수의적으로 수축하는 구개근 경련을 직접 육안으로 혹은 내시경을 통해 관찰하거나 토인비튜브를 통해 '딱딱딱'하는 이명을 들음으로써 진단할 수 있으며, 중이근경련은 '부스럭', '두두둑', '지지직' 등의 소리를 호소하는 환자들의 이내시경하 고막 운동을 관찰하거나 임피던스 고막반응 검사를 통한 고막의 파동을 관찰 기록함으로써 정확히 진단할 수 있다. 저자의 임상적 경험으로는 뇌질환, 뇌경색을 동반한 노인 환자에게서 구개근 경련이 발생한 경우가 수차례 있었는데 수면을 방해할 정도로 심한 경우 구개근의보톡스 주사를 통해 완치한 바 있었고, 중이근 경련성 이명의 경우도 소아나 청년층에 흔히 발생하지만 노인 환자에게도 드물게 발생하여 약물 치료를 시행하고 완치한 바 있다.

구개근경련성 이명 환자의 치료를 위해 처방할 수 있는 약물은 carbamazepine, clonazepam 등과 같은 항경련제, benzodiazepine계 약물이나 근육이완제 등이 있으며, 3개월 이상의 약물 치료에 반응하지 않을 경우 보톡스의 근육내 주사를 통한 이명 증상의 완전 소실을 기대할 수 있다.[13-16]

혈관성 이명(vascular tinnitus)

노화성 이명 중 혈관성 이명은 고혈압과 관련되어 그 발생 빈도가 증가될 가능성이 높다. 특히 고위경정맥구, 정맥성 잡음 등과 같은 정맥기원성 이명은 연령 증가로 인해 발생한 고혈압, 뇌압 상승 등이 원인이 되어 노인 연령층에서 더욱 흔히 느껴질 수 있다. 그외 동정맥기형, 동정맥루, 경동맥협착증 등 동맥 기원의 이명 역시 발생 가능성이 있어 혈관성 이명은 먼저 그 원인을 정확히 찾고 이를 교정하는 치료의 과정이 필요다. 혈관성 이명이 의심되는 환자는 청진기, 혈압계 등을 활용한 적극적인 이학적 검사와 고막과 중이에 대한 검사, MRA, CT angio, 혈관초음파 등과 같

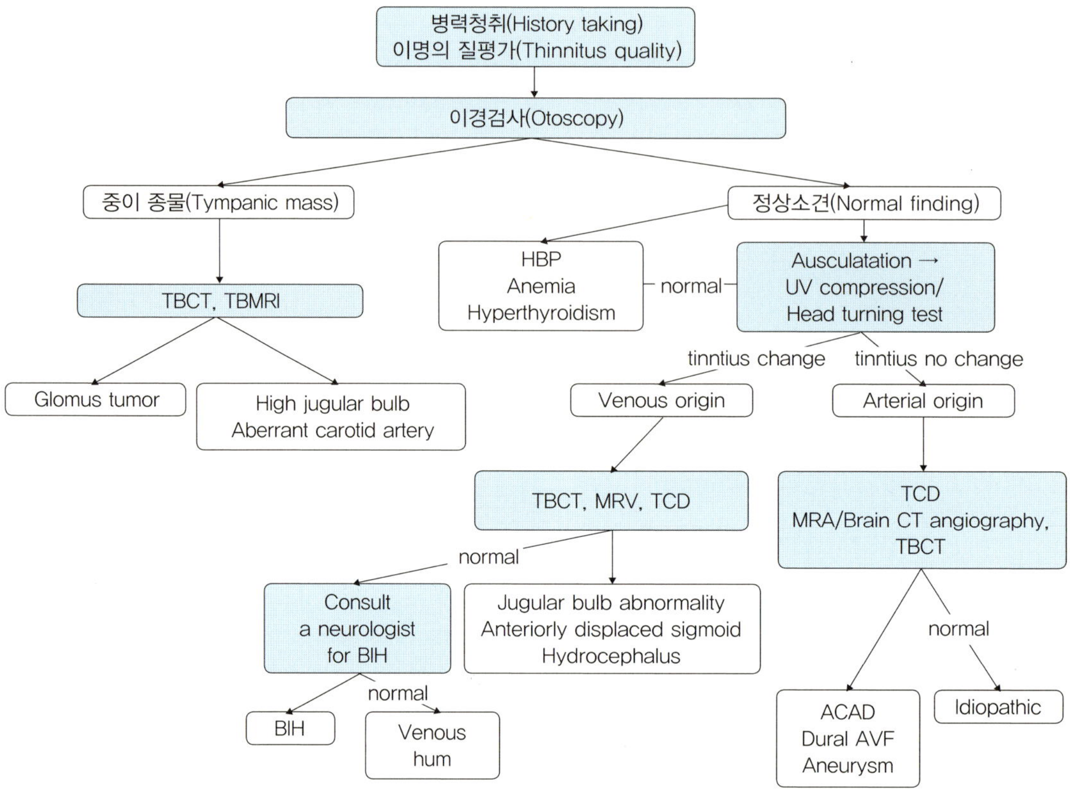

그림 16.6 ▸ 혈관성 이명 환자의 진단적 접근법(adapted from Bae SC, Park SN et al. 2014)[17]

TBCT; temporal bone CT, TBMRI: temporal bone MRI, HBP; hypertension, IJV: internal jugular vein, MRV: MR venogram, TCD; transcranialDoppler sonogram, BIH; benign intracranial hypertension, ACAD; atherosclerotic carotid arterial disease

은 적극적인 영상학적 검사를 통해 원인 질환을 찾고 해결하는 과학적인 진단과 치료의 과정이 반드시 필요하며, 치료를 통해 비교적 쉽게 증상 소실을 기대할 수 있는 비교적 쉽게 치료될 수 있는 대표적인 이명에 혈관성 이명도 포함될 수 있다. 저자들이 현재 이명 클리닉을 찾는 혈관성 이명 환자의 진단에 이용하는 flow chart를 소개하면 그림 16.6과 같다.[17]

개방성 이관(patulous eustachian tube)으로 인한 이명

체성 소리, 타각적 이명 중 자신의 숨소리 혹은 말소리가 울려 들리는 증상은 개방성 이관에 의한 것이다. 노인 환자들에게서 보다 흔히 심각한 증상을 일으키는 것으로 저자가 경험한 개방성 이관 증상은 노화에 의한 체중감소, 이관입구부의 해부학적 변화, 기타 동반된 내과적 질환 등이 요인일 것으로 추정된다. 환자들은 대화에서 자신의 말소리와 숨소리가 울려 들리는 증상이 매우 심해 주로 누워있거나 대화

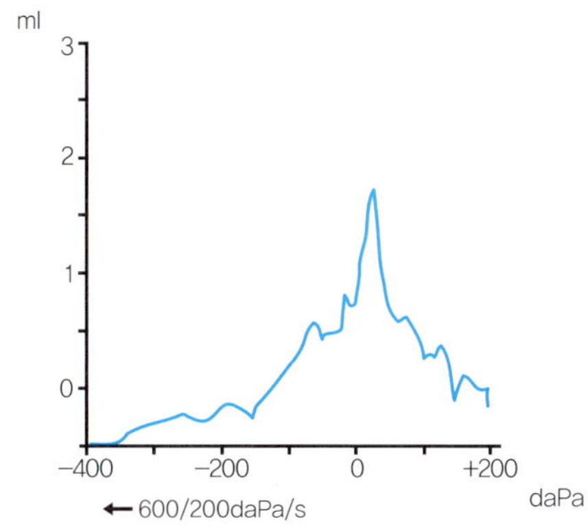

그림 16.7 ▸ 개방성이관 환자에게 강한 호흡시 측정한 고막운동성검사 결과

를 회피하게 되고 심각한 이충만감(ear fullness) 또한 주된 증상으로 호소한다. 진단을 위해 현미경하에서 숨을 쉴 때마다 움직이는 고막을 관찰하고 이관 입구부의 위축을 내시경으로 관찰한다. 특히 강한 호흡과 함께 시행한 고막운동성계측검사에서 심한 파동이 관찰되는 것을 기록해 두면 이 질환을 진단하고 추적 관찰할 때 유용하다(그림 16.7). 치료는 증상을 야기한 원인 인자를 제거하고 체중을 늘리는 방법과 함께 일부 효과가 있다고 보고된 항콜린제제인 ipratropium bromide의 분무, 중이 환기관 삽입, 이관 입구부의 카테터 삽입, 자가 지방이나 연골 이식 등이 보고되었고,[18-9] 최근 저자는 이 같은 보존적 치료법에 3개월 이상 반응하지 않는 심각한 개방성 이관 환자에게 고막절개술을 통해 경고실로 bonewax를 채운 angio-catheter를 삽입하는 비교적 간단한 시술을 시행하고 있는데 시술 직후 증상이 완전 소실되어 매우 좋은 치료 성적과 만족도를 보인다고 판단하고 있다(그림 16.8).[20]

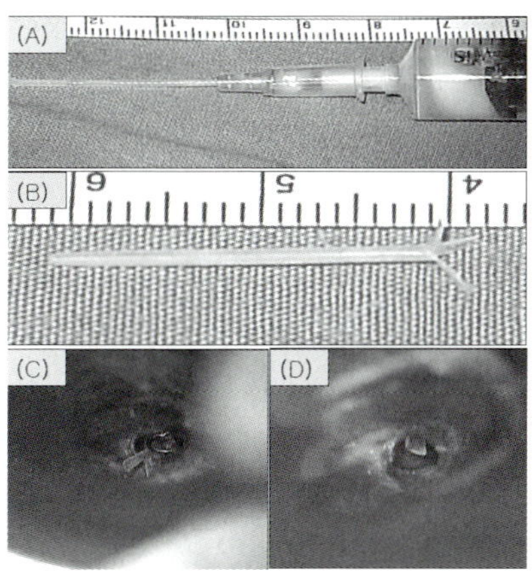

그림 16.8 ▸ 개방성이관의 치료를 위해 시도하는 Bone-wax filled angiocatheter insertion technique (adapted and modified from Yoo BJ, Park SN et al.)[20]

3. 결론

본 논고에서는 이명의 발생 기전과 분류에 따른 진단 및 최신 치료법을 노화성 이명 중심으로 살펴보았다. 과거와는 달리 근래의 발전된 진단 및 다양한 치료기법을 통해 이명은 불치가 아닌 '치료될 수 있는 증상'으로 탈바꿈하고 있다. 노화성 이명 역시 환자가 호소하는 증상의 양상과 정도에 따라 적절히 분류하고 치료하는 과정을 통해 분명 좋은 치료 효과를 기대할 수 있다고 판단된다. 특히 오랜 기간 이명을 고칠 수 없는 증상이라고 잘못된 정보를 듣고 증상으로 고통 받는 노화성 이명 환자들에게 이명이 '치료될 수 있는 증상'이고 과학적 접근을 통해 충분히 치료될 수 있음을 정확히 알릴 필요가 있다. 난청과 동반된 노화성 이명 환자를 대하는 이비인후과 의사는 그 진단과 치료의 과정이 일반의나 대체의학을 하는 의료인과는 분명 차별화 되어야 할 것이며, 귀 질환 전문가로서 고령화 사회에서 난청과 이명으로 고통 받는 많은 노인 환자들의 치료에 주된 역할을 담당해야 할 것이다. 이를 위해 이명 발생의 생리 기전과 다양한 이명의 원인에 대해 잘 이해하고 자세한 병력 청취와 전문적인 검사를 통해 환자를 조기에 정확히 진단하여 치료에 임해야 할 것이다. 향후 이명의 진단과 치료 과정에 대한 다양한 기관에서의 지속적이고 과학적 연구를 통해 모든 종류의 이명이 '치료될 수 있는 증상'으로 자리매김할 수 있기를 기대해 본다.

참고문헌

1. 박시내. Tinnitus: Recent Treatment. Res VesSci2009;8(2);108-16, 2009.
2. Levine RA. Somatic(craniocervical) tinnitus and the dorsal cochlear nucleus hypothesis. Am J Otolaryngol 1999;20:351-62.
3. Jastreboff PF. Phantom auditory perception (tinnitus): mechanisms of genereation. Neurosci Res 1990;8:221-54.
4. Hazell JWP, Jastreboff PJ. Tinnitus I. Auditory mechanism:A model for tinnitus and hearing impairment. J Otolaryngol 1990;9:1-5
5. Hazell JWP, Sheldrake J.Hyperausis and tinnitus. In: Aran, Dauman, ed. Proceeding of the Fourth International Tinnitus Seminar, Bordeaux 1991;245-8.
6. Hazell JWP, Sheldrake JB, Graham RL. Decreased sound tolerance: predisposing factors, triggers and outcomes after TRT. In :Patuzzi R, ed. Proceedings of the Seventh International Tinnitus Seminar, Fremantle 2002;255-261.
7. Jastreboff PJ, Gray WC, Gold Sl. Neurophysiological apporach to tinnitus paients. Am J Otol 1996; 17:236-40.
8. Terao K, Cureoglu S, Chachem PA et al. Chochlear changes in presbycusis with tinnitus. Am J Otolaryngol 2011;32:215-20.
9. 박시내, 여상원, 정상희, 이수진, 박용수, 서병도. 이명재훈련치료의 적용 방법과 치료 효과. 대한 이비인후과학회지-두경부외과학 2002;45:1136-40.
10. 오현진, 박경호, 여상원, 장기홍, 최혁기, 최봉진, 한민아, 박시내. 이명 환자에서 약물 요법과 병행한 변형된 이명재훈련치료의 단기치료효과. 대한이비인후과학회지-두경부외과학 2009;52:648-54.

11. 박시내, 배성천, 김동기, 박용수, 여상원, 박소영. Small-group counseling in a modified tinnitus retraining therapy for chronic tinnitus. Clin Exp Otorhinolaryngol 2013;6(4):214-8.
12. 김동기, 배성천, 박경호, 전범조, 이동희, 여상원, 박시내. Tinnitus in patients with profound hearing loss and the effect of cochlear implantation.Eur Arch Otorhinolaryngol 2013;270:1803-8.
13. 박시내, 배성천, 이근호, 송지남,박경호, 전은주, 박용수, 여상원. Clinical characteristics and therapeutic response of objective tinnitus due to middle ear myoclonus: A large case series. Laryngoscope 2013;123:2516-20.
14. 박시내, 남인철, 신지현, 여상원. 중이근경련에 의한 객관적 이명-수술적 치험 1예. 대한이비인후과학회지-두경부외과학 2007;50:73-5.
15. 박시내, 박경호, 이동호, 여상원. 보톡스 주사로 치료한 구개근경련 이명 1예. 대한이비인후과학회지-두경부외과학 2005;48:1177-80.
16. 박시내. 타각적 이명. 임상이비인후과학회지 2011;22:35-43.
17. 배성천, 김동기, 여상원, 박소영, 박시내. Single-center 10-year experience in treating patients with vascular tinnitus: Diagnostic approaches and treatment outcomes. Clic Exp Othorhinolaryngol 2014 In Press.
18. Bluestone CD, Cantekin EI. Management of the patulous eustachian tube. Laryngoscope 1981;91:149-52.
19. Kong SK, Lee IW, Goh EK, Park SH. Autologous cartilage injection for the patulous Eustachian tube. Am J Otolaryngol 2011;32:346-8.
20. 유병재, 김효민, 진상균, 박시내. Therapeutic efficacy of angiocatheter insertion surgery in the bony orifice of patulous Eustachian tube.대한이비인후과학회지-두경부외과학 2014;57:54-60.

17 노화성 난청의 보청기 효과

연세대학교 의과대학 이비인후과 **최재영 · 서영준**

1 서론

최근 외래를 찾는 많은 노화성 난청 환자들이 보청기 상담을 받는 비율이 증가하고 있지만 여전히 보청기에 착용에 대해 거부감을 가지고 있다. 이는 첫째, 노령화가 진행됨에 따라 '노인'이라 칭하는 연령대가 증가하였지만, 노화성 난청이 발생하는 연령은 변하지 않아 본인이 '노인'이라는 점을 인정하려고 하지 않고, 둘째, 보청기는 '할머니, 할아버지만 착용하는 흉측한 것'이라는 일반인들의 생각에서 기인한 잘못된 인식들 때문일 것이다.

의료 수준이 발전하고 평균 수명이 길어지면서 노인 인구가 크게 증가하였다. 국내 통계청에 의하면 2013년 고령자는 전체 인구의 12.2%로 65세 고령인구가 이미 600만 명을 돌파하였으며, 매년 증가하는 추세이다. 통계청은 2030년에는 65세 고령인구가 전체 인구의 24.3%까지 증가할 것으로 전망하였으며 곧 초고령화 사회로의 진입이 예상된다(그림 17.1). 노인 인구가 많아지는 것뿐만 아니라 현재 한국인의 평균 수명은 여성이 84.4세(그림 17.2)가 될 정도로 정말 오래 살고 있다는 점은 할머니 할아버지라 칭할 수 있는 나이가 상승하고 있다는 것을 반영한다. 우리 사회에서 만 65세를 기준으로 노인이라 칭하지만, 젊어지고 있는 신체연령을 고려하면, 외래에서 나이만 보고 할머니, 할아버지로 호칭할 수 없을 것이다. 이제 우리가 외래에서 환자를 대할 때 몇 살 이상의 경우를 노화성 난청이라 진단하여야 적정한가 생각해 봐야 할 때이다. 고령화 사회가 되고 있다고 해서, 청력 기관도 그만큼 젊어지는 것은 아니다. 다른 장기들처럼 청력 기관도 노화가 진행되고, 망가져 버리는 시기가 고령화 사회를 따라가지 못한다. 아마 노화성 난청의 발생 시기는 대규모적인 조사가 이루어져야 하겠지만, 저자의 경험으로 비추어볼 때, 65세만큼 되지 않을 것이라 생각한다. 따라서 현대 사회에서 이비인후과 의사는 노화성 난청에 대해 정확히 인지하고, 환자들에게 정확한 정보를 전달해야 환자들이 이런 혼란이 없을 것이다.

보청기는 '흉측한 것'이 아니다. 이전에 보청기라 함은 무겁고, 거추장스럽고, 시끄럽기만 한 어쩔 수 없이 사용하는 기계이었을지 모른다. 하지만 우리가 현재 사용

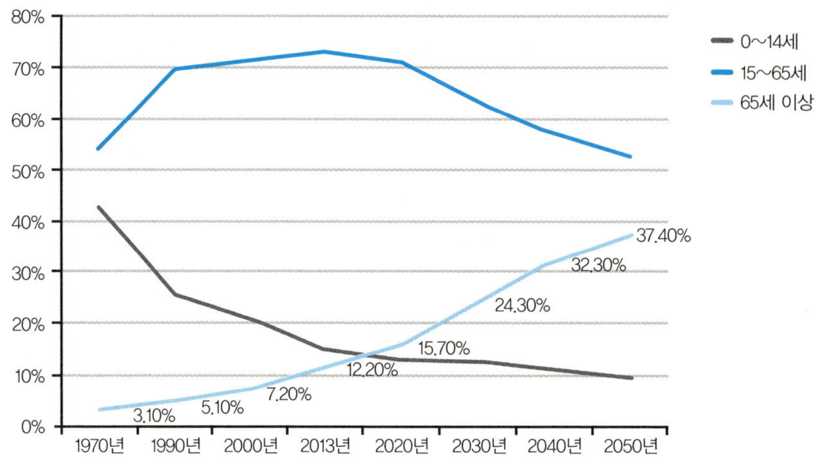

그림 17.1 ▸ 국내 연령별 난청 인구, 1970~2050. ('2013 고령자 통계', 통계청)

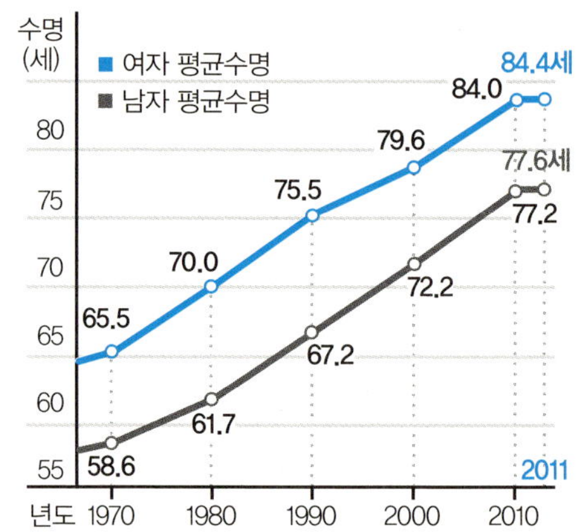

그림 17.2 ▸ 국내 성별 평균 수명, 1970~2010. ('2013 고령자 통계', 통계청)

하고 있는 핸드폰을 보면, 이전 핸드폰과 비교할 수 없을 정도로 요즘 '스마트폰'은 현대인들이 없어서는 안 될 필수품 1위로 꼽을 정도로 눈부신 발전을 했다. 보청기 역시 초기 보청기와 비교하면, 스마트폰만큼 눈부신 발전을 하였다. 이제는 보청기가 '흉측한 불편한 것'에서 '난청 환자에게 심플한 필수품'이 되는 시대이다. 하지만 아직 일반인들이 모르는 것은 물론이고, 이비인후과 의사들 중에도 보청기는 처방만 하는 것이고, 상담은 청각사들이나 보청기 회사에서 하는 것으로 치부하고 더 이상 공부하지 않는 사람들이 많다. 그렇기 때문에 보청기는 청력 소실이 있는 환자들에

국한되어 홍보가 되고 있으며, 일반인들의 보청기에 대한 잘못된 인식을 변화시키지 못하는 것일 수 있다. 따라서 이비인후과 의사들은 보청기에 대해 좀 더 자세히 인식하고 적극적인 홍보를 할 의무를 가지고 있다.

따라서 이번 장에서는 이비인후과 의사로서 '노화성 난청'의 정의와 특징에 대해 정확히 인지하고, 노화성 난청 환자에서 '보청기'는 어떠한 역할을 하는지 알아보고, 노화성 환자에게 보청기를 가장 적절하게 처방할 수 있게 돕고자 한다.

2 본론

1) 노화성 난청의 정의

노화성 난청은 청각기관의 노화로 발생하는 청력소실을 뜻한다. 양쪽 귀의 청력 소실이 대칭적인 양상을 보이며, 달팽이관이나 청신경에서 손상이 그 원인으로 생각되며, 65세 이상에서 보이는 청력의 약화를 의미한다.[1] 노화성 난청은 다른 병변적 요소와 별개로 구별되어야 하는데, 특히 소음성 난청과 혼돈되기 쉬운 경향이 있고, 그 외에는 이독성 약물, 두경부 손상, 이질환, 유전에 의한 난청을 들 수 있다. 그러나 연령으로 인한 청력소실은 유전적 요인과는 어느 정도 관련이 있다는 보고도 있다. 노화성 난청에 의한 청력소실은 주로 고음에서 나타나고, 주파수가 높아질수록 청력 소실이 심해지는 경향이 있다. 이와는 대조적으로 소음성 난청은 고음의 청력소실이 조금 더 높은 주파수에서는 청력이 다시 좋아지는 성향이 두드러진다. 모든 다른 종류의 청력소실로부터 노화성 난청을 분류하기는 쉽지 않다. 가장 이상적인 방법은 나이에 따른 정상 청력인의 표준화된 청력치를 구하여 비교할 수 있는 미국의 예를 들 수 있으나(AAOCHE, 1979), 우리나라 노인을 대상으로 한 이런 표준청력치는 아직 보고된 바 없다.

Schuknecht(1964)는 노화성 난청을 4가지 유형으로 분류했는데, 감각성 신경성, 신진대사사성, 기계적 손상 등으로 내이의 구조적 손상을 사후 연구한 결과이다. 이후 그는 신진 대사상을 혈관조형으로, 기계적 손상을 와우 전음성 등으로 바꾸어 재분류했는데[2] 학계에서는 두 가지 명칭이 함께 쓰이고 있다. 감각성은 청력소실이 주로 고음에서 일어나며 중년에 시작되어 서서히 진행되는 특징을 가지고 있으며, 손상된 부위는 내이 중 달팽이관에 제한되고 있다. 신경성은 아주 노년에 약간의 청력손실과 심한 어음이해도의 저하로써 나타나며, 이는 내이 중 청신경과 대뇌에 연결되는 청신경 다발에 이상이 생겨 보이는 증상이다. 혈관조형은 혈관조(stria vascularis)라는 내이의 림프액 분비와 영양에 관여하는 기관에 이상이 생겨 일어나며, 저음과 고음에 고루 청력손실이 생기고 연령에 따라 서서히 진행하는 특성을 갖고 있다. 와우전음성은 와우내에 와우관이라는 곳의 움직임이 저하된 것으로 어음이해도의 손실 및 저음과 고음 모두에 이상이 생기나 특히 고음청력이 저음과 비교하여 급격히 떨어지는 경우를 이른다. 그러나 단 한가지 분류에 속하지 않고 2가지 이상이 복합적으로 작용하여 생기는 청력손실도 상당수에 이른다.

대부분 노화성 난청은 와우나 청신경에 이상이 생겨 나타나는 것이지만, 때로는 노화가 외이나 중이에 변화를 초래하기도 하나 청력의 변화에는 큰 영향을 주지 않는다. 외이의 경우 피부의 노화로 외이도가 갈라지고 피가 나기도 하는데, 이 경우는 특히 보청기를 착용하는 데 지장을 준다. 또한 노화에 의해 귀지가 많이 생성되는 경우도 있는데, 이 또한 보청기 착용에 의해 반대적 요인으로 작용한다. 중이의 이소골의 연결부분이 노화에 의해 느슨해지고 내이의 보호역할을 하는 이내근의 활동이 퇴보되기도 한다.

2) 노화성 난청의 증상

노화성 난청에서는 청력 역치의 증가와 더불어 어음 분별력의 저하가 나타난다. 특히 소음 환경에서의 청력 장애 증상이 심하게 나타난다. 청력 역치의 증가와 어음 분별력의 저하 둘 중에 무엇이 먼저인지 서로 어떻게 영향을 주는지에 대해서는 이견이 있지만 일반적으로 노화성 난청은 고주파 영역에서의 난청으로부터 시작된다. 청력검사를 하기 전에 자기가 노화성 난청인 줄 모르는 사람들이 많은데, 자가 진단으로 노화성 난청을 의심해 볼 수 있다(표 17.1).

표 17.1 ▸ 노화성 난청 자가 진단 기준

• 전화로 통화하는 데 어려움이 있다.
• 시끄러운 장소에선 대화하기 힘들다.
• 한 번에 말귀를 알아듣지 못한다.
• 남의 말을 파악하기 위해 귀를 기울이는 노력을 해야 한다.
• 내 말에 대해 상대방이 '중얼거린다'는 반응을 보인다.
• 남의 말을 잘못 이해해 부적절한 반응을 보인 적이 있다.
• 상대방에게 했던 말을 또 해달라고 요구한 적이 있다.
• 여성의 목소리, 어린 아이 말소리를 듣고 이해하기가 특히 어렵다.
• 주변에서 TV를 너무 크게 틀고 본다는 말을 들은 적이 있다.
• 귀에서 울리는 소리, 으르렁대는 소리, '쉿쉿'하는 소리가 많이 들린다.
• 남들은 괜찮다는 소리에 대해 매우 큰 소리라고 느낀 적이 있다.

난청이 2~4 kHz의 주파수 영역에서 발생하면 주로 무성음(ㅅ, ㅈ, ㅊ, ㅌ)을 분별하는 데 문제를 일으킨다. 노인들은 이와 같은 고주파 영역의 청력 소실로 인한 어음 분별력의 저하 때문에 외래에서 "들을 수는 있는데 무슨 말인지 구분이 안 된다"고 호소한다. 또한 노화에 의해 청각과 관련된 중추 신경계의 청각 처리 능력이 떨어지게 된다. 예를 들어 "천천히 말하는 것은 잘 들을 수 있고, 이해할 수 있지만, 빠르게 말하는 말소리는 이해하기 어렵다"고 이야기한다. 노화성 난청은 외래에서 검사전에 환자와의 대화를 통해서도 충분히 유추해 낼 수 있다.

3) 노화성 난청의 원인

노화성 난청은 발생시기가 불분명하고 대조군 선정이 어렵기 때문에 임상연구를 통하여 원인 인자를 추정하기가 어려워 노화성 난청 환자의 30%는 자세한 검사에도 불구하고 원인을 밝히지 못한다. 유모세포, 청신경세포, 혈관선조, 중추 청각계의 형태 및 생리학적인 변성이 노화성 난청의 발생과 연관이 있지만 정확한 기전은 아직 명확하지 않다.[3] 현재까지 추정되고 있는 발생기전은 내이의 형태와 생화학적인 특성의 변화, 식이 및 소음 노출과 같은 환경 요인, 내이의 혈행장애를 초래할 수 있는 고혈압, 고지혈증, 당뇨, 신부전증 같은 의학적 요인, 유전자 돌연변이, 신체의 노화에 따른 산화작용 등이 있다. 와우기저막 경화와 나선인대(spiral ligament)의 위축 등의 형태 변화가 노화성 난청과 관련이 있으며, 글루타메이트(glutamate)의 신경독성으로 인한 코르티기관(organ of Corti)의 손상 같은 생리학적 특성의 변화도 노화성 난청을 유발하는 것으로 알려져 있다.[4] 또한 청각중추, 고막, 이소골의 퇴화도 관여하는 것으로 알려져 있다.[5] 실제로 내이에서 전환된 전기적 음향 신호는 청신경과 와우핵을 통해 대뇌 청각 피질까지 전달되어 청각 처리 과정을 통해 소리로서 인지되는 과정을 모두 포함하기 때문에, 중추성 청각기관의 노화에 의한 영향 또한 고려해야 한다. 노화에 의해 중추성 청각기관에서는 와우핵의 신경세포의 수와 밀도가 감소하고, 청각피질 내의 세포도 퇴행성 변화를 보이며, 세포 간의 연결 시냅스 간 노화성 변화가 일어나기도 한다. 노화성 난청은 환경적 요소의 복합적 작용으로 발생할 수 있다. 난청을 초래하는 환경적 요소 중 가장 많이 알려져 있는 것은 소음이다. 과도한 소음은 와우의 대사기능과 기계적 기능의 손상을 일으키는데 기계적 손상은 고음영역의 소음에 의해 유발되며 와우의 대사기능 손상은 저음영역의 소음에 의해 주로 유발되는 것으로 알려져 있다.[6] 아미노글리코사이드(aminoglycoside), 시스플라틴(cisplatin), 살리실산염(salycilate) 등과 같은 약제와 흡연과 음주도 난청과 연관되어 있다고 보고되었다.[7]

미세혈행장애를 유발하는 다양한 만성질환도 노화성 난청과 관련이 있다. 특히 만성신부전증은 고음영역의 난청과 관련이 있는데 이는 주로 치료와 병 자체의 진행에 의한 것으로 전자의 예로는 만성투석, 신장이식과 이독성 약제 사용을 들 수 있으며 후자의 경우는 요독성 신병증(uremic neuropathy), 전해질 불균형(electrolyte imbalance), 순환기 질환(cardiovascular disease) 등이 있다.[9] 노화성 난청의 약 35~55%에서 유전성 경향을 보이는 것으로 알려져 있으며, 특히 여성 간의 유전 경향이 높았다. 여러 종류의 유전자 돌연변이가 원인 인자로 제시되고 있으며 그 중 cadherin23 유전자(CHD23), DFNA18 유전자의 돌연변이가 노화성 난청과 관련이 있다.[8] 와우 유모세포의 액틴 세포골격(actin cytoskeleton)은 손상이 재생되지 않으므로 내이의 γ-actin 유전자의 돌연변이 역시 원인 인자로 추정할 수 있다.[9] 항산화작용의 감소도 노화성 난청과 관련이 있어 와우 조직 내에서 산화자극이 외유모 세포로부터 점차 혈관선조까지 진행되어 난청의 정도가 증가한다고 추정된다.[10] 산화자극은 지지세포(supporting cell)보다 외유모세포에서 초기에 세포자멸사(apoptosis)를 유발시키는 것으로 알려지고 있다.[11, 12]

4) 노화성 난청 치료

예방

노화성 난청의 예방 방법으로는 이독성 약물이나 주위 소음 등 일반적인 난청의 위험인자를 피하는 것 이외에 노화성 난청의 예방을 위한 특별한 방법은 알려져 있지 않고 일반적으로 남자에서는 담배, 술, 두부외상 등이, 여성에서는 약물 복용력이 관련이 있다고 알려져 있다. 난청의 일반적인 예방관리 생활수칙인 큰 소리에 장시간 노출되지 않기, 소음이 심한 곳에서는 적합한 귀마개 사용하기, 금연, 만성질환에 대한 적극적 치료, 예방접종, 모유 수유를 통한 중이염 예방, 손위생 관리를 통한 상기도 감염의 예방 등이 노년기의 노화성 난청의 예방을 위해 추천되고 있다. 감소된 청력을 근본적으로 복구시키는 치료는 없으며 단지 소음이나 이독성 약제 등의 난청을 약화시킬 수 있는 요인들을 피하고 보청기를 이용한 청각의 재활을 시도하는 것이 좋다. 청각의 재활은 노인이 난청으로 인해 사회로부터 소외되는 것을 막아주는 것으로서도 중요한 의미가 있다. 보청기라는 것이 청각장애를 극복할 수는 있으나 청각을 정상화시킬 수는 없으므로 이 점을 이해하여 환자와 가족들의 보청기에 대한 비현실적인 기대감이나 좌절을 피할 수 있도록 해야 하며, 노인 환자에게 현재의 난청이 계속 진행하여 완전히 청력을 상실하게 되지는 않는다는 것을 주지시켜서 안심을 시키며 계속 사회 생활에 참여하도록 동기 부여를 해 주는 것도 중요하다.

조기 진단

노화성 난청을 조기에 발견하기 위한 선별검사를 개발하려는 다양한 시도가 있어왔다. 선별검사는 청력검사와 같은 정확한 진단이 필요한 사람들을 정상적인 경우와 구별하고자 하는 것으로 난청 존재유무를 확인하는 것과 사회 활동의 제한 정도를 보는 두 가지 방법이 있는데, 난청선별을 위한 프로그램은 간단하고, 쉽고, 저렴하고, 효과적이어야 하며, 선별검사도구로 민감도와 특이도가 높아야 한다.

American Speech-Language-Hearing Association은 선별검사는 1, 2, 4 kHz의 25 dB 강도의 순음을 이어폰을 통하여 들려주고 각각의 소리가 들리면 표시하도록 하며, 만약 실패하면 진단을 위한 순음청력 검사를 의뢰하도록 권고하고 있다. 이러한 검사를 50세까지는 10년에 1회 정도, 50세 이후에는 3년에 1회 정도 시행하는 것이 권장되고 있다. 최근 Welch-Allyn사에서 나온 손으로 들고 다닐 수 있는 청력계(hand-held audioscope)는 0.5, 1, 2, 4 kHz의 25 dB 강도의 순음이나 40 dB의 순음으로 자극할 수 있게 되어 있으며, 감수성 94%, 특이성은 90% 정도로 보고되어 있다. 기구를 사용하는 방법 외에 귓속말 검사(whispered voice test)와 같이 쉽게 이용할 수 있는 방법도 있다. 이 검사는 특별한 기구가 필요 없다는 장점이 있어 피검사자에게 숫자를 따라서 이야기하도록 말한 뒤에, 입술의 움직임을 보지 못하는 곳에 서서 반대쪽 귀를 가리거나, 외이도 주변을 마찰시켜 차폐음을 만들면서 검사를 진행하는데, 검사자는 숨을 충분히 내쉬어 성량을 줄인 후에 귀에서 팔길이 정도 떨어진 위치에서 무작위의 숫자를 작은 소리로 이야기한다. 50% 이하의 정확성으로 따라하는 경우 난청이 있다고 판정할 수 있고, 대략 30 dB 정도의 난청이 있다고 예상하게 된다. 이와 같이 여러 선별검사가 있었으나, 아직까지 국내에서 임상적으로 유용성이 검증되어 널리 쓰이는 난청 여부의 검사를 통한 선별검사 방법은 없는 실정이다. 따라서 임상적으로 노인의 난청을 편리하게 선별하기 위해 한국 노인의 특성에 맞고, 검사방법이 간략한 짧은 설문지를 개발하여, 이를 노인복지와 연계하여 널리 사용하기 위한 검증 및 노력이 필요하다.

보청기를 통한 재활

노화성 난청은 신경세포의 비가역적 손상에 의한 것으로 현대의학으로 이를 손상 이전으로 회복시킬 방법이 없기 때문에, 가능한 대화가 가능하도록 기능적 개선을 돕는 것이 청각 재활의 핵심이다. 특히 보청기는 경도에서 중등도 난청을 갖는 노화성 난청 환자에게 가장 효과적인 청각 재활 방법이다. 노화성 난청 환자에 대한 보청기 착용 전후의 효과를 분석했을 때 평균 순음청력역치는 보청기 착용 전이 53 dBHL이었고 보청기 착용 후의 역치는 평균 36 dBHL로 평균 17 dB이 개선되었다.

말소리 변별력 검사상 보청기 착용 이전 평균 변별력이 28%이었다가 보청기 착용 후에는 평균 76%로 약 38%의 변별력이 향상되는 것으로 되는 것으로 보고되었다. 청각장애지수도 보청기 착용 전 평균이 46%이었고, 보청기 착용 후에는 평균 26%로 평균 20% 낮아져 노화성 난청 환자의 청각장애 불편 정도가 보청기로 인하여 현저하게 감소하는 것으로 나타났다.[13] 따라서 적절한 보청기의 사용은 노화성 난청 환자의 청력 재활에 필수적이다. 그러나 2009년 국민건강통계에 의하면 만 65세 이상의 일측 혹은 양측성 난청 환자 중 보청기 사용률은 전체 11.3%(남자 17.0%, 여자 7.2%)로 매우 낮은 수준이었고 특히 여자에서 더 낮았다.[14] 2005년의 연구에서는 보청기를 소지하고 있으나 지속적으로 보청기를 착용하지 않게 된 주원인으로 어음분별력 불량(48%), 심한 이명(24%), 이물감(12%), 기계조작 미숙(4%) 되먹임 현상(4%) 등이 있었고, 경제적 문제는 8%였다.[28] 2010년 한국보건의료연구원의 조사에 따르면 보청기 구입을 꺼리는 이유가 보청기 착용이 불편할 것이란 잘못된 생각(52.4%), 가격에 대한 부담(51.2%), 보청기 착용자에 대한 부정적 인식(31.7%) 등이라고 하였다. 보청기를 꺼리는 이유 중에 '낙인효과'(Stigma effect)라는 것이 있다. 보청기를 사용하는 것 자체가 난청으로의 진입이며, 나이 들어 보이거나 장애인으로 보이며 보청기를 사용하는 것은 매우 성가신 일이라는 관념이 선입관으로 작용한다는 것이다. 이 때문에 보청기를 구입하기까지는 보청기에 대한 부정적 인식과 높은 경제적 부담이 문제가 되고, 보청기 사용시에는 보청기에 대한 부적절한 처방과 관리가 문제가 된다. 따라서 보청기를 통한 적절한 청각재활을 위해서는 보청기 사용의 긍정적인 측면에 대한 사회적 홍보와 환자 개개인의 청각학적 특성과 심리 사회적 요인을 고려한 적절한 보청기 상담 및 처방이 필요하다. 경중도 난청의 경우는 환자 자신이 보청기가 아직은 필요 없다고 생각이 들 수 있지만 주위 사람들이 환자의 난청을 느끼고 불편해할 정도이면 이미 귀가 상당히 나빠진 상태이며, 무엇보다도 보청기 착용 후 재활이 잘되기 위해서는 말소리 분별력이 더 저하되기 전에 시작해야 한다는 사실을 환자가 이해하도록 설명해야 한다.

보청기 처방시에 고려해야 할 요소

노화성 난청의 환자의 고막상태와 외이도 피부의 탄력소실 등 이과적인 요소들 외에도 환자의 시력이나 손의 감각, 손의 미세 운동기능을 살펴보아 혼자서 보청기를 사용할 수 있고 건전지의 교환이나 이물질 청소를 할 수 있는지 판단하여 보청기 종류를 선택하고, 무엇보다도 가장 중요한 환자의 사회 활동여부와 동기 유무를 고려한다. 인지기능 장애를 동반하였는지와 경제적인 문제도 임상에서는 청각 재활을 결정하는 중요한 요소가 된다.

노화성 난청을 인지과정(cognitive process)의 장애와 연관지어 생각한다면 말소리 인지 능력과 전체적인 인지과정과의 역할을 완전히 분리할 수는 없다. 단지 특별한 인지 장애가 없는 경우에, 인지적으로 건강하다고 판단하는 경우 노화성 난청과 인지 장애와의 연관을 굳이 구분지어 생각할 필요는 없다. 단 몇 가지 말소리 인지과정과 관련된 측면들을 생각해 볼 수 있는데 첫 번째가 정보 처리 속도의 저하이다. 인지 전반에 일어나는 현상이기도 하지만 청력계의 시간부호 처리 속도의 저하와 연관되어 있다.[15] 집중력과 단기 암기력, 어휘력 등과 관련된 지능이 말소리 분별력 검사 결과에 영향을 미칠 수 있다. 정리하면 한정된 인지능력을 가지고 난청 상태에서 왜곡된 말소리를 분석-이해하려면 인지능력을 충분히 사용하여야 하는데 인지능력의 저하가 동반된 경우 결국 말소리 분별에 장애를 가져오게 된다. 이를 '정보퇴화가설, 정보붕괴가설'(information degradation hypothesis)이라 한다. 난청 환자의 언어 이해에 인지 기능의 역할은 매우 중요하다. 따라서 노화현상에 따른 인지기능 저하의 평가를 할 수 있으면 개인별 청각 재활의 어려움과 문제점을 이해하는데 많은 도움이 된다. 인지 장애를 동반한 경우도 보청기를 사용하도록 권장하는데, 단, 보청기 착용을 도와줄 보호자가 반드시 필요하며 보호자의 협조가 재활 성공의 중요한 변수로 작용한다.

보청기 맞춤 과정

말소리 분별력 저하가 50% 이하인 경우 맞춤과정(fitting)에서 실패하는 경우가 많다. 말소리 분별력이 낮은 사람일수록 환자에게 적응하는 데 시간이 많이 걸린다고 충분히 설명을 하고 계산된 이득 값의 반 이하로 시작하여 3~4주 간격으로 이득(gain)을 증가시켜 여러 번에 걸쳐 최종 이득값에 이르게 한다. 말소리 분별력이 50% 이상이어도 보청기에 잘 적응하지 못하는 경우가 있는데, 이를 위해 총 적응기간이 1년이 되더라도 지속적인 검사가 이루어져야 한다. 환자의 사회활동 여부와 이에 따른 재활의 필요성을 인식하는 태도와 동기이다. 즉 환자가 보청기의 필요성을 인식하여 충분한 적응기간을 거쳐 잘 사용하려면 어느 정도 인내심이 필요한데, 성격적인 요소와 난청을 극복해야 하는 심적 동기가 중요한 결정 요소이다. 그러므로 이를 임상에서 처음부터 상담 과정 중 미리 파악하는 능력이 필요하다.

추적검사와 평가 시기

보청기 맞춤이 잘되었다고 판단되는 경우 1차적인 재활치료의 평가는 보청기 착용 후 6주경에 시작하고 이후 3, 6, 12개월에 한다. 일부 자가 수행평가는 일부 3주부터 안정된 값을 보이기 시작하는데, 2주는 수행평가 시점으로 너무 이르다. 많은 경우,

3개월과 6개월에 수행능력평가를 실시하며, 10년의 장기간 추적검사를 실시한 연구에서도 보청기를 잘 사용하는 경우에 처음 6개월 때의 평가가 재활 성공 측정의 시기라 하였고, 5년까지 추적 검사한 연구에서 주로 보청기를 포기하는 경우가 1년 안에 발생하므로 이들 시점을 기준으로 추적 기간을 정한다.

보청기를 일정 기간 착용하고 청력 재활 효과를 평가하는 방법으로는, 청력검사실에서 말소리 검사를 시행하는 객관적인 검사 방법과 환자 자신이 주관적인 평가를 내리는 설문-답변형 보고서가 있다. 이 두 가지 평가 방법을 통하여 임상의사는 환자로부터 직접 들어 알아내는 정보가 정확한지 알 수 있고, 이 모든 정보를 통합하여 보청기 착용 후 문제점을 평가하고 재활치료를 효율적으로 진행할 수 있게 한다. 또한 일정기간 재활치료 후 그 목적을 이루었는지 확인하고 언제 치료를 종결할지 결정할 수 있다. 말소리 분별력 검사를 통해서는 어떤 청취 사항에서 청취력이 얼마나 향상되었는지를 확인할 수 있고 자가 평가방법으로는 재활치료에 대한 환자 자신의 견해가 포함된다. 보청기의 사용 여부, 사용 후 혜택 정도, 만족도, 불편감, 사회 활동 유무를 질문하면 청각 재활이 잘 되는지를 간단히 확인하고 예측도 할 수 있다.

보청기 실패

처음부터 보청기의 적용기준이 되지 않는 말소리 분별력 저하가 심한 환자나 인지장애가 있으면서 돌봐주는 사람이 없는 경우가 아니라면 보청기 착용 후 중도 포기하는 가장 큰 이유는 잘못된 fitting 등으로 인한 적응장애이다. 결국 큰 소리 자극과 소음 환경에서의 적응에 실패하여 중도 포기를 하는 경우는 대부분 보청기를 다시 시도하지 않기 때문에 정확한 fitting의 중요함을 강조할 수밖에 없다. 최근 프로그램가능한 보청기(programmable hearing aids)의 대중화로 인해 보청기를 컴퓨터에 연결하여 청력 역치값을 입력하면 자동으로 fitting이 되는 자동 fitting(quick fitting, automatic fitting)을 많이 사용하는데 각 보청기 회사에서 어떤 fitting 방식을 사용하는지를 명시하여도 실제 그 방법이 정확히 적용되었는지 일일이 확인하기가 어렵고 청력 역치값으로 정해진 목표이득(target gain)값이, 실이 측정(real ear measurement)을 시행하지 않으면, 각 환자의 귀에 정확히 도달하였는지는 알기가 어렵다. 보청기의 출력값은 2 cc-coupler를 이용하여 측정하고 확인할 수 있지만 실제 귀에서의 SPL (sound pressure level)에는 분명히 차이가 있으며 이를 RECD (real ear to coupler difference)라 한다. 또한 환자의 주관적 판단에 의존하여 fitting을 하는 경우에도 여러 문제점이 있어 전문가의 정확한 판단에 의한 fitting이 환자의 결정에 의한 fitting보다 재교정하는 횟수도 적고 적응도 잘한다고 알려져 있다. 정확한 fitting을 위해 어떠한 fitting 방법을 사용하느냐의 결정은 각자의 경험과 논리에 따라 다르겠지만 fitting 후 환자의 주관적인 수행능력과 객관적인 실이 측정방법을 함께 시행하여 자신이 선택한 fitting 방법이 정확하다는 것을 검증해야 한다. 이를 위해 충분한 상담과 계획적인 정기검사를 실시한다. 하이테크놀로지의 보청기를 처방할 때는 각 환자의 의사소통과 신체적 정신적, 사회적 측면을 고려하는 총체적인 방법으로 접근해야 재활에 성공할 수 있다.

3 결론

노화성 난청은 노령화로 인하여 현대 사회에서 급격하게 증가하고 있는 질병이 될 것이다. 노화성 난청 환자 수의 증가와 사회적 관심 증대에 따라 이비인후과 의사들에게 노화성 난청과 보청기 사용은 필수적인 진료 지식이 될 것이라고 필자는 생각한다. 노화성 난청에서 적절한 보청기 처방만으로도 많은 환자들에게 도움을 줄 수 있을 것이며, 이에 대해 보다 많은 관심과 연구도 필요할 것이라 생각한다.

참고문헌

1. Gates GA, Mills JH. Presbycusis. Lancet 2005;366:1111-1120.
2. Schuknecht HF. Further observations on the pathology of presbycusis. Arch Otolaryngol 1964;80:369-382.
3. Schuknecht HF, Gacek MR. Cochlear pathology in presbycusis. Ann Otol Rhinol Laryngol 1993;102(1 Pt 2):1-16.
4. McFadden SL, Ohlemiller KK, Ding D, Shero M, Salvi RJ. The Influence of superoxide dismutase and glutathione peroxidase deficiencies on noise-induced hearing loss in mice. Noise Health 2001;3:49-64.
5. Fortunato G, Marciano E, Zarrilli F, Mazzaccara C, Intrieri M,Calcagno G, Vitale DF, La Manna P, Saulino C, Marcelli V, Sacchetti L. Paraoxonase and superoxide dismutase gene polymorphisms and noise-induced hearing loss. Clin Chem 2004;50:2012-2018.
6. Gates GA, Couropmitree NN, Myers RH. Genetic associations in age-related hearing thresholds. Arch Otolaryngol Head Neck Surg 1999;125:654-659.
7. McMahon CM, Kifley A, Rochtchina E, Newall P, Mitchell P. The contribution of family history to hearing loss in an older population. Ear Hear 2008;29:578-584.
8. Johnson KR, Zheng QY, Erway LC. A major gene affecting age-related hearing loss is common to at least ten inbred strains of mice. Genomics 2000;70:171-180.
9. Johnson KR, Erway LC, Cook SA, Willott JF, Zheng QY. A major gene affecting age-related hearing loss in C57BL/6J mice. Hear Res 1997;114:83-92.
10. Noben-Trauth K, Zheng QY, Johnson KR. Association of cadherin 23 with polygenic inheritance and genetic modification of sensorineural hearing loss. Nat Genet 2003;35:21-23.
11. Johnson KR, Zheng QY. Ahl2, a second locus affecting agerelated hearing loss in mice. Genomics 2002;80:461-464.
12. Nemoto M, Morita Y, Mishima Y, Takahashi S, Nomura T, Ushiki T, Shiroishi T,

Kikkawa Y, Yonekawa H, Kominami R. Ahl3, a third locus on mouse chromosome 17 affecting age-related hearing loss. Biochem Biophys Res Commun 2004;324:1283-1288.

13. Mulrow CD, Aguilar C, Endicott JE, Tuley MR, Velez R, Charlip WS, Rhodes MC, Hill JA, DeNino LA. Quality-of-life changes and hearing impairment. A randomized trial. Ann Intern Med 1990;113:188-194.
14. Solheim J. Preconceptions and expectations of older adults about getting hearing aids. J Multidiscip Healthc 2011;4:1-8.
15. Mulrow CD, Tuley MR, Aguilar C. Sustained benefits of hearing aids. J Speech Hear Res 1992;35:1402-1405.

18

노인에서의 와우이식

서울대학교 의과대학 이비인후과 오승하 · 나윤찬

1 서론

2010년 한국의 65세 이상 노인인구는 535만 7천 명으로 전체 인구의 10.9%에 이르며, 2026년에는 전체인구의 20%에 이를 것으로 추정된다. UN 추계에 의하면 2025년에 65세 이상의 인구가 총인구에서 차지하는 비율은, 일본 27.3%, 독일 23.2%, 미국 19.8%, 영국 19.4%로 예측되고 있다. 따라서 2025년에는 고령사회(aged society)를 넘어 초고령사회 혹은 후기고령사회(post-aged society)에 접어들 것으로 전망된다.

증가하는 고령인구에서 청력저하는 상당히 흔한 의학적 상태이며, 고혈압, 관절염에 이어 세 번째로 많은 것으로 알려져 있다.[1] 난청 유병률에 대한 미국의 자료를 보면 25 dB을 난청의 기준으로 볼 때 65세에서 75세에는 25%, 75세 이상의 경우 70~80%까지 청력감소의 비율이 증가한다.[2] 70세 이상을 대상으로 한 다른 연구의 보고에 의하면 63%에서 청력저하를 보이며, 27%는 중등 혹은 고도의 난청을 보인다.[2] WHO 보고에 따르면 전 세계적으로 남성 2억 9천만 명, 여성 2억 4천만 명이 청력저하를 가지는 것으로 알려져 있다. 노인의 청력저하를 유발하는 가장 흔한 원인은 노화성 난청이다. 이것은 연령의 증가로 발생하는 청력의 퇴행성 변화이다. 노화성 난청은 양측의 대칭적인 청력저하로 나타나며, 주로 고주파에서 두드러진다. 특히 말소리 구별에 중요한 역할을 하는 자음 음성은 고주파에 해당한다. 따라서 노화성 난청은 경미한 청력 역치의 감소에도 불구하고 남이 말하는 것에 대한 이해력이 현저하게 떨어지는 특징을 보인다.[3] 이러한 이유로 노화성 난청 환자는 '소리를 잘 못 듣는다'고 호소하기보다는 '말소리를 잘 못 알아듣는다'고 호소하며 병원을 방문하게 된다.[4]

청력저하는 60세 이상의 노인에서 삶의 질(quality of life, QOL)에 악영향을 미친다고 알려져 있으며 특히 청력감소가 있는 노인에서 정서적, 사회적 기능 저하가 현저하게 나타나고 이러한 삶의 문제는 경미한 청력저하에도 영향을 받는 것으로 알려져 있다.[5] 그 결과 노인에서의 난청은 우울감을 증가시키며 일상생활에서의 자기 만족감을 감소시키는 경우가 많다.[6]

이처럼 고령인구에서 청력저하는 상당히 흔한 증상이며, 이로 인해 노인의 삶의 질과 사회적 기능, 정서적 안정에 부정적인 영향을 줄 수 있다. 따라서 후기고령사회에 대비하여 적극적인 청력재활을 시행할 필요가 있다. 현재 주로 사용되고 있는 청력재활의 방법으로는 보청기, 중이이식(middle ear implant), 와우이식(cochlear implant) 등이 있다. 보청기는 일반적으로 가장 널리 사용되고 있는 청력재활 방법으로 들어오는 소리를 증폭하여 청력을 개선시키게 된다. 하지만 이처럼 단순히 들어오는 소리를 증폭하는 방법만으로는 청력 역치가 70 dB을 넘는 심도난청의 환자에서 그 효과가 제한적이다. 특히 보청기를 통한 소리의 증폭은 고주파영역에서 한계가 있어 보청기는 주로 고주파수에서 난청이 시작되는 노화성 난청 환자에서 충분한 언어인지 향상의 효과를 제공하지 못한다는 문제가 있다.[7] 2010년 시행된 국내의 전국적인 조사에서 보청기에 관련된 보험 청구는 2006년 18,792건에서 23,315건으로 증가하였다. 청력저하 소견을 보이는 고령환자에서 보청기 사용률은 7.5%에 그치며, 보청기를 구입하여 조정을 한 후에도 47%는 이를 사용하지 않는 것으로 조사되었다. 이는 고령환자의 경제적 상황, 사회적 시선 때문에 구입률이 떨어지는 것으로 보이며, 구입하였더라도 보청기 자체의 한계와 사용상의 불편감 등으로 사용률이 낮은 것으로 보인다. 특히 고도 혹은 심도 난청 환자에 있어서는 와우이식이 실질적으로 유일한 청력 재활의 수단이 되는 것이 현실이다. 주요 와우이식기 제작사에서 제공한 국내 자료에 의하면, 2013년 10월까지 7500명의 환자가 와우이식을 받았고, 이 중 60세 이상은 11.6%, 65세 이상은 7.2%를 차지하였다.

2 본론

1) 인공와우 개괄

정의와 역사

와우이식은 고도 이상의 양측 난청 환자에서 와우의 나선신경절 세포(spiral ganglion cells)나 말초 청각신경(cochlear nerve)을 전기적으로 자극하고, 이를 대뇌청각 중추가 소리로 인지할 수 있도록 해주는 치료 방법이다. 와우이식은 의사소통이 불가능했던 고도 이상의 난청을 가진 환자에서 효과적인 청력재활 방법으로 인정받아 널리 시행되고 있다.

1961년 House는 단일채널을 이용한 와우이식을 처음 시행하였고, 이후 비약적인 발전을 하였으며, 1984년 미국 식품의약국 안전청(FDA)에서 처음으로 House-3M 단채널 와우이식기를 사람에게 사용할 수 있도록 승인하여 상용화 시대를 열게 되었다.

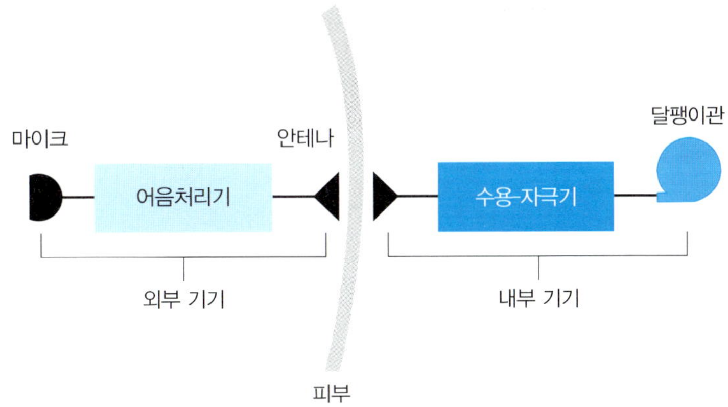

그림 18.1 ▸ 와우이식 기기의 구조

와우이식기의 구성

와우이식기는 외부의 마이크로폰, 어음처리기(speech processor), 머리장치(head-set)와 내부의 수용-자극기(receiver-stimulator), 전극(electrode)으로 구성되어 있다. 이를 통해 소리가 전달되는 순서는 다음과 같다. 소리를 마이크로폰에서 인식하고 그것을 어음처리기에서 전기신호로 부호화한다. 이것이 머리장치의 안테나를 통해 피부 안쪽의 수용-자극기에 전달이 되고, 이 신호는 와우에 삽입되어 있는 전극을 통해 전달되는 전기신호를 통해 청신경을 자극하게 된다(그림 18.1). 대부분의 와우이식기는 이와 같은 구조를 가지고 있으나, 기기 혹은 회사에 따라 구조상에 약간의 차이는 있다. 기기도 계속적으로 발전해 왔는데 외부의 어음처리기도 처음에는 박스형에서 현재의 귀걸이형으로 발전되었으며 최근에는 외부의 마이크로폰, 어음처리기, 머리장치를 하나의 공간으로 집합시킨 일체형 모델이 개발되어 환자의 불편감을 줄였다.

인공와우 요양급여 대상 기준

우리나라에서는 2005년 1월 15일부터 와우이식에 대한 보험급여를 시행하였다. 2010년 2월 1일부터 적용하고 있는 와우이식 요양급여에 대한 세부인정 기준에 따르면 15세 이상의 성인인 경우, 순음청력검사상 70 dB 이상의 난청이 있는 경우, 보청기를 통해 적절한 음자극을 시도한 경우로서, 보청기를 쓰면서 문장언어평가(open-set sentence)가 50% 미만인 경우에 대상이 된다. 이외에 청신경과 대뇌에 병변이 없는 경우, 수술에 금기증이 없는 경우 적응이 된다. 단, 수술 후 의사소통 수단으로 인공와우를 사용하지 못할 것으로 예상되는 경우는 제외된다.

표 18.1 ▸ 와우이식 환자의 난청 발생 원인

	60세 이상		60세 미만	
	환자 수	%	환자 수	%
원인미상	35	59.3	31	52.5
중이염	11	18.6	10	16.9
돌발성 난청	11	18.6	15	25.4
이독성 난청	1	1.7	2	3.4
열성질환	1	1.7	4	6.8
기타			2	3.4
전체	59	100	53	100

2008년, 장정훈 등

2) 노인에서의 와우이식

청력저하의 원인

서울대병원에서 와우이식술을 받은 60세 이상의 노인환자를 분석한 결과, 원인이 불명확한 감각신경성 난청이 59.3%로 가장 많았다. 이외에 만성중이염이 18.6%, 돌발성 난청이 18.6%로 조사되었다(표 18.1). 독일에서 조사된 와우이식을 시행한 65세 이상 환자에서는 27%가 돌발성 난청, 19%는 뇌막염, 12%는 외상성 청력저하, 8%는 이경화증에 의한 청력저하가 원인으로 조사되었다.[8]

수술 전 고려사항

노인환자에서 와우이식의 예후에 영향을 미치는 인자로, 전농 기간, 잔존 청력의 정도, 환자의 인지기능 상태, 우울감과 같은 정신의학적 상태가 중요한 것으로 알려져 있다. 이와 함께 환자의 동반된 기저질환이나 전정기능, 수술에 대한 환자 본인의 의지와 가족의 지지 정도 등을 수술 전에 고려하여 수술 진행의 여부를 결정해야 한다.

(1) 난청 기간/수술 시 나이

난청 기간은 수술 전 청력과 함께 강력한 예후인자로 알려져 있다. Rubinstein 등은 난청 기간과 수술 전 청력을 변수로 와우이식 수술 후 예후를 예측하는 모델을 제시하기도 하였다.[9] 특히 다른 연구에서는 와우이식의 예후는 수술 시 나이보다 전농 기간, 술 전 언어인지능력이 더 높은 연관성을 보인다고 보고하기도 하였다.[10] 하지만 실제로 노인에서 청력감소는 점진적으로 발생하기 때문에, 난청의 정확한 시점을 알기 어려운 경우가 대부분이다.[11] 따라서 청력감소의 발생시점이 18세 미만인 경우

전농 기간(deaf duration)이 수술 후 예후(outcome)에 중요한 역할을 하지만 18세 이상인 경우 와우이식의 나이가 중요하다고 보고한 연구도 있었다.[11] 이러한 결과는 인공와우 수술을 받은 60세 이상의 환자를 10년 이상 경과 관찰한 최근 연구 결과와도 일치한다. 이 연구에서는 와우이식 시점이 75세 이하인 환자는 91.1%가 8시간 이상 인공와우를 사용하지만 75세 이상의 환자는 약 55.7%만이 사용하는 것으로 보고되었다. 즉, 와우이식의 시점, 연령이 예후와 수술 후 착용률/사용률에 영향을 미치며, 연령 증가에 따라 사용률이 약 7.8% 감소함을 알 수 있다.[12]

(2) 잔존 청력(Residual hearing)

수술 전 환자의 잔존 청력은 수술 후 예후에 영향을 미친다고 알려져 있다.[13] 특히 또 다른 연구에서는 최종 언어인지능력은 잔존 청력이 없었던 환자군과 큰 차이가 없지만,[14] 소음환경에서의 언어인지능력에는 잔존 청력이 영향을 미친다는 보고가 있다.[2] 일상 생활에서의 청각은 소음 속에서 이루어진다는 점을 고려하면 이러한 다양한 환경 속에서 간단한 회화체 문장의 인지 수준을 평가할 수 있는 Hearing in Noise Test (HINT)가 유용한데 이전의 연구에 의하면 수술 전 HINT검사 시 40% 이상을 보인 환자는 40% 미만의 환자보다 유의하게 수술 후 1년 뒤 치료 성적이 좋다고 보고되었다.[2] 수술 전에 비대칭적인 난청을 가진 경우에는 청력이 더 나쁜 쪽에 와우이식을 시행하고, 좋은 쪽은 보청기를 사용하면 양이청취가 가능하게 되며, 소음상황에서 언어 이해를 더 잘 하고, 소리의 방향탐지에도 유리하다고 알려져 있다.[15] 또한 최근에는 와우 이식을 시행하는 귀에도 저주파음에서는 잔존 청력(residual hearing)이 남아있는 경우가 많은데, 이 경우 최대한 잔존 청력을 보존하는 술식을 통해 구현되는 전기청각자극(electric acoustic stimulation, EAS)은 잔존 청력을 보존하면서 와우이식의 이득을 동시에 얻을 수 있어 최근 활발한 임상적용과 연구가 진행 중이다.[16]

(3) 청각중추의 퇴화/전반적인 인지기능 저하

과거에는 노화가 진행되면서 자극을 받는 나선신경절 세포들의 퇴화, 중추 청각 체계와 통합 체계의 기능 저하, 그리고 주의력, 기억력 같은 전반적인 인지 기능의 저하로 인해서 노인에서 이식 수술 후 대조군에 비해 좋지 않은 결과를 얻을 것으로 생각했다.[17] 그러나 최근 많은 연구에 의하면 양측 고도/심도 난청을 가진 노인에서 와우이식을 시행한 결과 언어인지뿐만 아니라 삶의 질도 향상되며, 그 효과가 나이가 적은 대조군과 차이가 없음이 보고되었다.[1, 17-19] 따라서 최근에는 고령의 환자에서도 환자의 적극적인 의지가 있는 경우 와우이식을 적용하고 있다.

표 18.2 ▸ 와우이식 환자의 기저 질환

	65세 이상(59명)	60세 이하(59명)
고혈압	13 (22.0%)	4 (6.8%)
당뇨병	8 (13.6%)	2 (3.4%)
만성폐질환	9 (15.3%)	4 (6.8%)
뇌혈관 질환	4 (6.8%)	0 (0%)
심혈관 질환	3 (5.1%)	2 (3.4%)
암	2 (3.4%)	0 (0%)
만성 신부전	1 (1.7%)	1 (1.7%)
간질환	1 (1.7%)	0 (0%)
기타	8 (13.6%)	3 (5.1%)
전체	49 (83.1%)	16 (27.1%)

서울대병원 이비인후과

(4) 공존하는 신체적, 정신적 장애

노인 환자에서는 와우이식 수술 시에 환자가 가지고 있는 동반질환의 유무를 확인하고 이에 대한 관리 및 치료를 병행하는 일 또한 중요하다. 서울대병원에서 인공와우 수술을 받은 60세 이상의 환자에서 당뇨병은 13.6%, 만성 폐쇄성 폐질환등 호흡기 질환은 15.3%, 고혈압은 22.0%로 조사되었으며, 심혈관/뇌혈관 질환을 가진 환자는 11.9%로 높게 나타났다(표 18.2). 특히 이러한 질환을 동시에 2가지 이상 가지고 있는 환자도 65%로 상당히 많은 것으로 알려져 있다. 따라서 와우이식 수술 전 청력저하 외에 동반된 질환에 대해 자세히 평가하여 와우이식 수술 가능성의 평가와 수술 중의 집중적인 관리의 필요성을 평가하는 데에 참고해야 한다. 특히 고령의 환자에서는 환자가 심혈관계 질환을 가지기 때문에 수술시간이나 전신마취시간을 줄이는 것이 필수적이다.[19]

(5) 평형 기능(전정 기능)

와우이식 후 전극삽입으로 인한 전정기관의 해부학적 손상이 발생한다는 보고가 있으며,[20] 수술 후 시행한 평형 기능 검사에서 평형 기능이 감소되었다는 보고가 있다.[21] 따라서 양측 청력이 비슷한 경우에는 평형 기능이 나쁜 쪽에 와우이식을 하는 쪽이 추천된다.[22] 특히 노인 환자는 소아 혹은 젊은 성인에 비해 와우이식을 받기 전까지 전정신경염, 다양한 외상 등으로 전정 기능의 문제를 가지고 있는 환자가 많다. 노인환자에서 와우이식을 시행하는 반대 쪽 귀의 평형 기능이 떨어진 상태이고 고령 등으로 인해 중추신경계의 보상능력이 감소되어 있다면 유일한 평형 기능(only balancing ear)을 가진 귀에 이식수술을 시행한 후 심한 전정기능 장애가 발생할 수 있으므로 특별한 주의가 필요하다.

(6) 상담/청력 재활

고령의 환자가 와우이식을 받기 위해서는 1차적으로 적극적인 수술에 대한 의지와 수술 후 지속적인 청력재활을 하기 위한 환자 노력이 필요하다. 이와 더불어 수술 전후 과정과 향후 청력재활 과정을 지원할 수 있는 환자의 사회/가족적 상황에 대한 파악도 함께 필요하다. 수술 전 상담을 할 때 환자 본인뿐만 아니라 가족이나 간병할 사람도 같이 상담을 받도록 하여 수술의 과정, 수술 후 예상되는 예후, 수술 후 필요한 청력재활 과정을 이해하고 인식해야 한다. 특히 환자가 중추신경계 질병으로 집중이나 기억력 장애가 있는 경우, 우울증 증세가 있는 경우에는 수술 후 이득이 적을 수 있음을 알려야 한다.

와우이식의 진행과정

와우이식을 시행하기 전에 선별 과정으로 진찰, 청력검사, 언어평가 및 측두골 전산화 단층촬영과 자기공명영상검사를 시행한다. 청력검사는 순음 및 언어청력검사, 청성뇌간유발전위 검사 등을 시행하며, 언어평가를 시행하여 문장언어평가 결과가 50%보다 낮게 나오는 경우 와우이식의 대상자가 된다. 전산화 단층촬영과 자기공명영상을 시행하여 중이 및 내이의 기형여부와 안면신경 이상 주행, 청신경 저형성, 내이도 협착이나 골성 청신경관 폐쇄 등을 평가하여 와우이식에 적절한지 판단한다. 와우이식 기준을 만족하는 경우 이비인후과 전문의와 언어치료사, 청각사와 와우이식 코디네이터 등으로 구성된 와우이식 팀이 환자 및 보호자와 함께 와우이식에 대한 상담 및 설명을 하게 되고, 수술 동의를 받게 된다.

수술 여부가 결정되면, 술 전 평가로 안과, 신경과, 신경정신과 및 내과 진료를 통해 와우이식술 및 이식술 후 재활치료에 대한 적정성 등을 평가하며, 뇌수막염에 걸릴 위험을 최소화하기 위해서 폐렴구균백신을 투여한다. 와우이식 후에는 정기적인 언어평가/언어치료와 치료 및 조율(mapping)을 통해 청각 재활훈련을 시행한다.

수술 과정

노인에서 와우이식술은 일반 성인 환자에서의 수술 과정과 크게 다르지 않다. 기술적인 측면에서 와우이식은 뇌지주막하 공간과 연결된 와우를 개방하고 전극을 넣는다는 점에서 근본적으로 간단하다고 할 수는 없다. 하지만 수술 자체의 전신적인 영향은 2시간 정도의 전신마취, 다른 주요 수술에 비해 작은 절개창을 통해 출혈을 최소화하며 수술할 수 있다. 따라서 기초 체력이 약한 노인에서도 충분히 시행 가능한 수술이다. 최근에는 지속적인 수술 시간의 단축과 잘 조절된 마취 방법을 통해 노인에서의 와우이식은 수술로 자체로 인한 위험성이 나이가 젊은 사람과 크게 차이가 나지는 않게 되었다. 다만 수술 중 더 신경을 써야 되는 부분을 몇 가지 언급하자면, 수술 중 고삭신경의 손상, 중두개와의 침범 등이 발생하지 않도록 조금 더 주의하는 것이 필요하다. 노인은 다양한 약물복용과 생리적인 침분비 저하로 인하여 입안 건조가 많이 발생하며 특별한 원인 없이 입안이 심하게 화끈거리는 구강작열증후군(burning mouth syndrome)과 같은 비특이적인 미각장애를 가지고 있는 경우가 많다. 수술 중 고삭신경의 손상이 발생할 경우에는 이러한 불편함이 배가될 가능성이 있으므로 주의를 요한다.[23] 또한 연령이 증가하면, 중두개와와 경막이 얇아지므로 유양동 수술 중 중두개와를 덮고 있는 기저 두개골의 손실이 발생하는 경우 두개 내 구조물에 손상이 발생하기 쉽고, 뇌척수액 유출 등이 발생할 가능성이 있어 주의를 요한다.[20] 이외에도 실외 활동 시 모자를 쓰는 경우가 많으므로 내부 수용기-자극기의 위치를 선정할 때 이를 고려하는 것이 환자의 불편함을 줄이는 데 도움이 될 수 있다.

수술 후 결과

(1) 청력의 향상

와우이식 후 약 3개월이 지나면 청각피질의 음계지도(tonotopy)가 정상인과 비슷하게 발달하므로, 3개월 이후부터 수술 후 언어평가를 시행하게 된다.[18] 지난 20년간 많은 논문에서 60~70세 이상의 고령 환자군의 와우이식 후 언어수행능력을 분석하였고, 상당한 언어수행능력의 향상을 보고하였다.[1] 현재까지 많은 연구에서 다양한 결과가 보고되었고, 노인환자에서 와우이식이 효과적인 것은 분명하나, 그 효과가 젊은 연령의 환자와 대등한지에 대해서는 논란이 있다. 와우이식을 받은 65세 미만의 성인 환자와 65세 이상의 환자군의 수술 후 언어평가의 결과를 비교한 영국의 보고에 의하면, 언어인지능력(open set sentence 혹은 word test score)은 수술 후 유의미하게 향상되었고, 두 군 간에 차이를 보이지 않았다.[19] 서울대병원에서 1992년부터 2010년까지 와우이식을 받은 성인환자 중 60세 미만 53명과 60세 이상 43명의 수술 후 언어평가 결과를 비교한 연구에서도 수술 후 3개월에서 2년까지 두 군 간의 치료성적은 유의미한 차이를 보이지 않았다.[18] 특히 70세 이상의 노인군이 수술 후 일상 생활과 유사한 소음환경을 포함한 모든 조건에서 시행되는 검사에서도 의미있게 청력의 이득을 얻고, 수술 후 3개월부터는 대조군과 동등한 최대의 이득을 얻었다는 보고도 있었다.[17] 반면, 다른 연구들에서는 고령환자의 수술 결과는 상대적

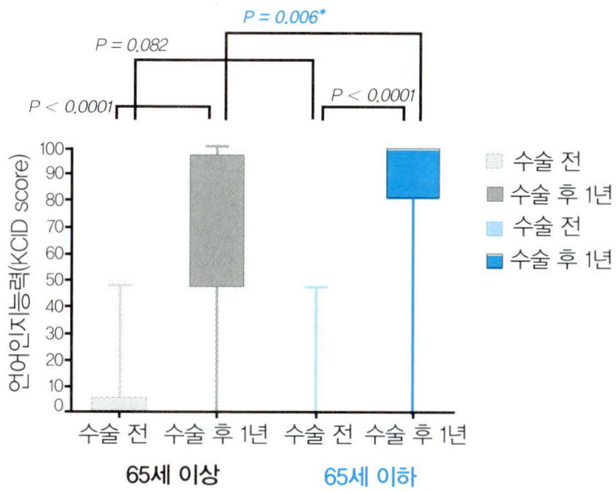

그림 18.2 ▸ 와우이식 후 언어인지능력의 개선 노인환자군과 대조군 모두 와우이식 후 유의미하게 언어인지능력(KCID score)가 높아짐을 확인할 수 있어 노인환자군에서 언어인지능력의 향상은 분명하나 수술 후 언어인지능력을 대조군과 비교할 때에는 상대적으로 노인환자군에서 낮은 언어인지능력을 보였다(서울대병원 이비인후과).

으로 나이가 어린 환자 군에 비해 효과가 떨어진다는 보고가 있는 것도 사실이다.[20, 24, 25] Vermeire 등은 70세 이상의 고령환자는 수술 후 단음절 어음검사에서 46%의 언어인지능력을 보였고, 이 수치는 연령이 감소함에 따라서 59%, 68%로 점차 개선됨을 보고하였다.[24] 또한 최근 70세 이상의 60명의 환자를 대상으로 시행한 연구에서도 70세 이하의 환자에 비하여 상대적으로 낮은 언어인지능력을 보고하였지만 고령 환자도 대상군과 비슷하게 수술 후 시간이 지남에 따라 점차 결과가 좋아진다고 하였다. 이 연구에서는 특이하게도 노인 인구에서 우측 와우이식의 결과가 좌측보다 유의미하게 좋다고 하였다.[25] 다른 연구에서는 와우이식 후 언어수행능력의 회복 속도가 나이가 어린 환자군에서 빠르다는 보고도 있으며,[26] 이러한 수술 후 예후의 차이는 70세 이상의 환자, 또는 80세 이상의 환자를 대상으로 한 연구에서 더욱 두드러지는 것으로 보고되었다.[16] 1992년부터 2012년까지 서울대병원에서 와우이식을 받은 60세 이상의 노인환자 59명을 대상으로 수술 후 청력회복의 결과를 분석한 연구에 따르면, 노인환자 군에서 수술 후 유의미한 언어인지능력의 증가를 보였다. 고령환자군에서의 이식 후 청력에 대해서는 분명한 청력회복을 확인할 수 있었지만, 대조군보다는 그 개선 정도가 유의미하게 낮았다(그림 18.2). 즉, 노인에서 수술 후 언어수행능력의 향상에 대해서는 보고된 대부분의 연구에서 유의미한 개선을 보고하였으며, 와우이식은 고도 혹은 심도 난청에서 거의 유일하게 선택될 수 있는 효과적인 청력재활 방법임을 알 수 있다. 다만 연령 증가에 따라 그 효과가 젊은 성인이나 소아에 비해서 감소할 수 있다는 의견에 대해서는 아직 논란의 여지가 있으며, 수술 전에 와우이식 후 청각 재활 효과에 대한 충분한 평가를 통해 환자가 이식을 통해 최대한의 청각 재활을 얻을 수 있도록 고려해야 할 것이다.

(2) 의사 전달 능력의 향상

환자의 대화능력을 평가하는 규격화된 도구는 개발되어 있지 않은 상태이지만, 과거 여러 연구에서 환자의 사회적, 업무적 기능이 와우이식 후 호전됨을 보고하였다. 이를 통해 사회 생활에서의 자신감이 상승하고, 사회적 활동에 참여하게 되는 효과가 각각 81%에서 94%, 50%에서 80%로 증가됨이 보고되었다.[1, 25, 27] 일부 보고에서는, 이러한 환자의 사회적 활동의 증가는 언어수행능력의 향상 정도와 비례하여 증가한다고 보고하기도 하였다.[27] 그리고 이러한 사회적 대화능력의 향상은 와우이식을 시행받은 고령의 환자군과 나이가 어린 환자군에서 대등하다고 보고되었다.[28] 이러한 향상에도 불구하고 와우이식은 전화통화나 소음환경에서의 대화에서는 아직 제한적인 효과를 보여 개선이 필요할 것으로 보인다.[1]

(3) 삶의 질 향상

환자의 언어능력의 향상을 평가하는 것과 더불어 환자의 삶의 질에 대한 평가를 통해 와우이식의 효용성을 증명하는 연구들이 많이 이루어졌다. 삶의 질을 평가하는 표준화된 도구인 Hearing Handicap Inventory for Adults (HHIA), Glasgow Benefit Inventory (GBI) 등을 이용한 연구에 따르면 수술 후 삶의 질이 향상되며, 젊은 환자군과 고령의 환자군 간에 유의미한 차이가 없어 노인환자에서 와우이식이 연령에 관계 없이 삶의 질 향상에 유용함을 보고하였다.[1] 다만 나이가 어린 환자군에서는 모든 소척도가 향상되지만, 고령의 환자군에서는 신체적 소척도는 유의미한 호전을 보이지 않았고, 일반적, 사회적 소척도에서 유의미한 향상을 보였다.[24] 이러한 환자의 삶의 질의 향상은 사회적 비용의 절감으로 이어져, 수술로 인한 비용과 와우이식의 경제적인 효용성을 비교하였을 때 환자당 약 1만 달러 정도의 이득이 있음을 보고한 연구도 있었다.[27] 이러한 삶의 질의 향상은 수술 후 언어수행 능력의 향상 정도와 상관관계를 가진다고 보고되었으나 이러한 상관성은 연령이 증가함에 따라 약해진다고 한다.[24, 27] 따라서 와우이식 후 고령 환자에서 수술 후 언어인지능력의 회복이 상태적으로 떨어지더라도 환자가 느끼는 삶의 질의 만족도는 클 수 있다. 이러한 의미에서 고령 환자에서의 와우이식은 의미를 가질 수 있다.

(4) 정서적인 개선

와우이식은 환자의 정서 및 심리상태에도 긍정적인 영향을 주는 것으로 알려져 있다. 수술 후 환자의 심리상태, 특히 우울감을 평가하였을 때, 비슷한 나이 대의 보청기를 사용하는 환자보다, 와우이식을 한 노인환자에서 우울감이 감소하거나 없어지는 것이 보고된 바 있다.[29] 즉, 환자의 심리상태를 호전시킨다는 측면에서도 와우이식은 고령환자에서 효과적인 것으로 보인다.

수술 후 언어 재활 치료

와우이식 후에는 환자와 가족구성원, 또는 간호를 담당하는 사람이 함께 환자의 언어 재활 및 수술 후 치료에 대한 교육을 받고 참여하는 것이 필요하다. 와우이식기의 조절, 언어치료 등과 같은 청각재활의 과정뿐만 아니라 의사소통 시에 발생할 수 있는 어려움을 처리하는 방법에 대한 교육, 다양한 청취 환경의 조정에 대한 상담, 환자의 인지기능의 상태나 기기를 조작할 수 있는 능력 등에 대한 평가와 중재 등이 이에 해당한다.[23] 환자가 생활하는 가정 및 사회환경과 재활프로그램이 유기적으로 협조가 되어 노인들이 독립적으로 생활할 수 있게 되고, 사회활동이나 개인활동의 범위도 넓어진다면 와우이식을 통한 실질적인 의사소통의 증진이라는 궁극적인 목표를 달성할 수 있을 것이다.

합병증

고령환자에서 일반적인 주요 외과적 수술 후 합병증의 이환률과 사망률은 각각 6.8%, 1.9%로 보고되고 있다.[22] 물론 위의 보고는 수술의 위험성이 매우 큰 심장 수술, 뇌수술 등의 결과가 모두 포함되어 일반적인 와우이식 후 합병증의 비율과는 차이가 많이 있다. 하지만 고령환자의 와우이식을 시행할 때에는 위험 대비 이득(risk-benefit ratio)을 잘 고려하여 수술을 결정해야 한다. 특히 고령 환자의 경우 심혈관계 질환이나 당뇨, 호흡기 질환 등 전신마취하의 위험성을 높이는 전신적 상태가 빈번하므로 이에 대한 정확한 평가와 관리가 필요하다. 그러나 와우이식의 경우 생명을 위협하는 상황은 드물며 비교적 안전한 편이다. 이외에 와우이식 후 발생할 수 있는 대표적인 합병증으로 피판이나 창상의 문제(flap/wound problem), 기기 오작동이나 불량(device-related problems), 측두골이나 중추신경계통의 감염이나 손상, 뇌척수액 유출 등이 있다. 노인환자는 환부의 피판에 문제가 생기기 쉽다. 이는 오랜 기간 고혈압, 당뇨, 동맥경화로 혈류공급이 줄어들어 있으며, 피부가 얇고 위축되어 있기 때문이다.[22] 또한 피판 괴사(flap necrosis) 등의 문제가 발생할 수 있으므로, 수술 후에도 의사, 청각사, 간호사는 외부 자석의 힘을 주기적으로 검사하여 압박으로 인한 허혈 등이 발생하지 않도록 주의 깊게 관찰해야 한다.[22] 이러한 수술 전후 합병증의 발생 가능성이 있음에도 불구하고, 실제 수술 후 주요 합병증이 발생하는 빈도는 젊은 연령의 와우이식 환자와 비교 시 유의미한 차이를 보이지 않는 것으로 알려져 있다.[30] 서울대병원에서 시행한 연구에서도 노인 난청 환자군에서 일시적인 현기증(10.2%), 지연성 안면신경마비(3.4%), 창상감염(3.4%), 이명 등이 있었으나 모두 보존적인 치료로 호전되었고, 대조군간 비교에서 유의미한 차이는 보이지 않았다(표 18.3).

와우이식 후의 주의점

고령 환자일수록 중추신경계 이상에 대한 평가를 위해 자기공명영상(magnetic resonance imaging, MRI)이 필요한 경우가 많지만 와우이식 기기는 자석과 철 성분을 가지고 있어 자기공명영상의 촬영이 제한된다. 따라서 수술 전 이에 대한 설명이 필요하다. 와우이식 후의 자기공명영상의 촬영은 꼭 필요한 경우에는 적절한 조치를 취한 후, 제한된 환경에서 시도해 볼 수 있다. 뿐만 아니라 와우이식을 시행 받은 환자는 다른 문제로 수술을 시행할 시에도 단극 소작기(monopolar electrical cautery, Bovie)는 사용하여서는 안되고, 양극 소작기(bipolar electrical cautery)는 최소 2 cm 이상 이식기기에서 떨어진 곳에서만 사용하도록 한다. 또한 통증을 경감시키는 데 사용되는 극초단파 치료(microwave diathermy) 및 전기경련치료

표 18.3 ▸ 와우이식 수술 후 합병증

	65세 이상 (59명)	65세 미만 (59명)
주요 합병증		
뇌막염	0	0
수술 직후 안면마비	0	0
기기 오작동	0	0
감염(수술적 치료가 필요한 감염)	0	0
가벼운 합병증		
어지럼증	6 (10.2%)	3 (5.1%)
창상 감염	2 (3.4 %)	3 (5.1%)
지연성 안면마비	2 (3.4 %)	0
안면 신경 자극	0	1 (1.7%)
이명의 악화	0	1 (1.7%)

서울대병원 이비인후과

(electroconvulsive therapy)는 주의가 필요하다. 공항, 대형 상점과 같이 보안검색대가 있는 곳도 스위치를 끄는 등의 주의가 필요하다.[18]

3 결론

와우이식 수술은 고도 혹은 심도 난청을 가진 노인에서도 수술 후 뚜렷한 언어인지 기능의 향상과 이에 따른 삶의 질 향상을 기대할 수 있는 효과적인 청력재활방법이다. 대부분의 연구에서는 젊은 층의 수술 결과와 비교하였을 때에도 차이가 없음이 보고되었고, 설령 젊은 층에서의 결과에 미치지 못한다는 보고에서도 근본적으로 와우이식을 시행 받기 전에 비해서는 확실한 개선이 보고되어 고령을 이유로 와우이식을 고민할 필요는 없을 것으로 보인다. 또한 수술 전후 합병증 발생의 빈도도 충분한 수술 전 평가와 발전된 수술 및 마취 기법의 적용으로 젊은 층의 결과와 차이가 나지 않는다. 향후 평균수명은 증가하고, 노인 인구는 지속적으로 증가하는 사회적 상황에서, 난청으로 고통 받고 소외되는 노년층에서 와우이식은 효과적인 청력재활의 방법으로 고려되어야 할 것이다.

참고문헌

1. Clark, J.H., et al., Cochlear implant rehabilitation in older adults: literature review and proposal of a conceptual framework. J Am Geriatr Soc, 2012. 60(10): p. 1936-45.
2. Lin, F.R., et al., Hearing loss prevalence and risk factors among older adults in the United States. J Gerontol A Biol Sci Med Sci, 2011. 66(5): p. 582-90.
3. Sprinzl, G.M. and H. Riechelmann, Current trends in treating hearing loss in elderly people: a review of the technology and treatment options - a mini-review. Gerontology, 2010. 56(3): p. 351-8.
4. Gates, G.A. and J.H. Mills, Presbycusis. Lancet, 2005. 366(9491): p. 1111-20.
5. Mulrow, C.D., et al., Association between hearing impairment and the quality of life of elderly individuals. J Am Geriatr Soc, 1990. 38(1): p. 45-50.
6. Carabellese, C., et al., Sensory impairment and quality of life in a community elderly population. J Am Geriatr Soc, 1993. 41(4): p. 401-7.
7. Ching, T.Y., H. Dillon, and D. Byrne, Speech recognition of hearing-impaired listeners: predictions from audibility and the limited role of high-frequency amplification. J Acoust Soc Am, 1998. 103(2): p. 1128-40.
8. Haensel, J., et al., Speech perception in elderly patients following cochlear implantation. Acta Otolaryngol, 2005. 125(12): p. 1272-6.
9. Rubinstein, J.T., et al., Residual speech recognition and cochlear implant performance: effects of implantation criteria. Am J Otol, 1999. 20(4): p. 445-52.
10. Leung, J., et al., Predictive models for cochlear implantation in elderly candidates. Arch Otolaryngol Head Neck Surg, 2005. 131(12): p. 1049-54.
11. Lin, F.R., et al., Cochlear implantation in older adults. Medicine (Baltimore), 2012. 91(5): p. 229-41.
12. Choi, J.S., et al., Long-term use of cochlear implants in older adults: results from a large consecutive case series. Otol Neurotol, 2014. 35(5): p. 815-20.

13. Gantz, B.J., et al., Multivariate predictors of audiological success with multichannel cochlear implants. Ann Otol Rhinol Laryngol, 1993. 102(12): p. 909-16.
14. Adunka, O.F., et al., Effect of preoperative residual hearing on speech perception after cochlear implantation. Laryngoscope, 2008. 118(11): p. 2044-9.
15. Francis, H.W., et al., Cochlear implant outcome is not influenced by the choice of ear. Ear Hear, 2005. 26(4 Suppl): p. 7s-16s.
16. Park, S. and J.Y. Choi, A Case of Electric Acoustic Stimulation Cochlear Implantation in Partial Deafness with Residual Low-Frequency Hearing. Korean Journal of Otorhinolaryngology-Head and Neck Surgery, 2012. 55(11): p. 712.
17. Chatelin, V., et al., Cochlear implant outcomes in the elderly. Otol Neurotol, 2004. 25(3): p. 298-301.
18. Thai-Van, H., et al., Plasticity of tonotopic maps in humans: influence of hearing loss, hearing aids and cochlear implants. Acta Otolaryngol, 2010. 130(3): p. 333-7.
19. Migirov, L., et al., Cochlear implantation in elderly patients: surgical and audiological outcome. Gerontology, 2010. 56(2): p. 123-8.
20. Handzel, O., B.J. Burgess, and J.B. Nadol, Jr., Histopathology of the peripheral vestibular system after cochlear implantation in the human. Otol Neurotol, 2006. 27(1): p. 57-64.
21. Robard, L., et al., Vestibular function and cochlear implant. Eur Arch Otorhinolaryngol, 2014.
22. Buchman, C.A., M.J. Fucci, and W.M. Luxford, Cochlear implants in the geriatric population: benefits outweigh risks. Ear Nose Throat J, 1999. 78(7): p. 489-94.
23. Lee, J.H., Cochlear implantation in the elderly. Journal of the Korean Medical Association, 2011. 54(9): p. 925.
24. Vermeire, K., et al., Quality-of-life benefit from cochlear implantation in the elderly. Otol Neurotol, 2005. 26(2): p. 188-95.
25. Budenz, C.L., et al., The effects of cochlear implantation on speech perception in older adults. J Am Geriatr Soc, 2011. 59(3): p. 446-53.
26. Herzog, M., et al., [Long term results after cochlear implantation in elderly patients]. Laryngorhinootologie, 2003. 82(7): p. 490-3.
27. Francis, H.W., et al., Impact of cochlear implants on the functional health status of older adults. Laryngoscope, 2002. 112(8 Pt 1): p. 1482-8.
28. Noble, W., et al., Younger- and older-age adults with unilateral and bilateral cochlear implants: speech and spatial hearing self-ratings and performance. Otol Neurotol, 2009. 30(7): p. 921-9.
29. Poissant, S.F., et al., Impact of cochlear implantation on speech understanding, depression, and loneliness in the elderly. J Otolaryngol Head Neck Surg, 2008. 37(4): p. 488-94.
30. Shin, Y.J., et al., Benefits of cochlear implantation in elderly patients. Otolaryngology -- Head and Neck Surgery, 2000. 122(4): p. 602-606.

19 노인의 어지럼, 넘어짐(낙상) 및 전정재활

서울대학교 의과대학 이비인후과 최현석 · 구자원

1 서론

어지럼은 노인 연령층에서 가장 흔한 증상 가운데 하나이다. 나이가 들면서 소뇌와 근골격계의 퇴행성 변화와 함께 내이를 비롯한 시각과 고유감각계에도 퇴행성 변화가 오게 되고 점차 평형감각이 떨어지면 어지럼을 느끼며 중심을 잃고 자주 쓰러지게 된다. 어지럼의 유병률은 나이가 들어감에 따라 증가하는데 65세 이상의 경우 30%이나, 70세 이상의 남자에서 47%, 여자에서 61%로 보고되고 있다.[1,2] 노인이 아니더라도 얼마든지 원인이 확실치 않은 간헐적인 어지럼은 있을 수 있고 이러한 환자가 노령이 되어서도 계속 혹은 더욱 자주 어지럼을 호소하게 되는 경우가 있다. 젊은 성인에서 일어난 경미한 전정기능 장애가 잘 보상되어 별 문제없이 지내다가 노화현상에 따라 전정신경계의 보상 작용이 저하되면서 어지럼을 보이기 시작하게 되는 경우도 있다. 또 노인이 되면서 일반적으로 발생하는 고혈압, 당뇨성 신경질환 혹은 혈관질환 등 성인병의 합병증과 관련되어 어지럼이 발생되기도 하여 현실적으로 정확히 구분해내어 진단하기란 불가능하다.

최근에는 신체 각 기관의 퇴행성 변화가 아주 미미하여도 여러 기관의 기능이 동시에 나빠지게 되는 특징 때문에 노인에서의 어지럼을 여러 기관이 관여하는 총체적인 기능장애인 노화성 증후군으로 접근하는 경향이 있다. 노인에서 어지럼은 그 자체로 문제가 되지만, 2차적으로 낙상, 낙상에 대한 두려움, 골절, 사회활동의 제약을 유발한다. 어지럼과 관련하여 65세 이상 노인의 약 1/3이 일 년간 낙상을 경험하고, 80세 이상의 절반에서 낙상을 경험한다고 알려져 있다.[3] 이처럼 노령화 사회로 변화해 감에 따라 노인에서의 어지럼과 함께 넘어짐이 수반되는 안전사고는 노인층에서 삶의 질과 생명에 직결되어 의료비를 상승시키고 사회적 손실이 된다. 노화성 질환과 함께 노인에서의 어지러움, 넘어짐에 대한 관심이 높아지고 있으나 아직 생소한 분야로 원인과 분류, 재활치료법 등이 아직 널리 소개되어 있지 않다.

2 본론

1) 어지럼

노인의 어지럼은 매우 흔한 증상으로 60세 이상에서 28~34%의 유병률을 보이는데, 나이가 듦에 따라 유병률이 증가하고 여성에서 더 흔한 양상을 보이고 있다. 65세 이상 노인의 34%는 어지럼으로 인하여 기존에 큰 어려움 없이 할 수 있었던 일들을 이제는 더 이상 할 수 없게 되었다고 호소하였다.[4] 75세 이상의 노인들에서는 외래 환자의 가장 흔한 증상이 어지럼이었다.[5]

노화에 따른 변화

인체의 평형기능 조절은 시각, 전정계, 고유감각계의 세 가지 기능이 뇌간에서 통합되어 적절한 반사를 통해 이루어진다. 보통 한 가지 감각기관의 장애가 발생하여도 나머지 감각기관의 보상작용에 의해서 평형기능을 어느 정도 유지하게 된다. 하지만 노인이 되면서 세 기능이 모두 퇴행성 변화를 보이는 경우 충분한 보상작용이 불가능하게 되고 균형감의 이상을 느끼는 어지럼의 역치가 낮아진다.

이 중에서 성인은 균형유지에 있어 시각에 더 의지하는 경향이 있고 소아는 고유감각과 전정계에 더 유지하는 경향이 있어, 망막 황반의 변성이나 백내장과 같은 시각의 저하는 어지럼에 심각한 영향을 끼치고 균형의 부조화를 가져온다. 따라서 정상적인 노화과정은 노인에게 어지럼을 쉽게 일으키고 기저질환으로부터의 회복을 더디게 만든다. 하지만 정상적인 노화 자체가 어지럼을 일으키지는 않는다.

시각이나 전정계의 감각상피세포나 신경섬유세포는 고도로 분화된 세포로 한번 손상된 경우 재생되지 않는다. 그래서 노화가 진행됨에 따라 반고리관, 난형낭, 구형낭, 고유 말단 기관, 망막에서의 감각 수용체 감소가 발생하며, 시각과 시각-전정 반사 역시 노화에 따라 감소한다.[6] 각 기관별로 노화에 의한 병리현상을 살펴보면 다음과 같다.

우선 내이 전정미로에서는 감각상피세포의 소실과 전정신경 수의 감소가 발생하는데, 노인의 전정기관에서 유모세포의 수가 감소됨이 조직학적으로 증명되었다. 유모세포의 감소는 반고리관, 난형낭, 구형낭 모두에서 관찰할 수 있었으며 특히 팽대부릉(crista ampullaris)의 가운데 부분에서 특징적으로 잘 나타나고 평형반(macula)에서는 전체적으로 세포 수의 감소를 보였다. 유모세포의 흥분성도 노화에 따라 감소함을 발견하였다.[7] 주로 제1형 유모세포가 감소하고 전정신경수도 감소한다.[8] 말초 전정 신경의 수가 일차적으로 감소하기도 하지만 수초화 신경섬유의 두께가 얇아지는 특징을 보이기도 하였다. 이석(Otoconia)과 구심성 섬유의 시냅스까지 영향이 있는 것으로 알려져 있다.[9] 전정계의 노화는 양측 말초전정기능이 감소되어 양측 전정계 병변과 유사한 양상을 보이게 된다.[10] 노화에 의한 전정안반사의 변화는 이득의 감소, 위상선행의 증가, 시억제 능력의 감소, 전정안반사 시간상수의 감소 등으로 나타난다.[11]

진단과 접근

노인에서의 어지럼은 다른 연령에서 나타나는 어지럼과 비교하여 그 원인 질환의 빈도 및 종류가 다르다. 양성발작성 두위현훈과 혈관성 원인이 다른 연령대보다 더 많으며, 편두통과 멀미증상은 더 적은 양상을 보인다는 보고가 있다(표 19.1).[12]

많은 질환이 어지럼에 기여하지만 확인되는 원인의 약 90%는 다음의 7가지 질환군 중 하나에 속한다(표 19.2).[13] 최근 거동이 가능한 노인(평균 74세)에 대한 전향적 연구에서 1년 이상 지속된 어지럼을 분석한 결과 심혈관계 이상 28%, 말초전정계 이상 18%, 중추신경계 이상 14%, 두 개 이상의 진단 18%, 원인을 알 수 없는 경우가 22%였다.[14]

표 19.1 ▸ 노인 인구에서의 어지럼의 진단

진단	빈도(%) (N=1194)
BPPV(양성 발작성 두위현훈)	39
Cerebrovascular origin(뇌혈관성원인)	6.3
MD(메니에르병)	4.1
VN/SSNHL(전정신경염/돌발성 난청)	3.2
BVH(양측성 전정 기능 저하증)	2
Episodic vertigo(발작적 현훈)	1.4
Uncertain(vestibular)[원인 불명(전정)]	6
Uncertain(원인 불명)	31

표 19.2 ▸ 노인 인구에서의 어지럼의 원인

원인
Peripheral vestibular disorders(말초전정질환)
Cardiovascular disorders(심혈관 질환)
Multisensory dizziness[다중감각성(공감각적) 어지럼]
Brainstem cerebrovascular disease(뇌간 심혈관 질환)
Central and primary neurologic disorders(중추성 및 일차성 신경질환)
Psychiatric disease(정신과적 질환)
Hyperventilation syndrome(과호흡 증후군)

병력(문진)

어지럼의 원인을 추정하고 선행요인을 밝혀내기 위해서는 병력을 잘 물어보는 것이 매우 중요하다. 어지럼과 동반되는 다른 증상의 유무, 어지럼이 유발되는 요인과 어지럼의 빈도 및 지속시간 등 정확한 병력을 통해 노화성 어지럼과 구분되는 특별한 원인의 어지럼을 밝혀낼 수 있다.

먼저 약물 복용력을 완벽히 파악하는 것이 중요하다. 노령화되면서 건강을 위해 복용하는 약물이 점차 많아지는데 이러한 약물 중에는 어지럼을 직접적으로 발생시키거나 관계된 종류가 많다.[15, 16] 이뇨제, 베타 차단제, 혈관확장제를 포함하는 심혈관계 약물은 경실신을 유발할 수 있다. 이독성 약물(아스피린, 아미노글라이코사이드)은 특징적으로 평형실조와 동요시(머리를 움직일 때 사물이 흔들려 보이는 것)를 유발한다. 정신과 약물, 근이완제, 항경련제의 치료용량 또는 과다용량은 평형실조와 관련되어 있다. 알코올, 카페인, 다이어트약과 같은 일반의약품도 물어 보아야 한다. 또한 뇌혈류 공급을 방해하거나 뇌허혈과 관련된 현훈을 발생시킬 수 있는 전반적인 문제를 살펴보아야 한다. 비특이적인 지속적인 어지럼은 두부외상에 따른 것일 수도 있다. 심장질환(부정맥 또는 판막협착증)은 재발성 경실신 발생을 유발시킬 수 있다.

청력 소실과 이명은 미로 기원을 의심케 하며 뇌신경 문제는 뇌간이나 말초신경 기원을 의심하게 한다. 자세와 움직임에 따른 어지럼 발생의 관계를 보는 것 역시 중요하다. 예를 들어, 양성발작성 두위현훈은 자세를 빠르게 바꿀 때 발생하며, 기립성 저혈압은 환자가 서 있을 때 발생한다. 메니에르병, 뇌경색, 심장 질환의 증상은 자세나 움직임과 관련이 없다. 다양한 감각의 소실로 인한 평형실조는 환자가 움직일 때(특히 걷는 동안) 발생하지만 환자가 앉아있을 때에는 소실된다.

고령 환자의 경우 시력에 대한 정확한 문진이 필요하다. 노령층에서는 균형 유지를 위해 시각에 의존하는 경우가 많은데, 노령화되면서 노안과 함께 백내장, 황반변성 등이 발생하여 어지럼 나아가서는 넘어짐(낙상)을 일으키기 때문이다.

어지럼의 분류 및 원인질환

일반적으로 어지럼의 양상은 회전성과 비회전성으로 나누고, 회전성은 중추성 현훈과 말초성 현훈으로 비회전성은 경실신, 평형실조, 비특이적 어지럼으로 구분한다. 하지만 노인에서 보이는 어지럼 증상을 한 범주로만 국한하기 어렵고, 또한 한 가지 이상의 범주를 보일 수 있다는 것을 인식하고 있어야 한다.[17]

(1) 현훈(vertigo)

환자들이 그들 주변이 움직인다고 느끼는 것이다. 흔히 회전성이지만 환자는 넘어지는 것 같다라고 표현할 수 있다. 현훈의 원인은 흔히 양성발작성 두위현훈, 급성 미로염, 메니에르병을 포함한다. 중추성 원인은 중추신경계 종양이나 혈관성, 염증성 질환을 포함한다.

(2) 전실신(presyncope)

마치 곧 쓰러지려고 하거나 의식을 잃으려고 하는 감각을 일컬으며, 시각의 저하와 귀에서 소리가 나는 것처럼 느낀다. 경실신 증후군은 심장 원인(부정맥 또는 대동맥 협착)에 의한 뇌허혈이나 심장이 아닌 다른 원인(식후 저혈압, 미주신경 발작, 기립성 저혈압, 약물) 또는 모두에 의해 발생할 수 있다.

(3) 자세불안(disequilibrium)

서 있거나 보행 중에 중심을 못잡고 넘어지려고 하는 느낌이며, 일어서 있을 때 발생하는 자세 불안정, 불균형을 의미한다. 앉거나 누울 때는 증상이 사라진다. 흔히 지속적(정상적인 균형 감각 기간 없이)이며 드물게 발작적으로 나타난다. 평형실조는 흔히 하나 이상의 감각계 이상으로 나타나며 신경계의 일부 약화 또는 손상과 관련된다. 흔한 원인은 심한 양측성 전정 질환, 뇌경색, 감각 이상, 소뇌 질환, 말초 신경병증이 있다.

(4) 비특이적인 어지럼(non-specific dizziness)

'핑' 돌거나 '붕' 뜨는 듯한 애매모호한 어지럼으로 현훈, 경실신, 평형실조 등으로 명확히 확인되지 않은 증상을 포함한다. 환자들은 "머리가 무겁다"거나 "머리가 멍하다"라고 표현한다. 이 유형의 어지럼은 위에서 언급한 질환에 비해 비교적 경한 불안, 공포장애, 과호흡 등과 같은 심인성 원인에 의해 발생한다.

(5) 노화성 어지럼(presbystasis)

노화성 어지럼은 65세 이상에서 원인질환을 밝힐 수 없을 때 발생하는 어지럼으로 정의되고 있다.[18] 하지만 Sloane 등은 원인을 밝히기 위하여 전정검사 등의 객관적인 검사를 충분히 시행하지 않고 무조건 노화성 어지럼이라고 진단하는 것은 곤란하다고 하였다.[19] 따라서 어지럼을 호소하는 노인환자에서 시행할 수 있는 임상적인 평가를 한 후 원인을 찾을 수 없을 때 노화성 어지럼으로 진단해야 한다.

신체 검사

외래에서 손쉽게 어지럼을 유발시켜 환자로 하여금 자신의 증상과 비교할 수 있도록 8가지의 검사방법이 포함된 어지럼 모의 종합검사(dizziness simulation battery)가 고안되어 이용되고 있다.[13, 20] 이때, 하나 이상의 검사를 통해 환자가 느꼈던 어지럼과 비슷한 증상과 비슷한지 묻는다. 이때 심부정맥, 대동맥 협착증, 말초혈액 질환을 가진 환자는 처음 검사 시에 조심해서 시행해야 한다.

(1) 기립성 저혈압 측정

먼저 환자의 혈압을 누워서 측정한 다음 기립 후 1분, 3분, 5분 후 측정하며, 수축기 혈압이 20 mmHg 이상 감소시 기립성 저혈압이 있다고 본다. 기립성 저혈압으로 인해 전실신을 확인하는 데 쓰인다.

(2) 강화된 발살바 수기

환자가 30초간 쭈그리고 앉았다가 일어선 후 15초간 40 mmHg의 압력으로 압력계를 불게 한다.

기립성 저혈압, 혈관성 미주신경발작, 심박출량의 감소를 의미하는 전실신이 발생하여 이를 확인하는 데 쓰인다.

(3) 경정맥동 자극

조심스럽게 심전도를 모니터하면서 환자의 경동맥구를 수 초간 마사지한다. 기립성 저혈압, 혈관성 미주신경발작, 심박출량의 감소를 의미하는 경실신이 발생한다. 그러나 노인에서 경정맥 마사지는 혈관벽의 혈전을 유리시켜 색전을 초래할 수도 있으므로 주의해야 한다.

(4) Dix-Hallpike 검사

환자를 검사침대에 앉힌 후 좌측이나 우측으로 고개를 돌린 후 뒤로 눕히며 나타나는 안진을 관찰한다. Frenzel 안경이나 비디오 고글을 씌운 상태에서 적어도 10초간 자세를 유지시키며 두위변화에 따른 안진이 나타나는지를 관찰한다. 반고리관의 자극에 부합하는 두위안진이 나타난다면 어지럼의 가장 흔한 원인인 양성발작성 두위현훈을 쉽게 진단할 수 있다.

(5) 회전검사

이비인후과 진찰용 의자는 어지럼 환자의 진찰에도 유용한데, 비디오 고글을 씌운 상태에서 의자를 회전시키면 전정안구반사가 적절한지 쉽게 확인할 수 있다. 앉은 상태에서 머리는 앞으로 30도 기울이게 하여 수평반고리관을 회전평면에 일치시킨 후 의자를 좌측과 우측으로 번갈아 회전시켜가며 회전방향으로 적절한 전정안구반사가 나타나는지를 확인함으로써 양측성 전정기능저하를 의심해 볼 수 있다.

(6) 걷고 회전하기

약 2~3 m를 걷고 돌아선 후 시작점으로 다시 걷게 한다. 당뇨나 말초신경병증 등과 같이 다발성 감각손실에 의한 평형장애 또는 소뇌기능저하에 의한 보행실조를 의심해 볼 수 있다.

(7) 앉아서 고개 돌리기

피검자가 손가락을 좌우로 움직여 환자의 단속안구운동과 추적운동이 적절한지를 평가하여 당뇨나 말초신경병증 등과 같이 다발성 감각손실에 의한 평형장애나 안구운동중추의 이상을 확인해 볼 수 있다.

(8) 과다호흡

20초 동안 과호흡을 하게 한 후 증상과 안진을 관찰한다. 평상시 느끼는 어지럼과 비슷한지 확인하여 과호흡증후군이 어지럼의 원인인지 의심해 볼 수 있고 그렇다면 공황장애와 같은 심인성 어지럼을 의심해볼 수 있고, 안진이 나타난다면 전정기능저하, 소뇌교각부종양, 신경혈관압박증후군과 같은 신경이과질환이 동반되어 있을 가능성이 있어 정밀검사를 요한다.

진단적 검사

문진과 어지럼과 관련된 간단한 신체검사 후 이경을 통해 외이와 고막을 관찰하고 청력검사를 시행한다. 이경검사는 고막천공, 고막내 삼출액의 유무 등을 알 수 있게 해 주고, 청력검사에서 한쪽 난청이 있다면 반복성 어지럼의 원인이 메니에르병이나 청신경초종이 아닌지 의심해 보아야 한다. 혈액검사는 빈혈이나 백혈병과 같은 혈액질환이나 내과적 질환을 배제하기 위해 필요하며 24시간 심전도(holter monitoring)는 전실신의 원인이 되는 부정맥의 발견에 도움이 된다. MRI는 종양을 발견하기에 좋지만 모든 환자에게 시행할 수는 없다. 전정검사는 문진과 이학적 검사에 뚜렷한 소견이 나타나지 않거나 이학적 검사에 나타나는 전정병증의 확인을 위해 필요하다. 특히 온도안진검사는 전정병증의 측별화의 확진에 필요한 검사로 나이에 따라 영향을 받지 않는다. 최근에는 비디오를 이용한 두부충동검사로 민감도가 도움이 되기도 한다. 회전의자 검사는 전정안반사를 평가하여 양측성 기능저하의 확인과 전정병증의 보상정도를 검사해 볼 수 있고, 동적자세검사는 전정척수반사의 이상을 평가한다.

노화성 증후군(geriatric syndrome)으로서의 어지럼

노인에서 어지럼을 유발하는 원인의 빈도가 보고마다 다르고 어느 한 가지 원인보다 복합적인 요인에 의해 발생되는 특징이 있다. 이 때문에 최근에는 기존의 접근법의 한계를 절감하고, 노인에서 어지럼의 현상 자체와 연관된 장애를 해결할 수 있는 새로운 시도의 한 방법이 노화성 증후군으로서의 어지럼이다.[21]

노화성 증후군의 개념을 단순하게 정리하면, 질병다발성과 기능 저하의 유발이라는 두 가지로 요약될 수 있는데, 이처럼 다발성 원인의 병태기전이 상호 영향을 끼쳐 대개 단일 증상으로 발현되는 현상이다. 결국 노화성 증후군이란 용어는 노인에게 나타나는 임상증상으로서 우리가 알고 있는 어떤 특정 질병에 의한 증상에 걸맞지 않는 양상을 보이는 경우에 적용하는 말이다.[22] 같은 65세 이상의 고령환자에서 발생하는 어지럼이지만 노화성 어지럼(presbystasis)과 달리 노화성 증후군에서의 어지럼은 평상시와 다른 균형감의 이상을 말한다.

이러한 기능중심적 접근법에선 증상을 일으킨 특정 원인을 찾는 것이 중요한 것이 아니라, 증상으로 인하여 발생하게 되는 장애의 감소에 초점을 맞추고 있다. 한 연구에 의하면 노인에서의 어지럼은 불안, 우울, 5종류 이상의 약물 복용, 평형부전, 심근경색의 과거력, 체위성 저혈압, 청력감소의 7가지 조건과 밀접히 연관되어 있었다.[23]

다른 노화성 어지럼과 마찬가지로 노인에서의 어지럼은 기존의 만성질환, 어지럼을 유발시킨 급성질환과 노화라는 3자 간의 상호작용하에 개인의 건강상태를 평가해야 하며, 단순한 신체적인 기능뿐만 아니라 심리적, 사회환경적 기능을 포함하여 총체적으로 개체의 기능을 평가해야 어지럼으로 인한 기능장애를 최소로 하기 위한 올바른 치료방침을 정할 수 있다.

이러한 목적으로 도입된 개념이 노인의 포괄적 평가이며, 진단의 정확성을 높이고, 가장 적합한 치료를 결정하고, 기능적 상태와 삶의 질을 포함한 의학적 최선의 치료 결과를 이끌어 내며, 가장 알맞은 주거지를 결정해주고, 불필요한 서비스를 최소화하여 장기적 치료방침을 정하는데 그 목적이 있다.[24] 노인의 포괄적 평가는 1) 병력청취, 이학적 검사, 각종 검사, 약물치료 및 질병의 중증도와 예방지침을 정하는 것 등의 신체적 건강, 2) 일상생활 활동, 활동성 및 삶의 질 같은 다른 기능적 척도 등의 기능적 상태, 3) 인지와 감성상태 등의 심리적 건강, 4) 사회적 네트워크 및 지지도, 환경의 안전도 등의 사회환경 지표의 4가지 영역으로 구성되어 있다.

그러나 노인의 어지럼을 접근하는 데 있어서 이상적으로 보이지만 사회제도적, 경제적 등의 제약으로 인해 우리나라에서 시행하기 쉽지 않은 여건이며, 단순히 노화성 증후군으로 치부한다면 간단히 치료할 수 있는 양성발작성 두위현훈(BPPV)로 오랫동안 거동에 제한을 받거나, 부정맥, 일과성 뇌허혈증 등을 놓쳐 심각한 결과를 초래할 수 있다. 따라서 어느 한 방법이 아닌 어지럼의 진찰에 기본에 충실하며 노인에서의 어지럼을 포괄적으로 평가하려는 자세가 중요하다고 할 수 있다.

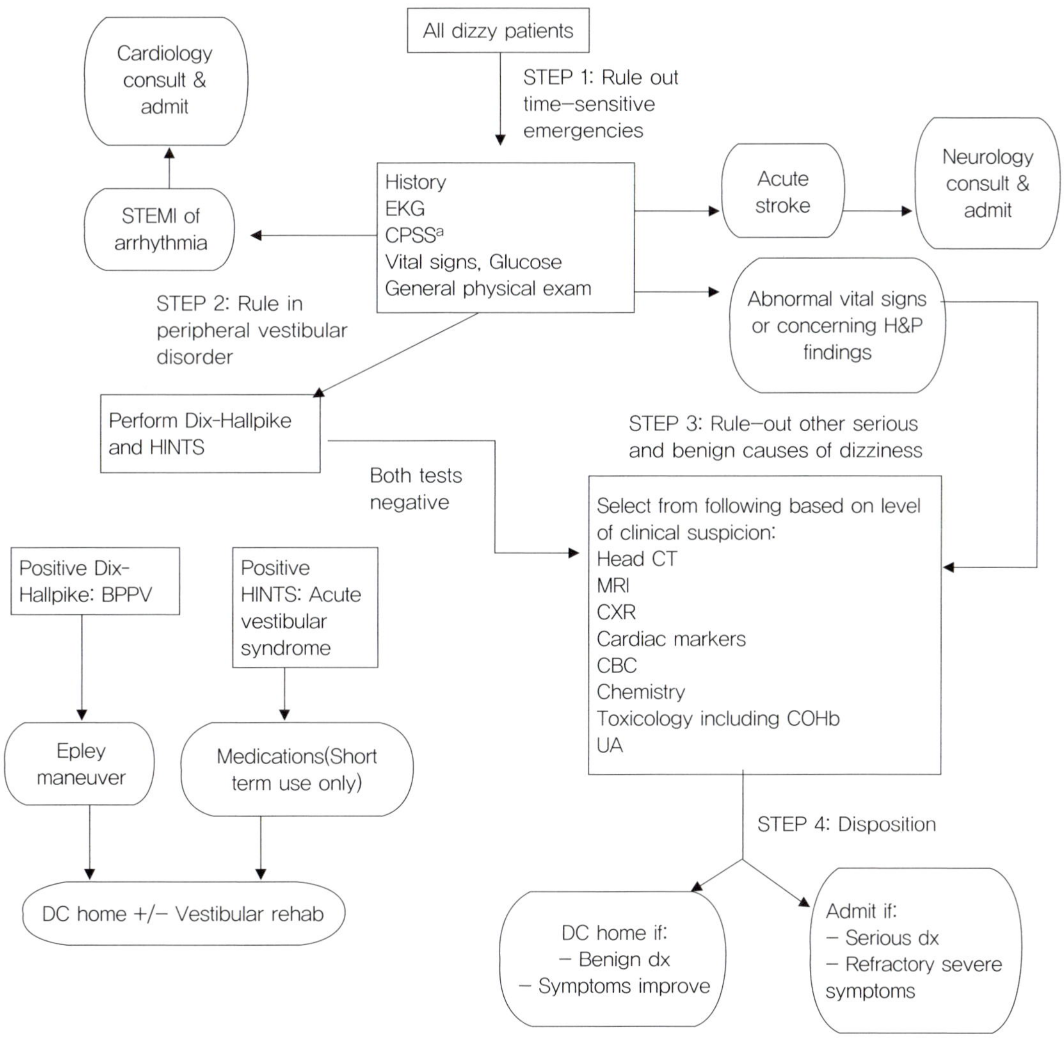

그림 19.1 ▸ 어지럼 환자에 대한 진단적 접근방법(adopted from Clin Geriatr Med 2013).

일반적인 치료 원칙

어지럼을 호소하는 환자를 진료할 때 우선적으로 응급질환을 원인에서 배제해 나가야 한다. 특히, 심근경색과 뇌경색은 치료 가능한 시간이 정해져 있기에 적절한 치료가 이루어지게끔 문진, 심전도, 혈액검사 등을 통해 반드시 선별해야 한다. 그 다음 활력징후가 안정되었다면 말초성 전정 질환에 대해 이과적 검사를 시행하고, 전정검사는 노인환자에서 협조가 쉽지 않을 수 있어 전신상태를 판단해서 추가적으로 하는 것이 좋다(그림 19.1).[25]

가능하다면 치료는 어지럼을 유발하는 기저질환을 치료하는 데 중점을 두어야 한다. 환자가 힘들어하는 심한 어지럼이나 오심, 구토를 완화시키기 위해 사용되며 장기간 사용하게 되면 오히려 급성 전정질환의 보상작용을 방해하게 된다.

약물치료

일반적으로 급성기의 증상을 가라앉히기 위해서는 사용할 수 있는 약물로는 항히스타민제(meclizine), 페노티아진(promethazine), 항콜린제(scopolamine), 5-HT3 길항제(ondansetron), 벤조디아제핀(diazepam) 등이 있다.

Meclizine은 급성 미로염, 전정신경염, 메니에르병과 같은 급성 말초 현훈에서만 경구복용을 원칙으로 하며 낮은 농도에서부터 시작해야 한다.

항콜린성약제의 사용시 정신혼동(mental confusion), 특히 남성에서는 요폐색(urinary obstruction)을 유발할 수 있으므로 사용에 주의가 필요하다. 경피적으로 부착하여 사용하는 스코플라민(scopolamine)의 경우에 는 구강건조, 흐린 시력(blurred vision)을 유발할 수 있고 녹내장이 있는 환자에서는 피해야 할 약제이다.

벤조디아제핀(Benzodiazepine)은 만성적 현훈에 대한 중추 반응을 억제하는 데 효과적이다.

5-HT3 길항제는 오심이 주증상일 때 효과적이나 전정 증상을 줄이는 데는 도움이 되지 못한다.

모든 약물은 노인에서 진정 작용을 피하기 위해 주의깊게 증상 조절을 할 수 있는 최소한의 용량으로 사용해야 한다. 또한 노인에서는 일단 오심, 구토 등의 증상이 완화되면 적극적으로 신체활동을 하도록 권유하여 전정보상이 증강되도록 해야 한다.

2) 넘어짐(낙상, fall)

노인층의 증가와 함께 낙상에 수반되는 안전사고는 노인층의 삶의 질과 생명에 직결되는 문제이다. 낙상이란 중풍이나 기절 등으로 갑자기 쓰러지는 것이나, 강한 외부적 힘에 의해 넘어지는 것을 제외하고 현재의 어떤 낮은 위치로 본인의 의사와 상관없이 넘어지는 것을 말한다.[3] 낙상과 이로 인한 골절은 노인에서 생존율과 기능에 많은 영향을 미치고 노인의 의료비를 상승시키는 원인으로 알려져 있다.[26-28] 연령 증가에 따라 낙상 빈도가 증가하는 추세는 잘 알려져 있으며, 65세 이상의 노인의 약 1/3이 일 년간 낙상을 경험하고, 80세 이상에서는 절반에서 낙상을 경험하는 것으로 알려져 있다.[3] 미국의 경우 65세 이상 노인의 사고사의 원인 중 낙상이 약 2/3를 차지한다고 한다.[29] 그리고 노인 낙상의 20% 정도는 의료적 처치가 필요한 손상이고, 10% 정도에서 골절을 경험한다고 한다.[30] 이렇게 노인인구에서의 낙상은 의료적 나아가서는 사회적으로 큰 중요성을 가지고 있지만 우리나라의 경우 낙상 실태에 대한 국가적인 통계가 취약한 형편이다. 특히 지역사회 단위의 인구통계학적 자료는 많지 않고, 대부분 병원 내원 대상자나 시설 입소 노인들의 자료들이다. 지역 거주 일반 노인 대상으로 현재까지 국내 두 지역에서 낙상 발생률이 각각 21.4%와 26%로 보고된 바 있다.[31]

낙상의 위험 요인으로 다양한 만성 질환 관련 근력 감소와 균형 장애 외에도, 청력과 시력의 감퇴, 인지기능의 저하 등이 대표적인 예이다. 또한 과거 낙상 경험이 있는 노인에서 낙상 발생 빈도가 높고, 약물 복용 및 음주상태도 낙상의 위험 요인들이 될 수 있다.[32] 다양한 질병을 동반하는 노인의 특성상, 낙상으로 인한 기존 질병의 악화는 특히 건강 수명의 큰 위협 요인이다. 환경적 요인으로 특정 시기, 장소 등 외부 환경에 따라 낙상 발생률이 달라진다. 만성 질환을 중복적으로 가지고 있는 사람, 네 개 이상의 약물을 복용하고 있는 사람, 여성, 75~80세로 낙상 고위험군으로 정의한 바 있다. 그 밖에 영양 상태 불균형, 인지기능의 저하, 지속적인 통증을 가지고 있는 자, 낙상 유경험자, 어둡고 계단이 많은 가옥 구조 등도 제시한 바 있다. 낙상에 대한 두려움은 운동 능력 저하와 전반적인 건강 행위의 감소를 초래한다. 또한 노인의 운동 부족은 근위축과 평형능력, 지구력 감퇴 등 체력 손실을 가져와 일상생활 기능을 떨어뜨리고 심리적인 위축을 초래하게 된다. 또한 한 번 낙상을 경험한 노인들은 다시 넘어질 것을 두려워하는 심리적인 불안 상태를 가지게 되어 스스로 활동을 제한하고 신체가 쇠약해져, 낙상의 위험이 더욱 증가하게 된다.[33, 34] 즉, 낙상에 대한 공포 또는 염려가 환자의 행위 수준에 영향을 주게 되어 그 자체가 낙상에 대한 위험 요소가 된다.[31] 노인에서의 낙상은 한두 가지의 인자에 의해 나타나는 결과가 아니라, 수많은 인자의 복합적인 결과에 의해 나타나는 현상이기에, 위험 요인이 많을수록 낙상의 위험도 증가한다. 60세 이후부터 경험하는 근력감소(약 20~30%), 근육량 감소(약 20~25%) 등으로 인한 하지의 약화, 발목과 무릎의 협응력 저하 등이 낙상 요인들로 작용한다고 알려져 있다.[33] 또한 고유수용감각

(proprioceptive input) 및 바로잡기 반사(righting reflex) 등의 신경계 능력 저하로 자세 불균형을 가져오고 낙상을 초래할 수 있다.[35] 대부분의 낙상은 근력 저하, 불안정한 보행, 혼돈 상태, 특정 약물 같은 하나 또는 그 이상의 위험 인자와 연관이 있고, 여러 연구들은 이러한 위험인자들에 주의를 기울임으로써 낙상 발생률을 감소시킬 수 있음을 보여주고 있다.[36]

낙상으로 인해 생긴 부상 종류로는 하지의 찰과상이나 멍드는 경우가 많았고, 그 외 삐거나 인대 손상, 부러지는 경우가 있었다. 골절의 비율은 14.9%로서 다른 연구보다 약간 중증 손상 비율이 높았다. 미국의 National Health Interview Survey에 따르면 낙상은 노인의 일상생활을 제한하는 가장 큰 단일 요인이며, 제한되는 일수의 18%를 설명한다고 한다.[16] 또한 65세 이상 노인의 의료비의 약 6%를 낙상 관련 손상을 치료하는 데 사용하고 있다. 미국에서는 65세 이상의 노인들 중에서 낙상이 가장 흔한 사망의 원인 중 하나인 것으로 알려져 있으며, 1998년에는 약 9,600명의 노인들이 낙상으로 사망한 것으로 추정된다. 특히, 골다공증이 있는 노인들은 낙상으로 인해 고관절 골절 등의 심각한 부상이 초래될 수 있다. US Public Health Service의 낙상 원인 인자에 대한 후향적 조사에서. 낙상에 의한 사망 중 2/3는 사실상 적절한 조치가 이루어 졌다면 예방이 가능했었다고 보고하였다.[29] 대부분의 낙상이 심각한 손상으로 이어지지 않지만, 약 5% 정도에서는 입원치료를 필요로 하는 상태가 된다.[16] 낙상으로 인한 손상 정도는 가벼운 타박상 및 좌상이 가장 많고 심한 경우 대퇴골절이나 척추압박골절도 생길 수 있다.[37, 38] 낙상에 의한 노인의 심각한 손상은 17% 정도로 보고되고 있다.[3] 또한 보고마다 다양하지만 골절 빈도는 낙상의 약 10% 내외로 알려져 있다. 낙상은 대부분 집에서 발생하고, 11월에서 1월 사이가 가장 빈도가 높다고 알려져 있다. 옥외 낙상은 5월과 6월에 많이 일어나고, 오전 8시부터 오후 3시 사이에 빈도가 높다.[39] 봄에 낙상 빈도가 특히 높게 나타난 이유에 대해서는 겨울을 벗어나 야외 활동이 늘어나면서 빈도가 증가한 것으로 추정해 볼 수 있다.

3) 전정재활

재활치료의 목적은 환자가 다른 사람의 도움 없이 안전하고 활동적인 삶을 살 수 있도록 하는 데 있다. 즉 일상생활에서 어지럼을 덜 느끼도록 하고 몸의 균형을 잡는 데 도움이 되도록 특별한 운동을 되풀이해서 수행하도록 한다. 전정재활운동의 원리는 인간의 전정 기관이 반복적인 되먹임(feedback)을 통해 보완 기능이 작동된다는 사실을 기반으로 한다. 저하된 전정 신경계 입력 신호는 시각-전정기관 보완계, 고유 체성 감각-전정 기관 보완계의 작동으로 균형을 잡기 위한 입력 자극으로 변환하게 된다.[40] 또 다른 되먹임 회로(feedback loop)로 운동시 시각 추적과 자세 보정에 도움을 주는 보완계도 있는 것으로 알려져 있다. 공간 감각 인식과 운동에 대한 환상을 보정하는데 의식적인 인지의 과정도 중요한 역할을 할 것이라고 생각되고 있다.

결국 효과적인 전정재활을 위해서는 주시안정과 자세안정, 습관화가 필요하다. 주시안정을 위해서는 전정안반사를 자극하는 방법으로 책을 읽으면서 고개를 따라 움직이는 훈련이 유용하다. 자세안정은 환자가 발을 지지하는 표면의 면적을 줄여 나가면서 다양한 표면(예를 들면 계단이나 평균대, 힘들어한다면 tandem gait)에서 걷거나 책을 읽으면서 혹은 물건을 옮기면서 걷는 훈련을 시킴으로서 얻을 수 있다. 또한 환자의 전반적인 상태를 보아가면서 약화된 근육을 강화하고 유연성을 증가시키기 위해 강화 운동을 처방한다. 습관화를 위해서는 현훈과 불안정을 유발하는 반복적인 머리와 눈 운동을 유발하여 중추신경계의 적응력을 향상시킨다. 이러한 운동들은 환자들이 견딜 수 없을 때까지 반복하며, 반복횟수는 6~8주에 걸쳐 천천히 늘려간다. 이러한 습관화는 자세에 따른 현훈이나 급성 전정저하에서 가장 효과적이다.[41] 노인들은 약물에 의존하여 신체활동을 잘 하지 않으려는 경향이 많은데, 기능회복에는 적극적인 움직임이 가장 중요한 요건이므로 신체활동을 장려하여 유발되는 어지럼에 노출되어 회복이 빨라짐을 교육할 필요가 있다. 처음에는 걷기부터 시작하여 점차 조깅, 골프 등 머리와 신체 움직임이 동반되는 운동으로 늘려나가는 것이 좋지만, 시각과 고유감각 제한이 있는 수영은 자제하는 것이 좋다.

전정재활운동의 목표는 균형을 잡는 능력을 향상시키는 것과 어지러운 증상을 개선시키는 것이다. 하지만 한 번의 방문과 치료로 모든 문제가 해결되는 법은 없다. 환자는 지속적으로 병원을 방문하여 증상의 변화를 확인하고 필요하다면 상기 검사들을 되풀이해서 수행하게 된다. 많은 환자들이 증상이 금방 호전되지 않는 데 실망하여 운동을 게을리하거나 포기하므로 이를 감시하고 꾸준히 전정재활운동을 하도록 독려하는 것이 무엇보다 중요하다.

전정재활에 있어서 또 고려되어야 할 중요한 점은 낙상을 방지할 수 있는 환경의 구축이다. 밤에 화장실을 찾아갈 수 있을 정도로 조명을 유지하고 발에 걸려 넘어질 수 있을만한 장애물들을 제거하는 것이 도움이 될 것이다. 또 계단 등 위험한 상황과 평소 생활에 필요한 동선을 최대한 줄이고 지팡이 같은 운동 보조기구를 사용하는 것도 고려해야 한다. 이와 같은 방법으로 저하된 전정 기관의 기능이 다시 살아나는 것은 아니지만 남아 있는 균형 유지 능력만으로 부상 없이 생활을 최대한 편안하고 안전하게 유지 시킬 수 있다는 점에서 의미가 있다. 따라서 노화성 어지럼 환자에서 생활 습관에 대한 교육과 주변환경을 정비하는 예방법이 매우 중요하다.[42]

3 결론

어지럼은 노인에서 흔한 증상이지만 생명에 위협적인 질환에서부터 비교적 가벼운 질환까지 원인이 다양하고 노화에 따른 변화를 보이기 때문에 이를 감별해 내기란 쉽지 않다. 그러나 보다 명확히 진단하기 위해서는 어지럼을 분류하여 각각에 발생 가능한 원인을 연결시킬 수 있어야 하며, 가장 가능성이 높은 원인질환부터 교정하여 증상을 조절해야 한다. 또한 노인 개개인의 퇴행성 변화와 함께 다른 잠재적인 문제들을 포괄적으로 접근하면서 조기에 신체활동을 격려하고 전정재활운동을 교육해야 할 것이다.

참고문헌

1. Sloane P, Blazer D, George LK. Dizziness in a community elderly population. J Am Geriatr Soc 1989;37:101-8.
2. Hale WE, Perkins LL, May FE, Marks RG, Stewart RB. Symptom prevalence in the elderly. An evaluation of age, sex, disease, and medication use. J Am Geriatr Soc 1986;34:333-40.
3. Tinetti ME, Williams CS. Falls, injuries due to falls, and the risk of admission to a nursing home. The N Engl J Med. 1997 Oct 30;337(18):1279-84.
4. Colledge NR, Wilson JA, Macintyre CC, MacLennan WJ. The prevalence and characteristics of dizziness in an elderly community. Age Ageing. 1994 Mar;23(2):117-20.
5. Sloane PD, Coeytaux RR, Beck RS, Dallara J. Dizziness: state of the science. Ann Intern Med. 2001 May 1;134(9 Pt 2):823-32.
6. Isaacson JE, Rubin AM. Otolaryngologic management of dizziness in the older patient. Clin Geriatr Med. 1999 Feb;15(1):179-91, viii.
7. Rosenhall U. Degenerative patterns in the aging human vestibular neuro-epithelia. Acta Otolaryngol. 1973 Aug-Sep;76(2):208-20.
8. Engstrom H, Ades HW, Engstrom B, Gilchrist D, Bourne G. Structural changes in the vestibular epithelia in elderly monkeys and humans. Adv Otorhinolaryngol. 1977;22:93-110.
9. Nadol JB, Jr., Schuknecht HF. Pathology of peripheral vestibular disorders in the elderly. Am J Otolaryngol. 1990 Jul-Aug;11(4):213-27.
10. Paige GD. Senescence of human visual-vestibular interactions. 1. Vestibulo-ocular reflex and adaptive plasticity with aging. J Vestib Res. 1992 Summer;2(2):133-51.
11. Sharpe JA, Sylvester TO. Effect of aging on horizontal smooth pursuit. Invest Ophthalmol Vis Sci. 1978 May;17(5):465-8.
12. Katsarkas A. Dizziness in aging: a retrospective study of 1194 cases. Otolaryngol Head Neck Surg. 1994 Mar;110(3):296-301.
13. Drachman DA. A 69-year-old man with chronic dizziness. JAMA. 1998 Dec 23-30;280(24):2111-8.
14. Lawson J, Fitzgerald J, Birchall J, Aldren CP, Kenny RA. Diagnosis of geriatric patients with severe dizziness. J Am Geriatr Soc. 1999 Jan;47(1):12-7.
15. Kalchthaler T, Bascon RA, Quintos V. Falls in the institutionalized elderly. J Am Geriatr Soc. 1978 Sep;26(9):424-8.

16. Rubenstein LZ. Falls in older people: epidemiology, risk factors and strategies for prevention. Age and ageing 2006;35 Suppl 2:ii37-ii41.
17. Sloane PD. Evaluation and management of dizziness in the older patient. Clin Geriatr Med. 1996 Nov;12(4):785-801.
18. Belal A, Jr., Glorig A. Dysequilibrium of ageing (presbyastasis). The J Laryngol Otol. 1986 Sep;100(9):1037-41.
19. Sloane PD, Baloh RW, Honrubia V. The vestibular system in the elderly: clinical implications. Am J Otolaryngol. 1989 Nov-Dec;10(6):422-9.
20. Eaton DA, Roland PS. Dizziness in the older adult, Part 1. Evaluation and general treatment strategies. Geriatrics 2003;58:28-30, 3-6.
21. Sloane PD, Dallara J. Clinical research and geriatric dizziness: the blind men and the elephant. J Am Geriatr Soc. 1999 Jan;47(1):113-4.
22. Tinetti ME, Inouye SK, Gill TM, Doucette JT. Shared risk factors for falls, incontinence, and functional dependence. Unifying the approach to geriatric syndromes. JAMA. 1995 May 3;273(17):1348-53.
23. Tinetti ME, Williams CS, Gill TM. Dizziness among older adults: a possible geriatric syndrome. Ann Intern Med. 2000 Mar 7;132(5):337-44.
24. Rubenstein LZ. Joseph T. Freeman award lecture: comprehensive geriatric assessment: from miracle to reality. The J Gerontol A Biol Sci Med Sci. 2004 May;59(5):473-7.
25. Lo AX, Harada CN. Geriatric dizziness: evolving diagnostic and therapeutic approaches for the emergency department. Clin Geriatr Med. 2013 Feb;29(1):181-204.
26. Aizen E, Shugaev I, Lenger R. Risk factors and characteristics of falls during inpatient rehabilitation of elderly patients. Arch Gerontol Geriatr. 2007 Jan-Feb;44(1):1-12.
27. Heinze C, Halfens RJ, Dassen T. Falls in German in-patients and residents over 65 years of age. J Clin Nurs. 2007 Mar;16(3):495-501.
28. Lin MR, Wolf SL, Hwang HF, Gong SY, Chen CY. A randomized, controlled trial of fall prevention programs and quality of life in older fallers. J Am Geriatr Soc. 2007 Apr;55(4):499-506.
29. Sleet DA, Moffett DB, Stevens J. CDC's research portfolio in older adult fall prevention: a review of progress, 1985-2005, and future research directions. J Safety Res. 2008;39(3):259-67.
30. Tinetti ME, McAvay G, Claus E. Does multiple risk factor reduction explain the reduction in fall rate in the Yale FICSIT Trial? Frailty and Injuries Cooperative Studies of Intervention Techniques. Am J Epidemiol. 1996 Aug 15;144(4):389-99.
31. Jang SN, Cho SI, Oh SW, Lee ES, Baik HW. Time since falling and fear of falling among community-dwelling elderly. Int Psychogeriatr. 2007 Dec;19(6):1072-83.
32. Lee HS, Kim MJ. [A study on fall accident]. Taehan kanho The Korean nurse 1997;36:45-62.
33. Tinetti ME, Baker DI, McAvay G, et al. A multifactorial intervention to reduce the risk of falling among elderly people living in the community. The N Engl J Med. 1994 Sep 29;331(13):821-7.
34. Tinetti ME, Williams CS. The effect of falls and fall injuries on functioning in community-dwelling older persons. The J Gerontol A Biol Sci Med Sci. 1998 Mar;53(2):M112-9.
35. Tideiksaar R. Falls in older persons. The Mt Sinai J Med. 1993 Nov;60(6):515-21.
36. Rubenstein LZ, Josephson KR. Falls and their prevention in elderly people: what does the evidence show? The Medical clinics of North America 2006;90:807-24.
37. Evans JG. Falls and fractures. Age and ageing 1988;17:361-4.
38. Blake AJ, Morgan K, Bendall MJ, et al. Falls by elderly people at home: prevalence

and associated factors. Age and ageing 1988;17:365-72.
39. Tinetti ME, Speechley M. Prevention of falls among the elderly. The N Engl J Med. 1989 Apr 20;320(16):1055-9.
40. Honrubia V. Vestibular function in the elderly. Ear Nose Throat J. 1989 Dec;68(12):904, 906-8, 910 passim.
41. Herdman SJ. Treatment of benign paroxysmal positional vertigo. Phys Ther. 1990 Jun;70(6):381-8.
42. Baloh RW, Jacobson KM, Enrietto JA, Corona S, Honrubia V. Balance disorders in older persons: quantification with posturography. Otolaryngol Head Neck Surg. 1998 Jul;119(1):89-92.

찾아보기

한국어 찾아보기

ㄱ

ㄴ

ㄷ

ㄹ

ㅁ

ㅂ

ㅅ

ㅇ

ㅈ

ㅊ

ㅋ

ㅌ

ㅍ

ㅎ

로마자 찾아보기

B

C

F

G

H

I

M

N

R

S

T

V

기타

노화와 귀질환
AGING AND OTOLOGIC DISEASES

첫째판 1쇄 인쇄 | 2016년 3월 30일

지은이 대한이과학회
발행인 오승하
편집인 박홍주
발행처 대한이과학회
(우) 06733 서울시 서초구 서운로 11, 1212호(서초동, 서초대우디오빌)
전화 (02)555-5058 이메일 otology@otologicsociety.or.kr
홈페이지 www.otologicalsociety.or.kr

출판사 세종의학
(우) 07711 서울시 강서구 화곡로 111, 6층(화곡3동, 스카이빌딩)
전화 (02)2604-5323 이메일 pjy5322@naver.com
홈페이지 www.sjmedi.com

판형 190 × 260
정가 38,000원

* 파본은 교환하여 드립니다.
* 검인은 저자와의 합의하에 생략합니다.

ISBN 978-89-969681-3-9
정가 38,000원